Logra el cuerpo que quieres y haz las paces contigo

LA COMIDA NO ES EL ENEMIGO

Rebeca Martínez Vázquez

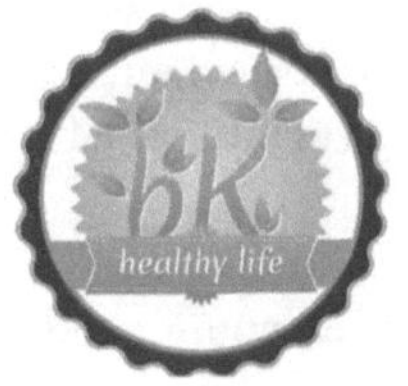

Ibukku es una editorial de autopublicación. El contenido de esta obra es responsabilidad del autor y no refleja necesariamente las opiniones de la casa editora.

Derechos Reservados: © **Rebeca Martínez Vázquez**
Publicado por **Ibukku**
www.ibukku.com
Diseño y maquetación: **Índigo estudio gráfico**
ISBN Paperback: 978-1-64086-167-1
ISBN eBook: 978-1-64086-168-8
Library of Congress Control Number: 2018940797

Índice

Para mi amado esposo Juan José, quien me ha dado su apoyo incondicional y me ha exhortado siempre a perseguir mis sueños. A mis padres, Roberto y María Luisa porque fueron ellos quienes inculcaron en mí el amor por los libros y la constante superación. A mi hermano, Rafael, quien es una gran fuente de inspiración para mí, y a mi madrina, Magaly, pues sin su entusiasmo este libro sería solo un sueño.

Prólogo

En su libro *Logra el cuerpo que quieres y haz las paces contigo,* Rebeca Martínez, ampliamente conocida en las redes sociales como *BK Healthy Life,* ha logrado crear una obra a la vez apasionada y llena de información dirigida a mujeres de diversas edades preocupadas no solo por adelgazar y mejorar su cuerpo sino por hacerlo de la mejor manera: tomando el poder sobre sus vidas.

Conduce a sus lectoras de la mano paso por paso hasta llevarlas a comprender genuinamente que la comida no es el enemigo y que lograr el cuerpo tan deseado se relaciona en realidad con gestionar la propia aceptación, enamorarse de sí mismas y convertirse en las reinas de su particular existencia.

Logra el cuerpo que quieres y haz las paces contigo se dirige a la inteligencia y sensibilidad de las mujeres, a su capacidad de recibir información nutricional de la mejor calidad de voz de una *Health Coach* con amplitud de estudios, recursos y experiencia en el tema, y también a su corazón, que les dirá de manera amorosa lo que verdaderamente quieren para sí y para sus familias.

Se trata de un libro que promueve una visión moderna de la mujer: la que puede, la que sabe, la que piensa, la que toma decisiones con pleno derecho, la que no tiene que enredarse en los rígidos vericuetos de las dietas establecidas, muchas veces absurdas y contraproducentes, por las que hemos pasado casi todas las mujeres.

La autora hace comprender que las dietas "matadoras" no alcanzan para lograr los objetivos con respecto al mejoramiento del cuerpo de forma continua, productiva y consistente.

De manera personal y creativa construye un camino para que quienes la lean queden convencidos de lo anterior y se dejen conducir al logro de sus objetivos de salud y bienestar a través de diez capítulos estratégicamente proyectados que contienen interesantes y documentadas informaciones, experiencias, propuestas, ejemplos, casos significativos, ejercicios e invitación a la toma de decisiones.

Para romper los esquemas establecidos en múltiples libros enfocados a bajar de peso a costa de lo que sea, Rebeca Martínez guía gozosamente a sus lectoras y las conduce, plena de motivación y destreza, a sentar las bases de un cambio real, gozoso y permanente en lo que se refiere a la alimentación y a otras decisiones que las conducirá a reinar por derecho propio.

Magaly Martínez Gamba

CAPÍTULO 1

EL SECRETO DE UNA FIGURA MARAVILLOSA:

DEL AUTO RESPETO AL AMOR POR TI MISMA

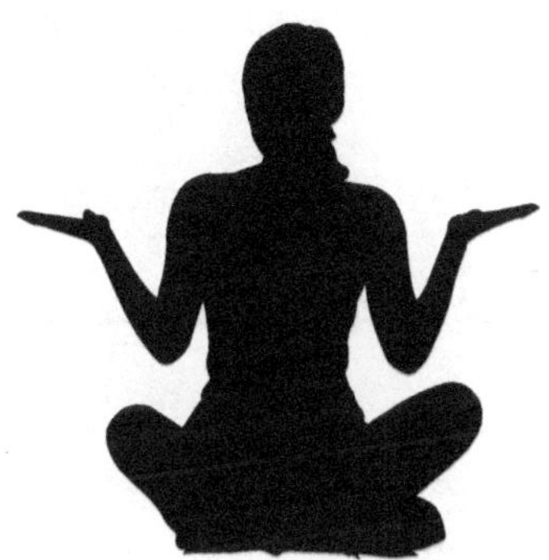

El amor por ti misma, por la totalidad de tu persona, el auto respeto y el gozo de la existencia como una oportunidad única e inimitable son el secreto no solo de una figura maravillosa sino de una vida espléndida y llena de sentido. A través de este libro te invito a enamorarte de ti con todas sus consecuencias y a disfrutar de tu cuerpo como tu propia obra de arte.

Empecemos por el principio. A lo largo de mi experiencia personal, de mis estudios y de mi práctica continuada como *Health Coach*[1] me he encontrado con muchas mujeres que quieren tener un cuerpo magnífico.

Muchas de ellas, queridas lectoras, tienen la certeza de que todos sus problemas radican en la comida. He escuchado en múltiples ocasiones frases como estas:

◊ "Si tan solo pudiera dejar de comer".
◊ "Si no fuera tan tonta".
◊ "Si no tuviera tantos problemas".
◊ "Si no me sintiera tan infeliz".
◊ "Si no tuviera tanto apetito".
◊ "Si tuviera fuerza de voluntad".

---

1   Guía y consejera que se orienta a conseguir la salud y el bienestar de las personas.

◊ "Si mi madre me hubiera enseñado a comer diferente".
◊ "Si en mi familia no se resolviera todo con comida".
◊ "Si no existieran los carbohidratos".
◊ "Si no tuviera que cocinar para los demás".
◊ "Si no tuviera que comer en la calle".
◊ "Si contara con más dinero para comprar alimentos especiales".
◊ "Si no me gustara tanto el pan".
◊ "Si pudiera vivir sin chocolates".

Y, créanme, podría añadir a esta lista un largo etcétera de lo que las personas dicen de sí y de la comida con disgusto, impotencia, rechazo y maltrato.

Bueno, pues permítanme darles una muy alentadora noticia:

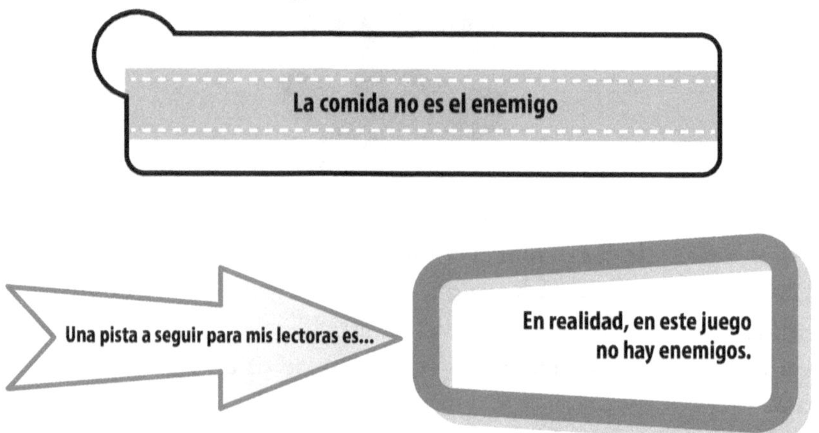

Saber que la comida no es el enemigo y todo lo que ello implica constituye un paso muy importante para llegar a ser quienes anhelamos, para lograr en nosotras, esa hermosa frase que dice: **"Llega a ser quien eres"**.[2]

Pensemos lo grave que resulta para una mujer que está descubriéndose y construyéndose en cualquier momento de su vida pensar algo tan amenazante como que el alimento, esa fuente vital de energía y de salud, puede estar en su contra.

Cuando percibimos un adversario que nos intimida, le abrimos la puerta al miedo (causa de estrés, infelicidad y estancamiento), consideramos a ese enemigo un peligro potencialmente mortal que amenaza nuestra existencia,

---

2 Píndaro (célebre poeta griego de la Grecia clásica), Pithya II, poema dedicado a los deportistas griegos de las Olimpiadas, quienes logran triunfar sobre sí mismos y se superan día con día alcanzando su mayor potencial.

la vuelve pobre, vulnerable y sólo nos deja dos opciones: o nos dejamos vencer de antemano o le declaramos la guerra.

La comida es el elemento que ingerimos los **seres vivos** para nutrirnos y hacer posible que el cuerpo reciba la energía que requiere con el fin de que pueda desarrollar **óptimamente** sus actividades, construir, mantener y regenerar sus órganos y tejidos, y conservar la salud. ¿Cómo vamos a considerarla un elemento hostil con el que debemos mantenernos en pugna? Sería tan absurdo e inoperante como tenerle miedo al oxígeno, al aire, porque alimentarnos es tan necesario como respirar.

Cuando alguien tiene un enemigo poderoso y está en guerra con él, se encuentra en medio de una batalla perdida, porque a un enemigo se le derrota o se muere (*victoria aut mors*)[3]; estar en guerra con la comida es vivir derrotado, participar en una batalla que nadie va a ganar y que va creando infelicidad, inseguridad y minando las propias fuerzas.

En el momento en que una persona decide y declara que el pan es su enemigo, que un refresco su enemigo, que el chocolate es su enemigo, que una comida preferida es su enemigo, por dar sólo algunos ejemplos, esa persona se sitúa en una posición insostenible en la cual se ve obligada a vencer esa substancia radicalmente y para siempre o declararse vencida. Nadie gana una batalla como ésa.

Si tú eres el tipo de persona que cuando comes chocolate, tomas un refresco, preparas la comida típica "de tu tierra", los consumes como si fueran antagonistas y después te culpas, te sientes miserable y empiezas a acusarte con el lenguaje de la derrota: "Ya fallé otra vez", "me tomé un refresco", "comí tamales", "no soy capaz de mantener mis propósitos", "no puedo dejar de comer chocolates", "lo hice de nuevo", te vas convenciendo de que careces de poder y estableces una dañina relación de amor-odio con la comida, cuando tendría que ser un vínculo de amor puro: de amor por ti. La comida existe para ti, no tú para la comida.

Esa derrota se comunica a otros niveles y se adueña de la existencia: "como no puedo ganarle a la comida, tampoco puedo hacer ejercicio, no tengo fuerza de voluntad, no puedo disfrutar, no puedo tener el éxito que quisiera, no puedo ser creativa, no puedo ganar dinero, **no puedo nada**".

Amiga, es erróneo pensar que para tener el cuerpo de tus sueños la solución es dejar de comer. En mis consultas como *Health Coach*, las preguntas más frecuentes que me plantean una y otra vez son: "¿Cómo logro quitarme el hambre?", "¿qué hago para no comer?".

---

3   "Victoria o muerte", famosa frase de Lord Nelson en la Batalla de Trafalgar.

Reflexiona: sólo los enfermos y los moribundos dejan de tener hambre. Cuando un anciano o un enfermo ya no tienen apetito, su salud está en riesgo o sus probabilidades de vivir son escasas. Por lo general, cuando alguien deja de comer, está enfermo, deprimido o va a morir, y pierde el deseo por la comida. Lo mismo pasa con los animales; ellos tienen un instinto natural y cuando les llega su hora, dejan de comer.

El apetito es sinónimo de vida, salud, energía, entusiasmo, fuerza y amor por la vida. En realidad, tener apetito no está mal, sino bien, y más adelante hablaremos de una decisión que debe resultar gozosa: cómo dirigirlo.

Hablemos también de una frase muy socorrida: "necesito fuerza de voluntad". Las personas suelen decirla como una maldición o como una excusa. Es una declaración de impotencia. Comer no tiene nada que ver con la fuerza de voluntad, porque es una función primordial de sobrevivencia como respirar o dormir. Dejar de comer, respirar o dormir resulta fisiológicamente imposible. Sería como decir: "voy a tener fuerza de voluntad y a no respirar en tres días". La fuerza de voluntad como obligación tiene que sustituirse con la manera creativa y entusiasta de hacer las cosas, con cambiar el enfoque de tal forma que te dirijas hacia tus metas con emoción, sabiduría y disfrute. Y todo vendrá por añadidura. Ya lo verás, lo lograremos juntas.

Si decides hacer una dieta en que solo vas a tomar agua, líquidos o a comer 600 calorías al día, o dices: "voy a bajar 15 kilos en un mes", no sería nada raro que la abandonaras y que al final dijeras: "es que no tengo fuerza de voluntad, no hay remedio para mí". De ahí al "atracón" no hay más que un paso.

Muchas personas se auto convencen de lo anterior y andan por la vida declamándolo a diestra y siniestra como si fuera un amargo poema: "Hola, no tengo fuerza de voluntad, así soy yo". Tan solo con oírlas me queda claro que estoy hablando con mujeres que tienen baja autoestima, que no se aman a sí mismos.

Lo anterior conduce a una conducta muy dañina, porque lleva a auto juzgarse. Seguramente conoces a alguien que va a una comida y, sin que venga al caso, empieza a decir: "Hola, yo no tengo fuerza de voluntad, por eso como mucho" o "uff, todos estos pasteles, y yo que no tengo fuerza de voluntad", o "por eso estoy tan gorda". Eso es auto juzgarse, auto condenarse y también deslindarse de tomar responsabilidad.

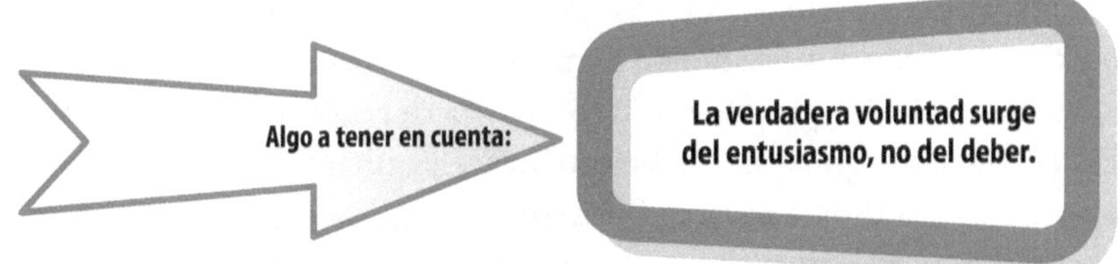

Quiero decirles que esta descalificación a priori es una conducta propia de las mujeres y no de los hombres: Es frecuente oír: "no hago ejercicio", "estoy hecha un monstruo", "qué fea me veo", "aunque no lo crean tengo muchísima celulitis", "estoy llena de estrías". Reflexionemos en ello, los hombres bajo ninguna circunstancia lo hacen. No dicen cuando se presentan, por ejemplo: "Hola, soy Filomeno y estoy panzón", "cada vez se me ve más la calvicie", "soy impotente", "nadie me quiere". Nosotras, las mujeres, deberíamos corregir esta muy mala costumbre y suspender la campaña de mala publicidad que nos hacemos tan injustamente.

Rompamos el hábito, no es beneficioso desde ningún punto de vista que vayas por todas partes y te presentes con la gente (y lo que es peor, contigo) enumerando tus defectos, especialmente los que, según tú, se derivan de tu físico.

No te imaginas la cantidad de mujeres valiosísimas que entran a mi consultorio y me dicen: "me siento horrible", "¿qué hombre va a fijarse en mí?", "soy adicta a la comida", "mi marido no me quiere", "no valgo nada", "me detesto". ¡Autocrítica! Dejemos de exhibirnos como si tuviéramos en las manos un listado negativo que nos define. Hagámonos presentes con la certeza de que somos valiosas, sin necesidad de demostrar nada ni a favor ni en contra. Dejemos que los demás descubran nuestras cualidades y fluyamos con ello.

¿Por qué hacemos esto las mujeres? Démonos cuenta de que proviene de una carga social que no tenemos que repetir si no queremos.

Déjenme contarles mi historia: Yo empecé a modelar a los 16 años y tenía muchas ganas "de hacerla en la vida" y también bastante inseguridad. Uno es quien es, afortunadamente, y yo tengo curvas en los lugares indicados para ello, buenas caderas y excelente "pierna". Pero en aquella época tener caderas me resultaba una terrible maldición. Pensaba que no era "lo suficientemente flaca", "lo suficientemente plana" ni "lo suficientemente alta". Es decir, "lo suficientemente alguien más que no fuera yo misma". De hecho, me sentía un "patito feo" en las pasarelas y me resultaba brutal verme en televisión porque me percibía "terriblemente" gorda.

El resultado, queridas lectoras: ¡anorexia! Un día me planté ante el espejo y decidí: "Voy a morirme de hambre si es necesario".

¿Se imaginan lo que fue eso? Tomé una decisión de muerte a los gloriosos 16 años, porque quién sabe quiénes, en quién sabe dónde, por quién sabe qué oscuros o particulares intereses, me indujeron a no quererme y a no aceptarme si no cumplía con determinados estándares.

Y sí, me morí de hambre, me auto critiqué, me auto juzgué, lastimé mi cuerpo, mi psique y mi alma hasta los 21 años en que decidí dejar de trabajar como modelo y abrazar mi existencia. Imagínense, cinco años en esa etapa, diciéndome frases como las siguientes: "¿Por qué, Dios mío, por qué me hiciste caderona?" "¿Por qué no mido diez centímetros más?".

Recuerdo una vez cuando en una pasarela me tocó modelar un vestido maravilloso; me parecía un sueño. Me lo puse y pensé que se me veía perfecto, que lo habían confeccionado para mí hasta que el diseñador le gritó a su asistente: "Ella no, que se lo quite, busca otra modelo". Me sentí tan mal como si toda la vida se hundiera. Y, claro, empecé con mi retahíla de acusaciones: "no soy lo suficientemente buena", "no soy lo suficientemente bella", "no valgo". Y enseguida, el diseñador añadió: "Necesito una modelo que no se vea, ella luce más que el vestido". ¿Y creen que lo acepté a la primera? No, hasta que al fin me di cuenta de que yo soy más que una prenda de vestir y que lo que los otros piensan de mí puede encontrarse alterado por sus particulares percepciones, intereses y necesidades.

Esa etapa de mi vida en que me sentía tan mal, en que me desaprobaba tanto y era muy vulnerable me permite ahora tener una sensibilidad especial para entender a las mujeres que me piden *Health Coaching*. Pude comprender, por ejemplo, a una de mis clientes que expresó durante su primera consulta el deseo de verse como un niño de Somalia, en cuanto a su peso se refiere. Esto es, que desearía percibirse como un ser indefenso, como alguien que se está muriendo. Sí, entiendo lo que significa sentir verdadero odio por el propio cuerpo. Y también sé la importancia de salir de ahí y florecer.

Ahora he aceptado que vivo en este cuerpo, que ésta soy yo; soy BK y tengo caderas, ¿cómo la ves?, y me siento feliz con ello. Simpatizo con la memoria visual que tengo de mi misma, de mi historia, de mis genes, de mi yo. Me adoro, adoro tener caderas. ¡Es algo tan liberador! ¡Y es lo que opino de mí lo que hace este proceso tan poderoso! Incluso cuando entreno en el gimnasio (algo que me hace muy feliz) no lo hago para ser quien no soy, sino al contrario, para ser quien soy, porque lo vivo y lo disfruto.

Hace unos días, precisamente, estaba entrenando muy contenta y se me acercó una mujer. Me dijo: "soy tu seguidora en redes sociales", y enseguida me expresó con enojo que tenía yo demasiadas caderas para ser una *Health Coach* y que eso no era aceptable.

La percibí muy enojada y en ese momento consideré que lo único apropiado era expresarle que yo me sentía bien al respecto.

Se los cuento para resaltar la importancia de que alguien se ame y se acepte, pues este evento me sucedió ahora cuando soy una mujer empoderada y la opinión de esta persona resultó insuficiente para debilitar el amor y el respeto que me tengo; cuando sé que pertenezco a mi mapa genético y que soy también mi mamá, mi abuela, las mujeres de mi familia (hermosas y valiosas mujeres con caderas) a las cuales quiero y admiro.

Pude entender con amor incondicional hacia mí y compasión generosa hacia mi detractora que, por algún motivo, ella tenía ganas de herir a alguien, a sí misma tal vez, y que, por alguna circunstancia, guardaba mucha ira dentro.

Días después volvimos a encontrarnos y pudimos hablar más tranquilamente. Me contó que es médico, tiene 43 años, no está atravesando por una buena etapa, se siente inconforme con su cuerpo y que, en realidad, a ella le gustaría tener caderas.

¡Imagínate si yo hubiera permitido que el comentario me destruyera y obstaculizara el amor genuino que he logrado sentir por mí!

Déjame convencerte: necesitas hacer las paces con tu cuerpo, pues tal aceptación será el punto de partida para generar hábitos, conductas, puntos de vista, prácticas de salud que te permitan permanecer en plena armonía con él. Enamorarte de ti te dará la misma fuerza que experimentas cuando te sientes enamorada de alguien, generas endorfinas y experimentas una deliciosa sensación de felicidad.

Esta afirmación nos conduce a un tema fundamental: el empoderamiento.[4]

¿QUÉ ES EMPODERARSE?

En inglés, *to empower* significa conceder o dar poder, facultar, habilitar, capacitar, autorizar, permitir, otorgar el derecho, conferir poderes. Y en lo que a este libro se refiere quiere decir que la mujer que se empodera es capaz de sentirse al mando, dirigir su vida, disfrutar su existencia y sus decisiones,

---

4 He decidido conservar la palabra "empoderamiento", traducción del inglés, *empowerment*, aun siendo consciente de que existen otras palabras en español que podrían sustituirla (como es el caso de potenciación o habilitación) por la fuerza que tiene en relación con el tema que nos ocupa.

sentirse dueña de sí y, muy especialmente, **tomar posesión de su cuerpo con todo derecho y plenitud.**

Ciertamente no es una actitud ni un discurso que expresa: "ni modo, en este cuerpo me tocó vivir", sino "ésta soy yo, me acepto y estoy orgullosa de mí totalmente".

Cuando yo hablo de empoderamiento, me refiero a sentirnos dueñas de la situación, de ser la reina de la propia existencia, porque hacerlo, significa que no estás esperando órdenes ni solicitando opiniones ni tampoco suplicando una guía. No estás aguardando la aprobación de los demás y, aunque eres capaz de escuchar lo que te dicen, sabes que es tu opinión la que importa y que es tu aprobación la que tú necesitas.

El primer paso para lograr lo anteriormente descrito es la auto aceptación: Poder decir, soy morena, soy alta, soy pequeña, soy grande, tengo ojos cafés, soy yo misma.

Hace poco tuve una conversación con mi sobrina de once años a la que quiero mucho. Y ella me dijo, en el lenguaje propio de su edad, que le preocupaba no ser alta.

En realidad, ser "alto" o "bajo" es un juicio de valor que, si estamos en plena aceptación, no tiene ninguna importancia. Y no es necesario que una niña de esa edad esté sufriendo desde ahora por la estatura que tiene o que llegará a tener más adelante. Necesitamos enseñar a nuestros niños, a nuestras niñas, a auto aceptarse, y no tendrán que enfrentarse con enfermedades como la anorexia. Hay que enseñarles (y de paso enseñarnos) a aceptarse como son, primer paso del empoderamiento.

Hablé con ella calmadamente, con mucho amor y le dije: "Tú no eres alta porque las mujeres de tu familia no lo son. Tu mamá no es alta, ¿la quieres menos por eso?", y añadí, "y tu abuelita tampoco es alta", ¿crees que es necesario dejar de quererla?". "¿Necesitamos cambiarlas?". Ella me respondió enseguida: "no, yo quiero mucho a mi mamá y a mi abuelita, me gusta mucho como son". Y la consecuencia de esta conversación fue: "pues también puedes quererte mucho a ti misma cualquiera que resulte ser tu estatura. Tú estás bien".

Auto aceptarse es entender que los demás no tienen que aprobarte; pueden amarte, pueden aplaudirte o no, pero no están para aprobarte. No tienen la capacidad de hacerte feliz o infeliz, porque, en esencia, sólo tú tienes la capacidad de hacerte feliz. No es edificante ni conveniente, por más que pudieras querer a una persona, manejar una posición existencial que diga: "Si tú no me amas, me voy al traste".

Ocúpate de amarte tú, invierte tus recursos emocionales, físicos y materiales en amarte. Cuando tú te amas deja de preocuparte que otros te amen. Si los demás no lo hacen no significa que estás perdida o que no vales. **Puedes estar segura de algo: difícilmente alguien ama de verdad a quien no siente amor por sí.**

Este libro representa todo un proceso para que te auto aceptes, te empoderes, te trates como una reina y –te lo puedo asegurar– la reconciliación con tu cuerpo, va a ir sucediendo por añadidura y constituirá un hermoso premio. Confía en mí, sígueme paso a paso y lo lograremos.

Te lo repito, auto acéptate, empodérate. Desde mi experiencia personal y mi certeza como *Health Coach,* una persona empoderada es alguien que está a gusto con ser quien es, que se lleva bien consigo, que está en paz y que maneja excelentemente su tiempo personal, sus acciones e incluso su soledad para construir con orgullo su vida.

Cierto, para lograrlo se requiere vivir una etapa de introspección que dura un tiempo, no una ni dos semanas, pero, después de todo, ¿qué mejor que utilizar en ti y en tu bienestar el tiempo de tu vida? Necesitas reconciliarte contigo. Es como cuando te has enojado con una amiga muy querida y estado verdaderamente molesta con ella. Es preciso construir la reconciliación sobre buenas bases. Empoderarte es, en realidad, sentar amorosamente los cimientos de una reconciliación con quien tú eres, con lo que tú quieres, con tu vida y con tus sueños.

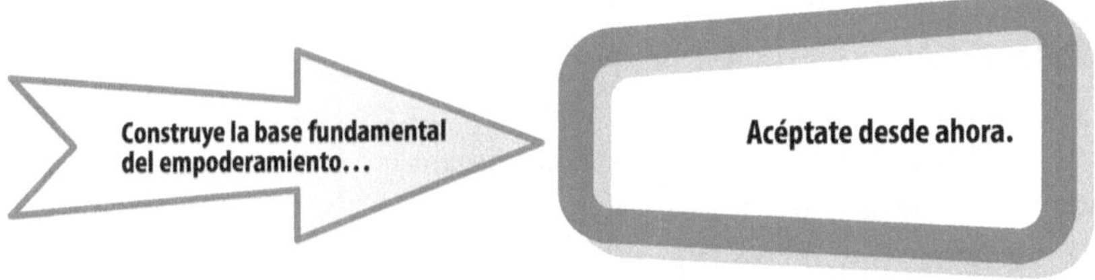

Me encanta la palabra reconciliación. Me entusiasma ayudar a que otras mujeres la consigan, porque así me sentí yo cuando me di cuenta de que una ola de emociones negativas parecía arrasar las positivas, de que tenía que partir de mis propias cualidades y construir una vida que valiera la pena para mí.

ENUMERA TUS CUALIDADES

Te empodera saber que eres valiosa, que vales por muchos motivos y no por ser una muñeca de 90-60-90. Tú eres importante y eso no tiene que ver con tu apariencia física, tu talla ni tu estatura.

¿Te has preguntado alguna vez qué talla de falda usaba Frida Kahlo, qué número de calzado usa la Reina de Inglaterra o cuál era la estatura de Madame Curie? Y junto a ellas podríamos mencionar a mil mujeres que a lo largo de la historia nos han parecido extraordinarias y que han logrado con éxito y sabiduría sus metas. A las mujeres verdaderamente empoderadas eso no les importa. Recuerdo una terapeuta corporal que afirmaba, y con razón, que el volumen de un cuerpo no tiene que ver realmente con su capacidad para sentir y producir placer.

Cuando una mujer acude a mi consultorio y me manifiesta lo infeliz que se siente por no tener determinada talla (muy frecuentemente talla 0) o caber en ciertos pantalones, y cómo ese hecho no le permite sentirse orgullosa de sí misma o valorar sus éxitos, una de las primeras tareas que le encomiendo es hacer una lista con todas sus cualidades.

Y eso te pido a ti ahora: Elabora tu lista. Y, ¡por favor!, no con cuatro o cinco cualidades, sino con muchas. Date permiso de hacerla, toma ahora mismo una pluma y un papel, o enciende tu computadora, o realízala en tu celular, pero ¡hazla!

Y si eres como algunas de mis clientes, que **¡no encuentran nada!**, no te aferres, oblígate a pensar y hazte todas las preguntas que puedas. Establece un diálogo contigo misma. Por ejemplo:

¿Tienes un perro y lo quieres? ¡Ah!, pues escribe: "Me gustan los animales". ¿Tienes hijos? ¿Les pegas, los maltratas? Seguro que no. Entonces anota: "Soy una buena madre, una mamá cariñosa". ¿Tienes amigas? ¿Las criticas en cuanto voltean la espalda, les robas el novio, no les pagas lo que te prestan? Pues añade: "Soy una amiga solidaria y confiable". ¿Quieres a tu pareja y se lo demuestras? Ahí tienes algo más: "Soy una mujer amorosa". ¿Le das el paso a un anciano que va a cruzar la calle o lo empujas? Apunta: "Soy amable con las personas". ¿Eres formal en tu trabajo? Añade: "Soy una mujer trabajadora". ¿Tu casa está limpia, la arreglas y la cuidas? Otra cualidad más para tu lista: "Me gusta mi casa". ¿Tiras basura en la calle, pegas chicles en los árboles? ¿No? Agrega: "Soy una persona que cuido el medio ambiente". Tómale gusto a esta lista y comprenderás qué satisfactorio y revelador resulta hacerla y cómo estamos dando los primeros pasos para que te enamores de ti y te des cuenta de cuánto te quieres.

Comienza a recibir con gusto los halagos y los reconocimientos. A veces nos dicen: "¡Qué bonita blusa!". Y en lugar de dar las gracias con desenvoltura, nos vemos impulsadas a responder: "¡Ah!, es muy vieja". No te estaban diciendo que era nueva, sino que es bonita. O sucede que nos expresan, por ejemplo: "Eres muy inteligente" y contestamos algo así como: "Bueno, no me queda más remedio". En realidad desairamos a la otra persona y nos quitamos un mérito que nos corresponde.

Uno de los grandes objetivos de este libro es acompañarte en tu empoderamiento, conducirte a que te enamores de ti, porque desde esa perspectiva entenderás y podrás manejar tu alimentación y la relación con tu propio cuerpo en un espacio de seguridad y poder. Es algo que no se te olvidará nunca.

Un empresario exitoso, que tiene muy buenas razones para saber de lo que habla, dice: "El que tiene poder y no lo usa, en realidad no lo tiene". Y toda mujer, por el solo hecho de existir de lograr metas significativas para sí y para los demás es un ser poderoso. En lugar de decir, "sí, pero no soy talla 0", ¿no sería lógico recordarnos: "soy una mujer valiosa, valiente, con muchas cualidades, me amo, amo mi cuerpo y yo cuido lo que amo?".

NO NECESITAS SER PERFECTA

La perfección no existe, pues todos somos perfectibles. Así es la naturaleza humana, siempre nos da espacio para crecer, para evolucionar, para hallar nuevas metas, nuevos caminos. Nadie nace siendo perfecto y, en realidad, nadie vive siéndolo. Y esto lo sabe una mujer empoderada.

Además, pensemos, ¿perfecto según quién? La perfección es muy relativa porque depende del punto de vista del observador, de sus necesidades, sus complejos, sus propias inseguridades, su envidia o sus enfoques personales, profesionales o comerciales.

Por ejemplo, los esquimales tienen verdaderos problemas para casar a una mujer delgada, porque mientras menos grasa hay en el cuerpo, más frío se siente, se experimenta mayor vulnerabilidad, menos aguante se tiene para las enfrentar las circunstancias climáticas, y las mujeres así no les parecen atractivas a los hombres de esas latitudes; por eso, cuando los padres tienen una hija muy delgada, la obligan a comer grasa de foca para que se ponga robusta y resulte un buen partido que agrade a los pretendientes. Son parámetros que varían con las culturas, con los tiempos, con los dictámenes de la moda, con situaciones externas a ti y a mí.

Piensa que una muy gran necesidad de complacer, implica inmadurez, nos coloca en una situación infantil que expresa: "Soy muy poca cosa y en realidad dependo de ti (de quien sea), por eso tengo que complacerte aunque deba lograrlo a mi costa, para ver si así me quieres o me aceptas". Y, déjame decirte que quien se coloca en esta posición de debilidad está invitando a los otros a que no la aprecien y, muy frecuentemente, acaba en situaciones de abuso, maltrato o faltas de respeto.

Sé sincera: ¿cuánto castigo te has auto infligido buscando ser perfecta? Y hablamos de castigos físicos y emocionales. Mi práctica profesional me ha hecho testigo de expiaciones que podrían no considerarse creíbles si las personas no los narraran con verdadera inocencia, como si se tratara de buenas medidas. Me he encontrado, por ejemplo, con dietas extremas, o con mujeres que han estado cinco días o más a pura agua, o que sólo comen sobres de endulzante sin calorías durante largo tiempo, o que tienen exceso de cirugías plásticas, o que están dispuestas a de las piernas ¡para crecer cinco centímetros!, o que se sienten desamparadas si no utilizan zapatos con plataforma y tacones extremos porque se perciben muy pequeñas y no pueden valorar lo hermoso de sus proporciones.

¡Qué problema de autoestima tan grande tienen! Puedo ilustrarte muy bien que esta búsqueda de perfección lleva al auto abuso y no resuelve los problemas de fondo.

Te cuento un caso. A mi consultorio llegó hace pocos meses Sandra, una mujer de 30 años –aunque la verdad es que parecía por lo menos de 40–, que en pocos años se había sometido a una serie de operaciones riesgosas y caras, algunas de difícil recuperación, porque "no se sentía bonita". Se había hecho tres liposucciones, una abdominoplastía, un aumento de senos, se había operado la nariz, tenía implantes de mentón y los labios muy inyectados. Y así, un día, según sus propias palabras: "se sintió hermosa".

Sin embargo, cuando fue a verme tenía un gran sobrepeso. "¿Qué pasó?", le pregunté. "Pues como me vi tan guapa como yo quería, me puse a comer y dejé de ir al gimnasio". Y no sólo eso, me contó que se comía ocho paquetes de panquecitos tipo rol de chocolate al día y que ya no podía parar. Un domingo normal, por ejemplo, ingería una pizza completa, un litro de helado y un *brownie,* acompañado de un refresco también de a litro.

Evidentemente, hay gato encerrado detrás de un hecho como éste que la condujo a "echar a perder" algo que a su juicio era deseable y que le había costado tanto lograr. "¿Por qué lo haces?, ¿de qué exactamente te castigas?", le pregunté. Profundizando en los hechos, se sentía muy culpable por determinadas de su vida que no voy a mencionar aquí para respetar la confidencialidad. Y no sólo se sentía culpable, sino que experimentaba mucho enojo consigo y con el mundo, y creía también que no había tenido derecho a buscar un cuerpo perfecto.

Entonces procedió a castigarse y a sufrir. Cuando llegó conmigo me pidió que le pusiera "una dieta matadora", pues venía a buscar maltrato a mi consultorio y esperaba que yo fuera quien lo ejecutara. Le expliqué que no iba a colaborar con lastimarla y le propuse una forma de reconciliarse con ella... no regresó por allí.

Otro caso extremo se me presentó en consulta fue el de una chica joven y en realidad muy bonita, quien me contó hecha un mar de llanto que iba a la tiendita a comprar pastelillos y helados y se los comía cuando estaba a solas para que nadie supiera de "sus delitos". Esto era una profunda manera de lastimarse. Además, se impuso otro castigo peculiar: se inscribió en un gimnasio súper caro y en vez de hacer algo de ejercicio, me confesó: "Voy, me siento en el baño y me pongo a ver tus fotos en redes sociales". Le hice notar: "no haces ni un minuto de ejercicio y te pones a ver fotos mías para auto torturarte; es como clavarte un cuchillo por tu propia voluntad y movértelo dentro de la herida; nadie se merece vivir así y es muy importante que trabajemos en construir tu auto aprecio y auto valoración".

La bulimia, por ejemplo, resulta un castigo muy fuerte, porque vomitar es totalmente ingrato, además de los daños que dicha práctica produce a los dientes, a los órganos y al cuerpo en general. Vomitar arrodillado ante el retrete es doloroso, humillante, y hay bulímicos que mueren durante el proceso de producirse el vómito. Recuerdo una chica que me decía: "cómo hasta que la panza me duele y después me pongo a vomitar". Implica un doble componente de punición y nos habla de una desdicha interior que necesita y merece ser curada.

Puedo narrarte también el caso de Celia, que, cuando acudió a verme, con 47 kilos de peso, llevaba cuatro meses sin ingerir comida sólida y tomaba únicamente líquidos. ¿Se imaginan de qué nivel de privación estamos hablando? Además, cuando todavía comía alimentos sólidos, se describía a sí misma como vegetariana, aunque, a veces —me confió— se hacía un sándwich de atún y queso cuando nadie la veía. "¿Y por qué a escondidas?", le pregunté, y me respondió refiriéndose a su pareja: "Porque él piensa que ser vegetariana me hace distinta de los demás". ¡Estamos hablando de un bajo nivel de autoestima, pues permitía el abuso de una tercera persona y, "en su nombre", abusaba de sí!

Ahora bien, no todas las historias de búsqueda de perfección, de culpa y de castigo se refieren a personas que transgreden "la dieta". La *ortorexia* u obsesión por ingerir alimentos sanos, también se incluye en este tipo de problemática, como es el caso de la persona que bajo ninguna circunstancia se permite una indulgencia y no come pastel en su cumpleaños o solo cena ensalada en Navidad, cuando toda la familia está disfrutando los platillos propios de esas fiestas.

Desde luego, en mi consulta, entre mis amistades y en mi práctica profesional como *Health Coach* hay muchos ejemplos positivos en que las personas crecen, se abrazan a sí mismas, se aceptan, disfrutan creando soluciones y salen adelante con amor por sí y, como resultado, por sus cuerpos, pero me ha parecido ilustrativo contar estos casos dramáticos y conmovedores porque todos ellos tienen un denominador común: baja autoestima, falta de auto aceptación, culpa y castigo.

Tales cuestiones pueden darse con frecuencia en personas que no se perciben perfectas, ya sea por sus características de vida o por lo que ellas consideran sus propios errores; también en aquellas que provienen de un ambiente o de un medio familiar que en algún momento les hizo decidir lograr la perfección como única solución posible para salir de sus dificultades. Lamentablemente, exigirse de manera extrema, perseguirse y lastimarse no resuelve nada y puede terminar en una espiral creciente que expresa:

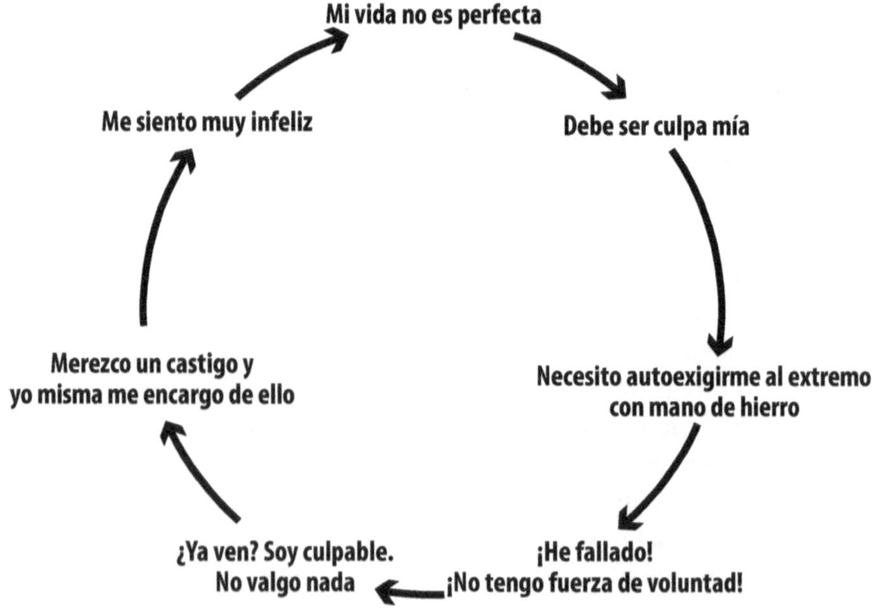

Por eso, la invitación inicial de este libro es comenzar por el camino de la auto aceptación, pues nos abre la puerta a una vida de plenitud y bienestar. En capítulos posteriores veremos cómo crear y seguir un plan alimenticio que provenga del amor y no del odio, del aprecio y no de la necesidad de perfección.

En este momento te invito a hacerte una pregunta importante: ¿De qué no estás orgullosa? Si eres honesta al responder, la respuesta puede ser muy poderosa y dar lugar a que se encuentren temas que están pesando mucho en tu vida y que no solo se relacionan con la alimentación sino con situaciones personales, familiares o asuntos transgeneracionales que pueden incluir, por ejemplo, abusos infantiles o inadecuadas lealtades a personas que queremos. Mantén tu mente enfocada en esta certeza: todo puede resolverse con la ayuda apropiada y decidiendo un camino amoroso para ti. Tú no tienes que seguir siendo la víctima, sino la mujer responsable de sus actos que decide recuperar su vida. Quiero darte, además, otro mensaje:

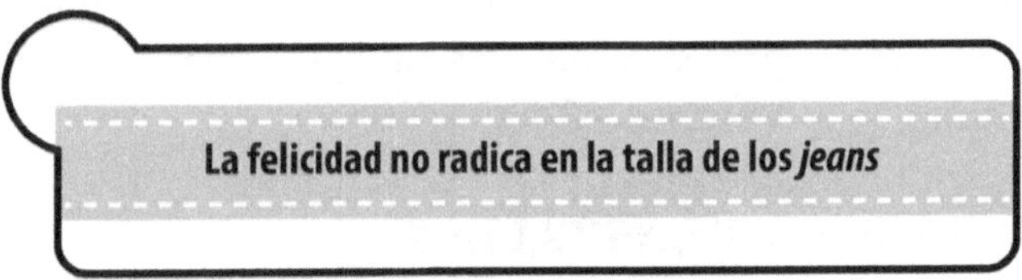

Voy a compartirles una anécdota relacionada con mis *jeans* favoritos. En mi momento de más terrible delgadez, una amiga, me regaló unos maravillosos *jeans* ¡marca Armani!, talla 4, color gris clarito, divinos que conservé y disfruté durante muchos años. Afortunadamente, sané de la anorexia, me reconcilié conmigo y con mi cuerpo, descubrí mi amor por el ejercicio, entre otras muchas cosas que trajeron bienestar y gusto a mi vida. Conforme seguí entrenando, mi cuerpo se empezó a ver bien (y no abusivamente delgado), fui estando más sana, más atlética, generé mayor masa muscular y los amados *jeans* dejaron de quedarme.

Claro, como hacemos muchas mujeres, mi siguiente pregunta fue: "¿Qué voy a hacer para volver a meterme en ellos?". Muchas veces, este cuestionamiento es fruto de una idealización errónea. Quiero decirles que yo tengo una parte muy analítica y ante un dilema me gusta elaborar un plan. Dado que ya no era asunto de perder grasa, porque no la tenía, la única respuesta posible era perder masa muscular, es decir, dejar de tener músculo.

Me he esforzado muchísimo para tener masa muscular y perderla es sinónimo para mí de mala salud y de falta de aprecio por todo lo que he logrado; por eso me dije, "es una tontería regresar a los jeans si eso representa desmejorarme". Entonces me di cuenta de una cosa: esos *jeans* ya no eran para mí. Los saqué de mi clóset, los regalé, fui al centro comercial, me compré unos nuevos *jeans* de color gris y aprendí una buena lección que quiero transmitir: "no voy a estar torturándome y a tenerme sufriendo por un objeto inanimado".

Eso me lleva a decirles a las mujeres que me están leyendo y compartiendo conmigo esta aventura de crecimiento y liberación que si están sufriendo porque hay algo en el clóset que no les queda pues ya no es su momento para ello, que lo echen fuera. Con eso no estoy implicando que se dejen engordar, se abandonen y se vayan comprando paulatinamente ropa más grande, sino que es importante valorar quiénes son aquí y ahora, y trabajar para ser mejor hoy, para disfrutar lo que se tiene en el presente. Mi *outfit*[5] debe ser la extensión y expresión creativa de mi persona, y no tengo que convertirme yo en víctima de mi guardarropa. Y mucho menos debe servirme para lastimarme, desautorizarme o decirme que no valgo nada mientras no quepa en una talla 0.

Y SÍ, HABLEMOS DE LAS TALLAS

¿Eres de las personas que sienten que debes ser talla 0, chica, *small,* o extra chica para sentir que "la Revolución te hizo justicia" y que ya puedes ser feliz? Pues lamento desengañarte: las tallas son relativas, varían entre marcas y entre países; por ejemplo, las americanas son más grandes y largas, las europeas más reducidas, las japonesas más cortas, de acuerdo con las poblaciones a las que van dirigidas. Y decidir el número que llevará la etiqueta que tendrá la ropa es frecuentemente una estrategia de *marketing.* Conozco una empresa mexicana de ropa juvenil que decidió poner un número más chico de talla en la ropa que vendía; por ejemplo, a los vestidos que por su tamaño debían tener talla 7, le colocaban la etiqueta talla 5. ¿Por qué? Porque muchas mujeres decían: "¡Guauu!, es talla 5 y me queda; me la compro a como dé lugar"; buena estrategia de *marketing,* ¿cierto?

Gran cantidad de mujeres se compran ropa *small* aunque no puedan respirar y les cueste trabajo sentarse. Piensan: "ya la hice", aunque sufran todo el día y se atraigan incomodidades, accidentes, protuberancias delatoras, inflamaciones, dolores o infecciones vaginales. Es la lógica del auto engaño, queridas: "Me cerró, me lo pongo".

---

5 Vestimenta, ropa o conjunto de ropa que integra un atuendo.

Una mujer empoderada no compra la ropa así. Entiende que la M le quedaría mejor que la S y que tiene todo el derecho a moverse con soltura y a sentirse cómoda y bonita con lo que está usando.

Más mujeres de las que imaginamos se compran una talla menor porque les va "a quedar algún día y se va a ver espléndida", aunque tenga que matarse de hambre para lograrlo o la prenda se muera de risa en el clóset.

En lugar de comprar la ropa que les viene bien y que pueden usar al día siguiente, siguen pensando que tienen que complacer a alguien, y para colmo, quién sabe a quién y que más vale usar un brassiere más chico para verse mejor, aunque se saquen llagas y se les salgan bultos por todos lados. Hay una analogía que uso mucho y nos enseña a ser sabias con respecto a las tallas: si calzas un número 4 no puedes ponerte 3 porque acabarías con deformidades óseas y no podrías caminar. Esto aplica para todo lo demás. Si tan solo las mujeres aceptaran su cuerpo, no pasarían por todo este sufrimiento inútil e inmerecido.

¿Te imaginas a Jennifer López a Beyoncé o a Sofía Vergara preocupándose por la talla y comprando un vestido al tiempo que se dicen: "A ver si puedo reducir la parte posterior o anterior de mi anatomía para caber en él en mi próxima presentación?". ¡Hello! Ellas no son talla S ni lo quieren ser. Son mujeres exitosas, orgullosas de sí mismas y empoderadas. Se sienten ufanas de sus atributos y, hasta donde sé, por lo menos algunas de ellas, ¡los tienen asegurados!

AMAR AL CUERPO ES AMARSE A SÍ MISMA

Mark Davis, Director del Instituto de Psicología de la Universidad de Colorado utiliza el término *embodiment*. Es una palabra como *empowerment*, difícil de traducir. La traducción literal sería "encarnación", "personificación", "realización", "*encuerpamiento*", pero en el contexto en que él lo utiliza vendría a ser algo así como "hacerte una con tu propio cuerpo", "tomar posesión de tu cuerpo" o, aún mejor, "tomar posesión de tu persona".

Es tan hermoso ser totalmente una misma, estar orgullosa cabalmente de quien se es, que me causa tristeza y frustración cuando las mujeres se sienten miserables por no usar talla 2.

Otra de mis amigas que admiro y quiero muchísimo, que conocí cuando teníamos veinte años, era muy infeliz con un hombre que abusaba de ella en muchos aspectos y de manera extrema, aun estando embarazada. En ese momento de su vida –del cual se libró con todo el valor del que resulta capaz–, pesaba 50 kilos, porque vivía maltratada, no se alimentaba, padecía depresión y, claro, era talla 0. Ahora tiene una hija maravillosa, su propio negocio, 13 años más que en ese momento, es sana, atlética, se ve muy bien y usa talla 7.

De vez en cuando, sin embargo, se martiriza por haber subido de peso, idealiza la época en que pesaba menos de 50 kilos y le quedaba la famosa talla 0. Entonces suelo recordarle: "hay tiempo para todo, has tenido una hija, el metabolismo se va modificando y la densidad de los huesos cambia; hoy en día, afortunadamente, la chica talla 0 es un espejismo; no vas a volver a tener 20 años, ni a pesar 50 kilos, ni pensar que verdaderamente eras feliz en aquella época cuando no lo eras". Yo estoy a favor de que mi amiga cuide su cuerpo, se alimente bien, se ejercite, pero sobre todo estoy a favor de una mujer plena y feliz sin importar la talla.

La obsesión de volver a un peso que ya no corresponde es malsana, porque se vuelve al pasado y se abandona la única etapa de la existencia en que se puede construir la felicidad y acoger el *embodiment:* el aquí y el ahora.

Las mujeres tenemos que tomar conciencia de esto y educar a los hijos y, muy especialmente, a las hijas en la importancia de la auto aceptación, la reconciliación y el empoderamiento, lo que incluye "hacerse una con su propio cuerpo" de manera feliz, con orgullo y alegría.

Como el caso anterior, puedo contarles el de Olivia, una mujer de 43 años que pesa 68 kilos, tiene ahora un segundo marido con el que se lleva bien, ha mejorado la relación con su hijo (que tuvo sus tiempos conflictivos), está más sana, más atlética que en el pasado y cuando la ves en bikini dices: "¡Guauu!, ¿por qué debe mortificarse para pesar lo mismo que cuando tenía 30 años?, mejor que se disfrute".

Qué bueno que te esfuerces por estar bien, incluso por tener un cuerpo hermoso. Yo no percibo la vanidad como algo negativo si está basada en el amor propio, y quisiera darle un valor, un contexto a esta frase que a veces se entiende de manera negativa: tener amor propio no es para mí (ni para el sentido que se le da en este libro) ser altanera o arrogante, sino sentir amor por ti. Y nadie puede hacer nada que valga la pena si no se ama ni se respeta.

Me encanta la idea de que una mujer cuide su cuerpo para lograr la mejor versión de sí en el presente, sin idealizaciones, sin trampas, sin engaños.

Puedo contar el ejemplo de una ejecutiva joven que tenía un alto puesto financiero internacional y un elevadísimo nivel de ingreso. Llegaba al consultorio con su chofer y personal de seguridad, y estaba casada con un marido que le compraba mucha ropa. Podía pensarse que era la vida ideal. En los primeros momentos de la consulta, sin embargo, rompió en lágrimas. El problema era que el esposo le compraba prendas talla *small* y ella era *medium*. Le daba tanta vergüenza no ser talla chica, que, sin decirle nada al marido, iba a la tienda de donde provenían los regalos y se compraba prendas iguales en *medium.* No las cambiaba, sino que se compraba otras, para no tener que pedirle el *ticket* de compra.

Le pregunté: "¿por qué no le dices 'mi amor, me encantan tus regalos, pero cómpramelos en talla mediana'?". Ella lloró, lloró y lloró porque no soportaba tener que admitir que había ganado algo de peso. Además, había empezado a perder cabello debido al estrés. Aquí había varios focos rojos que atender que no tenían que ver con la báscula. Estuvimos trabajando en situaciones como su nivel de ansiedad, el tipo de relación que tenía con el esposo, la presión a la que se sentía sometida y el hecho de que a pesar de tener una vida que podría considerarse muy buena desde el punto de vista de otras personas, no se sentía feliz. Fue valiente, persistió, se entregó a trabajar en sí misma y reorganizó su existencia. Y todo partió de que vino a decirme que quería bajar una talla de *jeans.* Parecía una trivialidad, pero no lo era. Y esto es importante subrayarlo, el problema de muchas mujeres que se sienten infelices con su peso no es verdaderamente la talla que usan. La auto aceptación proviene o repercute en cosas más fundamentales y elementales que en entender la talla que debes ponerte.

AUTO ACÉPTATE Y ÁMATE

A veces estamos muy negadas a la auto aceptación. No sabes cuántas mujeres se califican pobremente en una encuesta que indaga sobre su talla, se tratan con excesiva dureza y se califican en lo más bajo cuando esto no corresponde a la realidad. Habrás visto, tal vez, un programa de televisión en que se les pide a las participantes colocarse en una fila de mujeres de tallas muy diversas, desde pequeñas a grandes. Por lo general, ¿recuerdas?, se ubicaban casi al final entre las mujeres más robustas, cuando debían haber ocupado quizá el segundo o tercer lugar de la fila. Lamentablemente, las mujeres estamos entrenadas y malamente influidas a juzgarnos con dureza y no disfrutar de nuestros atributos, especialmente en lo físico. No estamos acostumbradas a decir "qué bonitas pompis tengo", "qué lindas piernas", "me encanta verme, aprovecho para hacerlo cuando paso frente a un espejo".

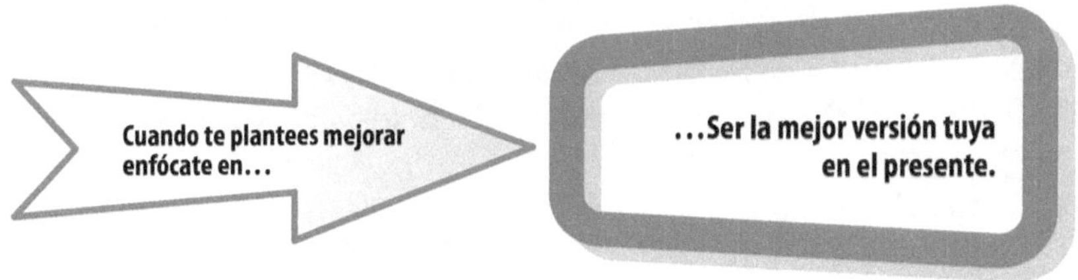

Tenemos que encantarnos con nosotras tales como somos y apreciar todos nuestros recursos, no sólo los intelectuales y emocionales sino también los que se refieren al cuerpo.

Para ello, Mark Davis recomienda la terapia de auto aceptación física, la cual te voy a pedir que comiences hoy mismo para que refuerces muy significativamente tu *embodiment* y "tomes posesión de tu propia persona". Se llama *mirror therapy*.[6] ¡No dejes de hacerla! Acuérdate de que vamos juntas en un viaje de enamoramiento por ti. Desnuda, con la luz prendida, párate frente a un espejo sin música ni distracciones, dispuesta no a ver sino a observar. Obsérvate con atención, minuciosamente, aunque te tome 25 minutos o media hora. Fíjate en todo, tus cicatrices, tus tobillos, tus estrías si es el caso. Simplemente observa, sin juzgarte. Y piensa que alguien que no puede verse desnudo al espejo tiene un problema de auto aceptación. Búscate la historia de tu cuerpo sin sacar la lupa ni empezar a criticarte, fíjate en todo y cita lo específico. Di, por ejemplo, "¡ah! esta cicatriz es de cuando nació mi hija", y "esto es porque…" Después de eso, quiero que empieces a buscarte cosas buenas. Anótalas, si lo deseas, pero, sobre todo, introyéctalas en ti, disfrútalas. Se recomienda hacerlo por siete días seguidos. ¿Por qué tanto? Para el quinto o sexto día te vas a ir aceptando. Tenemos una percepción errónea de nosotras mismas y quizás al principio cuando te miras al espejo la figura que se refleja parece no embonar con el concepto que tienes de ti.

Confía en mí, hazlo, déjate conducir de la mano. Es una terapia que funciona muy bien. Y si eres de las personas que no tienes un espejo de cuerpo entero en casa, ¡ve a comprarlo!, es una magnífica inversión. Adquiere también un block de *post its* y empieza a escribir en ellos esas cualidades físicas que encontraste mientras te mirabas al espejo desnuda; pégalos por aquí y por allá. Trátate con cariñito: "Laura, qué linda cintura tienes", "qué ojos verdes tan divinos".

El Análisis Transaccional[7] nos enseña que las personas tenemos siete estados del yo, Tres de ellos que su autor, Eric Berne, denominó "NO OK" y que nos causan infelicidad y malestar, y otros cuatro, que llamó "OK", que nos producen bienestar. Los estados del yo "OK" son el Padre Permisivo o Protector, el Adulto, el Niño Intuitivo y el Niño Libre. Por otra parte, los "NO OK", son el Padre Crítico, el Niño Rebelde y el Niño Obediente.[8]

---

6 Terapia del espejo.

7 El **Análisis Transaccional** es un sistema de psicoterapia individual y social que se engloba dentro de la Psicología Humanista. Fue desarrollado en los Estados Unidos por el psiquiatra Eric Berne, quien lo divulgó a través de su libro *Los juegos en que participamos*, editado por primera vez en 1964, así como en otras publicaciones. En este caso hemos hecho un resumen de su Análisis Estructural y su Análisis Funcional para aplicarlo a la forma en que podemos manejar un plan de alimentación

8 Ciertamente, en el caso de las mujeres, podríamos manejar los términos Madre, Adulta y Niña, pero hemos optado por utilizar los términos tal como se manejan tradicionalmente en el Análisis Transaccional.

Veámoslos desde el punto de vista de una mujer que quiere mejorar su cuerpo: Si lo vive desde el lado OK, se diría a sí misma: "Me convendría bajar unos kilos y tonificarme" (Padre Permisivo o Protector, parte nuestra que señala oportunidades y establece normas creativas y favorables), a lo que el Adulto (quien aporta datos) añadiría: "mira éstos son los métodos que puedes utilizar para ello". La voz del Niño Intuitivo (la intuición o sabiduría profunda) propondría: "ya sé lo que me da resultados", mientras que el Niño Libre (nuestras emociones puras), se entusiasmaría y se enamoraría de la idea: "voy a verme todavía mejor y me voy a comprar una falda de tubo que me va a quedar espléndida".

En cambio, si el plan cae en manos de la parte "NO OK", ¡uff, mal asunto! El Padre Crítico (quien destruye, menosprecia y establece normas rígidas), se lanzaría a la yugular: "ya era hora, si pareces una vaca, no sé cómo te atreves a presentarte en público así". Claro, el Niño Obediente (que acepta el abuso calladito y se somete), pensaría: "de veras, qué mal estoy, me voy a poner una dieta matadora y voy a tomar solo agua cinco días seguidos", a lo que su hermano gemelo, el Niño Rebelde (quien arrasa con los proyectos de mala manera con tal de molestar al Padre Crítico), haría sus propios planes: "ah!, ¿sí?, ya veremos si no te atascas de pasteles el tercer día".

La pregunta habitual cuando alguien conoce este planteamiento es casi siempre: "¿Y cómo me paso del lado NO OK al OK"? Voy a resumirte un pequeño cuento muy propio del Análisis Transaccional: Había un país donde todos eran muy felices y se daban caricias lanuditas unos a otros y a sí mismos (por ejemplo: "¡qué guapa soy!", "¡qué bien te ves!"), pero llegó una bruja mala que dijo: "no puedo permitir esta felicidad", y los convenció a todos de cerrar sus sacos de caricias lanuditas con el pretexto de que si las utilizaban se les acabarían. La gente así lo hizo. Pero como las personas estamos destinadas a relacionarnos las unas con las otras (lo que Berne denominó "transacciones"), empezaron a darse caricias espinudas: ("¡cómo has engordado, qué mal te ves!", "¡todo me queda horrible, soy una tonta!"). Y se volvieron muy infelices. Hasta que llegó el hada buena y les hizo ver que las caricias lanuditas son inagotables y que mientras más se dé una persona a sí o a los demás, le irá mejor. La gente del pueblo volvió a abrir sus sacos de caricias lanuditas y fueron muy felices de nuevo.

¿Por qué te digo esto? Pues porque es necesario darnos caricias lanuditas y tratarnos de manera permisiva, protectora, creativa, adulta, intuitiva y con entusiasmo. Nadie se realiza a partir de la crítica feroz, la obediencia extrema y la rebeldía destructora.

Revisa tu discurso hacia ti misma, date cuenta de cómo te tratas, empieza a proveerte de caricias lanuditas y a ser feliz con quien eres. Y también, rodéate de gente que te dé cosas buenas y no caricias espinudas.

Recuerdo al coordinador deportivo en un gimnasio al que asistía. No perdía la oportunidad de decirme: "te veo muy cachetona", "¿por qué estás ojerosa?", y cosas por el estilo. Me di cuenta de que siempre tenía algo malo que decir y yo no estaba de acuerdo con eso, así que se lo hice ver en una conversación adulta y el individuo cambió.

Revisa cómo se portan contigo los seres que te rodean. Algunas personas se encargan de tener "amigos" que los echan abajo todo el tiempo, y tener esos camaradas es un auto castigo. Amarte es respetarte y hacerte respetar. Tú no consentirías, por ejemplo, que un maestro le dijera a tu hija: "eres una tonta, no tienes remedio", ¿verdad? Tú vas y la defiendes, por el amor que le tienes. ¿Cómo vas a permitir que te hagan cosas semejantes? No poner límites, no saber defenderte o marcar la pauta de cómo deben tratarte es falta de amor propio. Yo, por ejemplo, soy muy puntual y me molesta que me dejen esperando. Mis amigos y conocidos lo saben, y son puntuales conmigo. Tú les demuestras a los demás cómo quieres ser tratada. Es parte del amor que te tienes a ti misma. Y, ¡por supuesto!, tú también tienes que tratarte amorosamente y con respeto.

Cuando llegamos a esto, nos damos cuenta de que tener un estilo de vida saludable es una súper caricia para ti, y eso significa comer bien, ejercitarte, dormir lo suficiente, hidratarte, elegir los alimentos correctos. Todo esto forma parte de quererte. Cuidamos a nuestros hijos, parejas, mascotas y plantas porque las amamos. Así tenemos que hacerlo con nosotras.

Nadie que se respeta, por ejemplo, se inyecta un shot de heroína, nadie que se ame y se respete toma anfetaminas o medicinas de sustancias no especificadas o de dudosa procedencia para quitarse el hambre.

Conozco, por ejemplo a una mujer que quiero, doctora en ciencias, que, antes de hablar conmigo, estaba dispuesta a ingerir unos huevos de solitaria para que le naciera en el intestino y se comiera toda la comida, con lo cual ella adelgazaría. ¡No! Si te amas no vas a tragarte una solitaria ni te vas a laxar tres días para adelgazar ni vas a ir al gimnasio ocho horas diarias hasta desgastarte las articulaciones. Al contrario, te cuidas, te defiendes, ves por ti. Desde luego, la comida, qué comer, cuánto comer y cómo comer es parte de esa solicitud y esmero, pero no es lo único.

Ya lo iremos descubriendo juntas, si aceptas mi invitación de dejarte guiar hacia tu bienestar a lo largo de la lectura de este libro.

COMER NO ES UNA PENA

Al contrario, comer es y debe ser un placer y, al constituir un deleite, queda claro que no puede ser una tortura ni un castigo. Es un acto vital, trascendente y significativo y tiene que ser disfrutado. Es alimentar el cuerpo físico y también resulta preciso que satisfaga al cuerpo emocional. Todas mis seguidoras de la página *BK Healthy Life* podrán darse cuenta de esto en cada una de mis propuestas, recetas, recomendaciones y fotografías. No verán allí un alimento que les haga decir "¡ups!, ¿cómo le hago para comérmelo?" Al contrario, estoy segura de que se les antoja y de que, cuando lo prueban, les parece delicioso. Y nada en mi página ni en el libro de recetas que pronto publicaré, conspira contra la salud física y emocional.

Necesitamos dejar de tenerle miedo a la comida y convertirla en un hecho extraordinario, singular y creativo. Debemos poner a prueba los mitos, encontrar lo que nos hace bien personalmente y no satanizar los alimentos: "el gluten es lo peor", "los endulzantes producen cáncer", "los arándanos no se pueden comprar, son prohibitivos", "los frijoles engordan", "ni una gota de aceite".

La Trofología[9] puede ayudarte mucho, pues estudia los géneros de alimentos, en qué orden comerlos durante las distintas ingestiones diarias, cómo mezclarlos y cuáles de sus características se pueden utilizar como factores de medicina preventiva. Todo es cuestión de cuándo, cómo y por qué, pues, viéndolo bien, cualquier cosa puede ser un veneno dependiendo de cómo se tome: el agua te mantiene vivo, pero si tomas cinco litros diarios arrasas con los minerales y las vitaminas que requieres, distiendes el abdomen y pones a funcionar en extremo tus riñones; las manzanas son muy benéficas (recuerdas el dicho: "una manzana al día trae alegría"), fuente de fibra y vitaminas, pero si te comes 15 manzanas seguidas agarras una diarrea de muerte. Tienes que lograr un equilibrio entre lo que te apetece y lo te hace falta.

Yo les digo en consulta siempre: "antes de hacer dieta, dime tres cosas que te encanta comer y dime tres cosas que odies incluir en la comida". Porque para que el programa tenga éxito es importantísimo que las personas sientan que comen cosas que les gustan, ya que, en caso contrario, su ingesta no puede convertirse en un hábito, y esto es lo que necesitamos. Un hábito es algo que repites toda tu vida, pero nadie puede vivir sufriendo, no puedes ni debes acostumbrarte a sufrir.

---

9 Ciencia que estudia la nutrición de los seres vivos. Concretamente estudia los géneros de alimentos, en qué orden comerlos en las distintas ingestiones diarias, cómo mezclarlos y cuáles de sus características se pueden utilizar como factores de medicina preventiva.

A mí me Rebeca, por ejemplo, me encantan las ensaladas, pero el betabel (remolacha en otros países) me sabe a tierra. Una norma innecesaria me hacía incluirla en mis platillos (ya sé, regula la presión arterial, combate la inflamación, desintoxica, tiene propiedades anticancerígenas y es rica en nutrientes y fibra), pero no me gusta. Hasta que un día me dije: "¿Por qué voy a comerla si me hace infeliz y puedo conseguir esos mismos beneficios con otras verduras?". Una alimentación que se disfruta favorece tu ambiente hormonal y hace que segregues dopamina, endorfinas y leptina.[10]

Por el contrario, lo que te disgusta, te hace daño, se convierte en un alérgeno y te puede producir un impacto emocional capaz de provocarte desde un malestar ligero hasta diarrea y vómito, pues tu cuerpo rechaza lo que no está bien para ti. Tampoco es útil comer sintiendo que cometes un pecado, pues lo que te comes con culpa engorda más que si lo hicieras con gusto, ya que la culpa produce cortisol, la hormona del estrés, que está relacionada a su vez con la segregación de insulina. Te sugiero algo: si ya decidiste comer un alimento que consideras "prohibido", hazlo con gusto y dite que es un premiecito que te das de vez en cuando.

Tampoco te fuerces a comer en horarios o en días en los que no tienes hambre. Las personas, como buenos animales (porque pertenecemos al reino animal) sabemos por instinto cuándo necesitamos comer. Por ejemplo, un perrito enfermo no come, pues su instinto le indica que no es el momento de hacerlo. No es una obligación cenar, no tenemos que hacer ciegamente caso al dicho popular que dice: "Desayunar como un rey, comer como un príncipe y cenar como un mendigo". Acostúmbrate a "oír" tu cuerpo que (si lo libramos de ideas preconcebidas) es una máquina perfecta y hace gala de su propia sabiduría.

Obedece tu instinto; muchas veces se te antoja chupar un limón porque necesitas vitamina C, o quieres "mucha agua" porque has perdido líquido, o deseas algo caliente, porque te sientes resfriado, o anhelas un chocolate para reanimarte (claro, siempre puedes tener en cuenta de que hay de chocolates a chocolates y no es lo mismo disfrutar uno amargo, riquito, que otro acompañado de galletas, avellanas y jarabe derretido). Aprende a reconocer la diferencia entre el deseo legítimo de comer algo y el hecho de entregarte a comidas que son como drogas y responden a un vacío interior.

Cuando hay plenitud emocional (uno de los objetivos de este libro y del trabajo conjunto que vamos a realizar a través de él) es saber que comer es un instinto básico al que tenemos derecho, una herramienta extraordinaria

---

10 Las dos primeras, importantes neurotransmisores y la tercera, hormona que regula el apetito.

para conseguir un cuerpo saludable y que lo ideal, lo perfecto es aprender a alimentarnos de manera sana pero que nos guste. Ninguna dieta sana puede ser una tortura, y si la iniciamos, deja de funcionar a largo o a corto plazo.

EL EJERCICIO NO ES UN CASTIGO

Asimismo, nunca vas a tener un estilo de vida sano si no encuentras esa actividad que te gusta y para ello resulta fundamental que entiendas tu biorritmo. La pregunta es muy sencilla: ¿Qué tipo de ejercicio disfrutas? ¿Te gusta hacerlo en el día, en la tarde, en la noche, antes del desayuno o después? ¿Es caminar, bailar, hacer gimnasia, ir al *gym*, andar en bicicleta, subirte a la elíptica mientras ves televisión, correr al aire libre, escalar montañas, nadar, jugar tu deporte preferido, hacer hula-hula, sacar a pasear a tu perro y todos los etcéteras posibles. Hay personas que me dicen: "odio hacer pesas, es horrible, aburrido"; pues si no te gusta no las hagas; en cambio, a lo mejor, como a muchas mujeres, podrían encantarte las clases de baile, la zumba, los pilates o el yoga... En mi caso, mi papá me inculcó el gusto por el ejercicio desde pequeña y para mí ir al gimnasio es un premio, constituye un momento "sagrado". Encuentra lo tuyo. Hay mil opciones para hacer ejercicio sin sufrir, sin sentirte castigada ni miserable, y estoy segura de que si te das un momento a solas y consultas tus recuerdos, tus memorias, si le preguntas a tu inconsciente emocional y a tu inconsciente biológico, a tu intuición, vas a encontrar cuáles son las tuyas. Es más factible hacer perdurar un estilo de vida que incluya la actividad si das con lo que verdaderamente disfrutas, que si te impones algo que no es para ti. ¡Abajo el martirio! El asunto es sintonizarte con lo que te gusta y saber que lo haces por ti, para mantenerte sana.

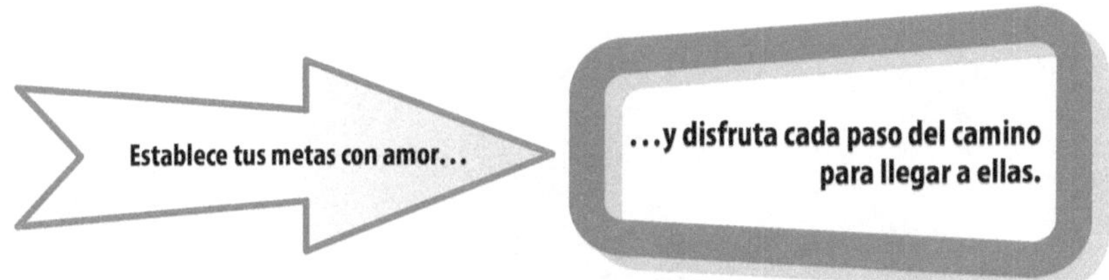

RECUPERAR LA DICHA DE AMAR LA SALUD

Haz las paces contigo misma y entiende que recuperar tu brillo, tu esplendor, tu seguridad es perfectamente posible. Recuerda que eres una mujer libre, que tienes todo el derecho al empoderamiento, al *embodiment,* a tomar dichosa posesión de tu propia persona, y no encontrarás obstáculos. Date cuenta de que la comida no es el enemigo, que no hace falta que te mueras de hambre ni te castigues, que no necesitas dejar de tener apetito ni juzgarte a ti misma ni decirte veinte veces al día que no tienes fuerza de voluntad, y que la clave está en auto aceptarte, quererte, respetarte, empoderarte, entender que no puedes condicionar el amor propio, que mereces sentir amor incondicional por tu persona y que es más que posible cambiarnos el "chip" de por qué estamos comiendo como lo hacemos y aceptar la maravillosa revelación de que todo fluirá extraordinariamente cuando partas del amor y no del odio ni del auto rechazo. Permíteme acompañarte en este emocionante camino.

Capítulo 2

Enamorarte de ti misma,

el alma de este libro

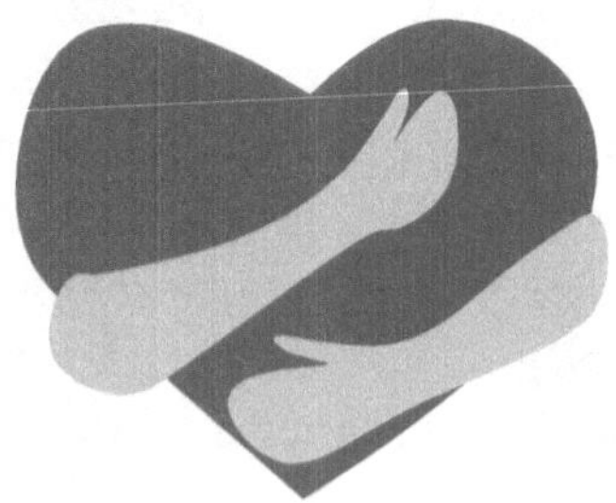

¿Has pensado en lo maravilloso, emocionante y bello que significa sentir verdadero amor por alguien? Percibes sus cualidades, te abres a sus características, pensamientos, gustos y costumbres; todo te parece mágico y aceptable, hasta sus defectos; quieres estar en su compañía, te ríes de sus ocurrencias, esperas sus llamadas, aprecias sus regalos y te dispones a "guardarlos para siempre". Te gusta su forma de hablar, tomas en cuenta sus palabras, respetas sus opiniones y sus planes. Te sientes en plenitud, segura, confiada (el amor es un gran acto de confianza) y anhelas compartir la vida con dicha persona; todos tus sistemas emocionales, mentales, físicos y espirituales se vuelcan hacia esa relación, pues te parece "lo más importante" y, por supuesto, siempre ansías darle lo mejor de lo mejor.

Permíteme una pregunta: ¿sientes esto por ti misma? Porque lo deseo de todo corazón y es la gran propuesta de este libro. Aunque —debo decirlo— no es lo que encuentro en mi práctica profesional. Suele suceder al contrario. En ocasiones, cuando en la primera sesión les hablo de la importancia que tiene en la resolución de los problemas, cualesquiera que sean (incluso bajar unas cuantas tallas) el hecho de amarse y respetarse, algunas personas expresan que les parece un pensamiento algo romántico, idealista o hasta ridículo. Esto sucede porque no saben que el auto aprecio es la piedra angular de la evolución y el crecimiento en cualquier sentido. Piénsalo, si tienes una planta en tu casa que ves muy dañada y decides que no tiene sentido sacarla adelante, ¿para qué la vas a abonar, regar y tratarla con cariño? En cambio, si te propones hacer que prospere, la sacas al sol, le cambias la tierra si es preciso, la cuidas y la acompañas hasta que florece. El potencial de florecimiento ha estado allí desde el principio; es nuestra óptica del asunto, lo que pensamos, sentimos y expresamos la clave que nos indica hacia dónde orientar nuestros esfuerzos y si éstos serán amorosos y creativos.

Sea cual fuere tu situación en este momento, te digo con toda seguridad que tú, como elemento vivo que eres, llevas en tu esencia la posibilidad de florecer y vivir con plenitud, dicha y realización. Enamorarte de ti, es decir, verte como un ser que se merece lo mejor de la existencia, no sólo es posible, sino necesario y muy gratificante, tanto para ti como para quienes te rodean, pues solo desde ese amor propio encontramos nuestra razón de ser y podemos actuar en favor de nosotras y de los demás. Una planta marchita y abandonada no alegra el jardín y en la naturaleza de todo ser vivo se encuentra el potencial de llegar a ser quien verdaderamente es, la mejor versión de sí.

Si resumiéramos todos los errores educativos que pudiéramos encontrar en uno solo, sería posible resumirlos en el hecho de que, como sociedad, no enseñamos a nuestros niños y a nuestras niñas a amarse sin condiciones, a valorarse como seres únicos, irrepetibles merecedores, hermosos y a que no los habituamos a ser responsables de su propia existencia y de su dicha (y quiero afirmar una certeza que me parece muy importante: la hermosura no depende de los cánones de belleza, sino que debería provenir de una percepción interna que afirma: "todo está bien conmigo").

Permítanme compartirles una historia muy especial para mí, porque se refiere a un ser muy querido, mi propio hermano, alguien muy valioso. Cuando terminó su carrera con honores tenía motivos para sentirse seguro en el ámbito profesional. Sin embargo, pesaba 173 kilos. En ese tiempo tenía una pareja que lo trataba mal en muchos sentidos y él pensaba que debía soportarlo, porque había admitido "quererlo" no obstante todo el peso que tenía encima. Este tipo de decisiones, lógicamente inconscientes, crean un círculo vicioso que tiende a agravarse: "como tengo sobrepeso, no merezco lo mejor y no merezco lo mejor porque tengo sobrepeso". No se daba permiso de comprarse la ropa que quería usar o quizá se había cansado de buscar una talla o una opción que le quedara sin encontrarla nunca; no creía merecer alimentos sanos, nutritivos y "costosos" (según sus propias palabras), no tenía muchos amigos ni tampoco le gustaba fotografiarse o meterse a una piscina; bueno, ni siquiera quería ponerse sandalias para ir a la playa. En resumen, no estaba enamorado de sí.

Ambos somos muy unidos y me permito no sólo ser su hermana y su amiga, sino su *Health Coach*... así que empezamos a trabajar juntos no exclusivamente en elaborar un plan alimenticio que le conviniera, sino en transitar el camino de su autoconfianza. Y no de la que tendría cuando fuera delgado, sino de la que tenía todos los motivos para sentir por él desde el principio.

Comer bien, practicar ejercicio y tener un buen cuerpo no es el origen de la autoestima, sino su consecuencia. Fue un camino largo, que él decidió andar a su ritmo. Hicimos toda una restructuración de vida, desde ir a hacer el súper juntos para escoger inteligentemente, ejercitarnos e ir comprando nueva ropa; también se inscribió en un equipo de beisbol e hizo amigos con los que tiene cosas en común... fue un honor transitar con él esa travesía.

Hoy, tres años después, me siento orgullosísima, pues mi hermano ha bajado más de sesenta kilos y es muy capaz de manejar su alimentación y su programa de ejercicio físico de manera excelente. Sin embargo, lo más importante es el cambio radical que ha tenido su percepción de sí y su auto-valoración, así como el trabajo que ha hecho para crecer psicoemocionalmente y lograr un cambio de vida radical. Ahora establece sus relaciones de manera muy distinta, tiene amigos que concuerdan con su estilo de vida, practica su deporte favorito, el beisbol, disfruta su trabajo y le sigue gustando comer, porque cabe mencionar que se dedica a administrar una cadena de restaurantes; no obstante, hoy en día comprende perfectamente que se gasta menos dinero en una buena alimentación que en una mala y sabe escoger los alimentos que necesita para sentirse bien y no para llenar un vacío emocional que, por más que hagamos, no se sacia nunca con comida.

La esencia de quién era él siempre estuvo allí, sólo se trataba de hacerla salir a la luz. E igual que él pudo lograrlo, tú lo harás también.

Me parece un buen momento para compartirles una anécdota que aprecio mucho: Cuando el gran artista Miguel Ángel[11] terminó una de las esculturas en mármol más hermosas que se conocen, el *David*, le preguntaron cómo había podido lograrlo y él respondió: *"El David siempre estuvo escondido en ese gran bloque de mármol, lo único que yo hice fue quitar las partes que sobraban".*

Si comprendemos que lograr un buen cuerpo implica también que existe un hermoso camino que recorrer, el de nuestra existencia, sólo tenemos que resolver lo que sobra, lo que nos oculta y nos detiene. Y no tiene que ser

---

11 Michelangelo Buonarroti (1475-1564), conocido en español como Miguel Ángel, fue un pintor, escultor y arquitecto del Renacimiento que se considera como uno de los más grandes artistas de la humanidad. Entre sus muchas obras importantes se encuentra la Capilla Sixtina.

un camino doloroso, pues la verdadera y más grande aflicción es permitirse vivir en la infelicidad.

Te invito a abrirte al bienestar, y lograrás un muy buen cuerpo. Es cuestión de franquearle la puerta a tu auto conocimiento, auto aprecio y asumir la responsabilidad de hacer de ti tu propia obra maestra.

Por cierto, vale la pena despojar la palabra "responsabilidad" de la carga ominosa que le hemos dado: "Uff, tengo que tener responsabilidad y hacer las cosas aunque no me gusten y me haga polvo en el camino", y devolvámosla a sus agraciados orígenes: mostrarse responsable es **ser capaz de responder,** y en nuestro libro significa: "ser capaz de responderme, de decirme: ¡Hola!, estoy aquí para ti".

Si amamos a nuestros niños, a nuestras mascotas, nuestros proyectos, nuestra vida, respondemos por ellos sin reparar en lo que se requiera, pues el verdadero amor no exige condiciones, no admite el desánimo, genera entusiasmo, compromiso, vitalidad y alegría.

Lamentablemente, el gran error educativo al que me refería antes, nos ha hecho creer que "la letra con sangre entra" (lo que resulta falso, pues lo que se logra con sangre acaba odiándose y esto se aplica también a lograr un buen cuerpo) y nos ha llevado a confundir los requerimientos verdaderos del amor, con la ejecución muchas veces cruel de gran cantidad de normas rígidas, dolorosas e inútiles que deterioran o impiden la autoestima y nos hacen creernos seres que sólo seríamos dignos de amor si llenáramos las expectativas (de padres, maestros, jefes, amigos, relaciones, etcétera), si respondiéramos a "sus" necesidades, aunque nos vaya mal en el intento. Con ello hemos creado sociedades llenas de personas que no saben amarse y que perpetúan la idea de que amar a otros significa, precisamente, no demostrarles amor, sino todo lo contrario, controlarlos y meterlos en cintura. ¡Qué paradoja!

Hay gran cantidad de padres y madres, por ejemplo, que con la mejor buena fe –no tengo la menor duda– les pegan a sus hijos, los maltratan, no los bajan de inútiles cuando cometen un error, en vez de expresarles de todas las maneras posibles: "te amo muchísimo y cuentas conmigo para..." Para guiarte, educarte, enseñarte, abrirte puertas, mostrarte caminos y para que logres lo que tú deseas.

Entonces... volviendo al tema que nos ocupa: ¿cómo te tratas tú, cómo te relacionas con tu alma, con tu mente, con tus emociones y, desde luego, con tu cuerpo?

Amiga, vamos a dirigirnos al encuentro del amor y empecemos por aquello que te permitirá la más plena y preciosa expresión de ti: tu cuerpo.

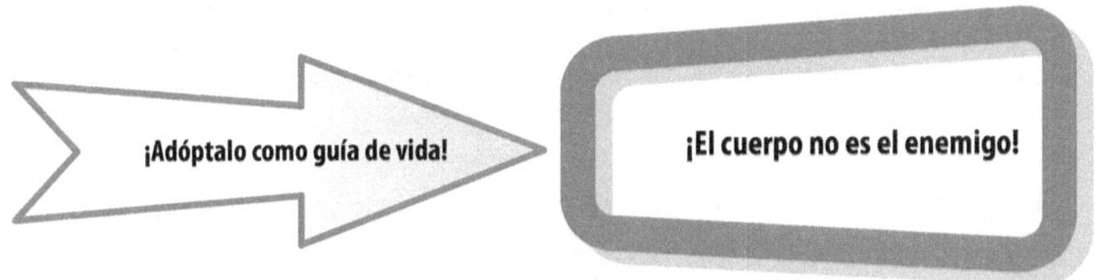

El cuerpo es tu casa. Representa tu templo más sagrado, pues en él habita tu esencia y es el que faculta todas tus potencialidades: eres inteligente a través de tu cuerpo, sientes entusiasmo a través de tu cuerpo, realizas tus planes más queridos a través de tu cuerpo, es lo que te permite vivir todo lo que anhelas, tus deseos más preciados. No estás aprisionada en él ni necesita ser tu prisionero, pues no es "otro" distinto de ti, **eres tú.** Tú que piensas, que te enamoras, que sientes, que caminas, que haces todo lo que quieres. Es el vehículo del alma, la posibilidad de expresar los sentimientos, la aptitud de ser quien eres. Seguir en tu cuerpo significa mucho y es motivo de reconocimiento y de orgullo.

¿En verdad quieres maltratarlo como a un enemigo a quien debes mostrarle el látigo para que se someta y obedezca? No, querida, no es ése el camino.

Muchas personas –y deseo que no seas una de ellas–, tratan su cuerpo como si lo odiaran y, en todo caso, lo aman solamente bajo condiciones que deberían ser inaceptables. ¿Le dirías a una pareja que amas, a tu hijo, a tu gato: "te amo sólo si eres joven, pues en cuanto muestres signos de envejecimiento, te odiaré, te perseguiré y haré lo inimaginable contigo a ver si mejoras un poco?". Espero que no. Es verdad, el cuerpo físico va envejeciendo, pero ¿dónde está escrita una ley que diga sólo la juventud tiene derecho a considerarse bella? Nuestras expresiones e incluso nuestras arrugas, nuestras "imperfecciones" muestran nuestra historia, todo aquello que hemos vivido, que hemos gozado, que hemos experimentado, todo lo que hemos sido capaces de sentir y de hacer. Quiere decir que vives y has vivido, que sigues aquí, que eres capaz de llegar a la plenitud con orgullo y sin vergüenza alguna.

Seguramente te habrá tocado estar en un lugar público, un restaurante, por ejemplo y ver a una señora mayor, rica o pobre, carece de importancia, de la cual no puedes evitar sentir: ¡qué hermosa mujer!, porque toda ella es su historia viva.

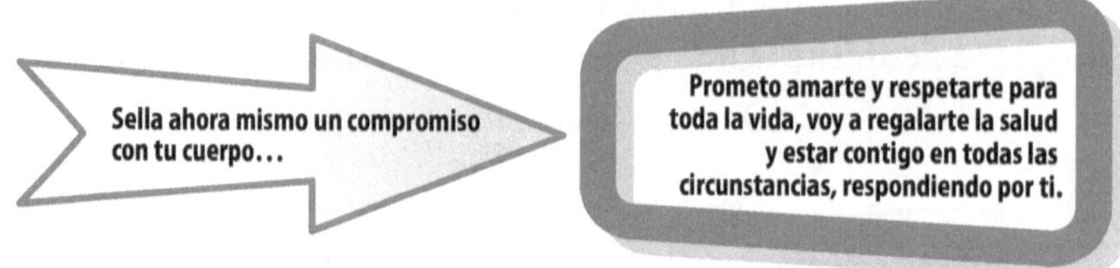

Todo el mundo tiene derecho a acudir a los procesos de embellecimiento que considere necesarios, pero quiero darte mi opinión. Tengo amigas muy queridas que usan bótox desde los veinte años y yo, realmente, no lo he hecho y no creo llegar a hacerlo nunca por motivos cosméticos. Respetar mi cuerpo es respetar mi cara, y para mí, "dar la cara" es algo muy importante, pues el rostro representa y manifiesta todo aquello que somos. No me gustaría vivir sin sonreír para disimular mi edad cuando sea mayor, pues igual que estoy plenamente convencida de respetar mi cuerpo, quiero hacerlo con mi cara y las emociones que ésta es capaz de expresar; ella le comunica a los demás lo que estoy pensando, lo que yo soy.

Hay una conocida actriz, cuyo nombre voy a omitir, que, siendo muy buena, se ha hecho tantos procedimientos en el rostro, exceso de bótox incluido, que ha minimizado considerablemente su capacidad de expresar los matices que debe lograr una intérprete de su envergadura. Según ha dicho, ya ha renunciado al bótox y lamenta haber hecho uso de él.

No es necesario vivir sin sonreír, sin poder manifestar la intensidad, la vehemencia, las emociones. Opino igual de lo que es someterse a operaciones innecesarias, ponerse un ceñidor que oprime los órganos al máximo o fajarse la cintura con yeso durante quince días, de tal modo que no se puede ni respirar con facilidad ni dormir ni sentarse ni bañarse. Si alguien se rompió una pierna, es necesario enyesar, pero imagínate el nivel de daño o de castigo que se inflige una persona que está de acuerdo con que alguien le haga "lo que sea" en nombre de la belleza o de lo que en ese momento considera "bello", (porque es importante entender en cuenta que dichos estándares van cambiando a través del tiempo).

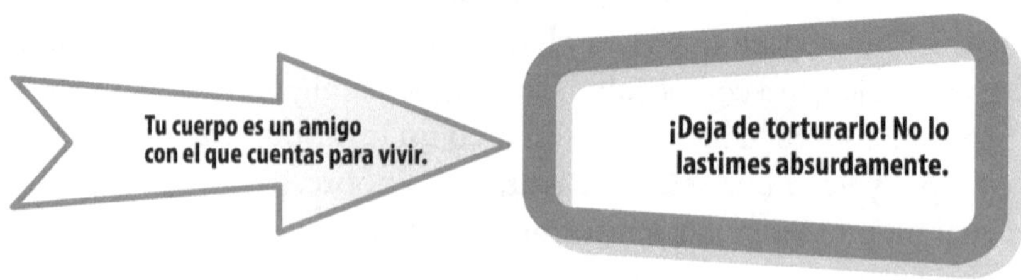

Estoy de acuerdo con ejercitarme, comer adecuadamente, "apapacharme", quererme, tomar medidas preventivas de salud, cuidar de mí con amor. Igual que no dejas de ir al dentista, de hacerte "chequeos" anuales, de ir al médico o al terapeuta cuando resulta necesario, no abandones a tu mejor amigo, al ser que tú eres, que alberga todos tus procesos espirituales, mentales, emocionales y corporales.

LA RELACIÓN MENTE-EMOCIONES-CUERPO

Podemos encontrar múltiples referencias a la interrelación que existe entre la mente, las emociones y el cuerpo desde los griegos, en los planteamientos médicos de Hipócrates,[12] que nos hablaban tanto de dietética como de los "cuatro humores" o temperamentos (colérico, melancólico, sanguíneo y flemático), hasta en otros autores, como René Descartes,[13] cuya primera obra, *De homine*,[14] incluye su pensamiento sobre psicología fisiológica y, más recientemente, en Deepak Chopra[15] (puedes leer, si quieres, *Cuerpos sin edad, mentes sin tiempo,* publicado en 2002, obra en la que afirma que el envejecimiento tiene que ver con la conciencia). Y esto por citar sólo unos cuantos nombres.

Sin embargo, para expresarlo en forma coloquial, aquí, entre nosotras, tu mente y tu cuerpo van "junto con pegado". Si la primera no está en paz ni se encuentra en equilibrio, tu cuerpo bailará al son de ese ritmo. Y puedes toparte con diversas situaciones que indican falta de salud física y emocional como, en sus extremos, pueden ser la anorexia y la bulimia, o también la vigorexia, trastorno por el cual las personas se preocupan constantemente por no parecer demasiado pequeñas o débiles y por eso entrenan diez horas al día de lunes a domingo y no se bajan de la caminadora para tener un cuerpo excesivamente musculoso.

La mente, las emociones y el cuerpo guardan una vinculación totalmente estrecha. Por ejemplo, a mí, si algo me preocupa, me da gripa (muy explicable porque las causas profundas de los problemas respiratorios tienen que ver con enojo, confusión o tristeza; además, está demostrado que cuando hay estrés el cuerpo consume más vitamina C para enfrentar el cortisol que se ha segregado),[16] y si alguien tiene miedo, no será raro que se le presente una lumbo-ciática, o que si una mujer diestra se siente traicionada por su pareja, posiblemente se le manifiesten problemas tumorales en el seno derecho.[17]

---

12 Médico de la antigua Grecia (460-370) considerado "el Padre de la Medicina".

13 Nacido en la Turena francesa (1596-1650), considerado el iniciador de la filosofía moderna.

14 Terminada en Holanda hacia 1633.

15 Médico, escritor y conferencista hindú nacido en 1946.

16 Hormona esteroidea o glucocorticoide, producida por la glándula suprarrenal que se libera como respuesta al estrés.

17 Si quieres conocer las vinculaciones específicas de los diversos procesos emocionales con diferentes órganos o partes del cuerpo, te recomiendo el *Tratado en Bioneuroemoción,* Enric Corbera y Montserrat Batlló, editorial El grano de mostaza, España, 2014.

Tu cuerpo es un reflejo de tu mente y tus pensamientos. Si tu mente no anda bien, tu cuerpo tampoco y para todos es conocido el término "somatizar", que significa convertir los trastornos psíquicos en síntomas orgánicos y funcionales.

Así, que no sólo eres lo que comes, sino que también eres lo que piensas y lo que sientes. Tu cuerpo, puedes estar segura, escucha todo lo que dices, mucho más cuando te lo expresas a ti misma, y todo lo que nosotros pronunciamos, sea en voz alta o en voz interna, nuestra mente lo cree de forma inmediata, aunque no sea verdad, y ello genera determinadas emociones. Así que, para seguir avanzando en este proceso de cambio y de crecimiento que estamos compartiendo, te invito amorosamente como primer paso a que cuides tu propio discurso. No es lo mismo "salpimentar" tu día con frases como: "no puedo, no soy fuerte, ya la regué otra vez, si no adelgazo no valgo nada, no soy feliz, mis problemas no tienen solución" a "claro que puedo, me entusiasma, soy fuerte y poderosa, aprendo con toda rapidez, voy a buscar la manera, tengo una sabiduría interior que me conduce por la vida, soy dichosa". Necesitamos comprometernos con un nuevo discurso porque es la piedra fundamental del amor propio y del crecimiento.

Esto me lleva a que, así como ejercitamos el cuerpo tenemos que ejercitar la mente, y así como nuestro cuerpo descansa, la mente debe descansar también. Con ejercitar la mente me refiero, por ejemplo, a leer algo que disfrutes, que te haga reflexionar en algo distinto de lo que implica tu día a día (tus hijos, el perro, la casa, el trabajo) y que lleve tus pensamientos a otro lado, a sitios que alimenten tu gozo, a lugares que expandan tu pensamiento y enriquezcan tus emociones. También me refiero a hacer tarea de introspección,[18] a realmente detenerte y pensar, a rastrear tus verdaderas emociones.

Muchas veces evitamos pensar porque nos duele, nos incomoda, nos angustia, pero resulta importante hacerlo, y en realidad logra resultados muy gratificantes, no sólo porque nos abre nuevos panoramas sino porque es un desahogo para la mente, ya que, así como el cuerpo libera energía cuando se ejercita, la mente también la libera cuando piensa con un enfoque constructivo (pues yo no le llamo pensar a dar vueltas obsesivamente en el mismo sitio como si se tratara de un disco rayado lleno de negatividad, culpa y acusaciones).

Querida lectora, para estar en contacto contigo tienes que estar dispuesta a pensar, a sentir, a realizar trabajo de introspección, a ser creativa y a

---

18 Observación que alguien realiza de su propia conciencia y de sus estados anímicos para reflexionar sobre ellos.

plantearte caminos benéficos y amorosos. Muchas veces lo podrás hacer por ti misma como este libro te propone, pero también puedes recibir ayuda profesional, porque la inversión que uno hace en su desarrollo y expansión da resultados para toda la vida y, además, nos beneficia a nosotras y a quienes nos rodean.

Déjame decirte que me impresiona mucho cuando las personas vienen al consultorio y les pregunto, por ejemplo: "¿te gusta tu trabajo?", "¿estás bien en tu matrimonio?", "¿te gusta hacer zumba o prefieres pesas?" y me responden: "no sé, nunca he pensado en ello", "me da igual".

No te mereces permanecer ajena a ti (la gran reina de tu vida) ni que las cosas te den igual; yo no puedo concebir que hagas todos los días algo que te da igual o que decidas no pensar en ello. Es preciso que permanezcas en contacto contigo, pues eso es enamorarte de ti: estar presente en tu mente, en tus emociones, en tu cuerpo, en tus planes, en las memorias que te han producido bienestar y placer, estar "pendiente de ti" como lo harías de otra persona de quien estuvieras enamorada.

Es bueno que te regales algún tiempo para "dar mantenimiento" a tu mente, tu cuerpo, tu mente y tus emociones. Si tienes un departamento o una casa, no vas a dejar que se caiga en pedazos antes de ver por ella, tú llevas tu automóvil al servicio o a revisión mecánica cada seis meses o cada año; ¿no sería justo que lo hicieras contigo?

Te comparto una costumbre mía que llamo "ritual de pre-cumpleaños", y es que anualmente, antes de mi cumpleaños, visito a mi ginecólogo, a mi dentista y me hago análisis de sangre; esto me permite sentir que cumpliré años bien por dentro y por fuera; me lleva a saber que estoy cuidando de mí todo lo que puedo. Vale la pena que pienses en ti, en lo que significa realmente amarte, en las pequeñas o grandes cosas que implican demostrarte amor, porque ellas te llevan a valorar la existencia y a ser una luz para ti y para los demás.

Pienso en las mujeres que son mamás y quiero decirles que siento una profunda admiración y respeto por ellas, porque es increíble lo que hacen por sus hijos, por su familia y por su casa: se levantan temprano, ayudan a los niños, los llevan a la escuela, dan de comer, arreglan la casa, llevan al gato al veterinario, van a la tintorería, compran el súper y están pendientes de todo, no se diga si, además, tienen un empleo remunerado y colaboran con la economía o se hacen cargo de ella. Son súper heroínas; no obstante, amar mucho a los otros no implica olvidarse de una, porque si sólo nos enfocamos en los demás, parecería que los usáramos para abdicar de nosotras, para quitarnos nuestra corona y colocársela a alguien más en la cabeza, y esto no resulta justo para nadie, ni para la reina que pierde su reinado ni para aquellos que, a la larga, serán culpables de haber contribuido a que lo perdiera. Esos comportamientos suelen "pasar factura", crear deudas con la propia salud o generar sufrimiento y, posiblemente, manipulación para "hacer a través de los otros" lo que no se pudo hacer por sí. El otro día leí en las redes sociales la frase que escribo a continuación, pues se me hace muy valiosa: "No te hagas pedazos para mantener a los demás completos".

¿Qué te parece si la cambiamos por esta...? "Mantente en todo tu potencial y así contribuirás generosamente a la realización de los quienes te rodean". Si quieres ayudar a otros esto resulta verdaderamente importante porque, por más que quieras a tus hijos, a tu familia, a tu trabajo, nadie puede dar lo que no tiene. Créeme, atenderte, cuidarte, evolucionar, realizarte, ser feliz, es también una forma de amar a los nuestros, porque es necesario el equilibrio, recordar que tenemos tanto un cuerpo físico como un cuerpo mental y uno emocional y que requerimos lograr la armonía entre ellos. Cuando inviertes en ti, en tu propio bienestar, estás invirtiendo significativamente en tu entorno. No mereces olvidarte de ti.

Hay clientas a quienes les he recomendado que escojan dos horas de cualquier día a la semana que les convenga y hagan algo que les proporcione mucho placer, oír música, tomar un baño de sales, comer solas en una mesa bien arreglada (y no frente a la computadora o de pie en la cocina), recibir un masaje, algo que las lleve a tener contacto con su propia persona y a recordarles que no pueden convertirse en un pequeño robot sin mantenimiento que algún día comenzará a fallar.

Hay una máxima espiritual que considero de fundamental importancia: "No le hagas a otros lo que no te gustaría que te hicieran a ti". Déjame añadir su complemento: "y no te hagas a ti misma lo que no le harías a otros, especialmente si los amas".

O pongámoslo en positivo:

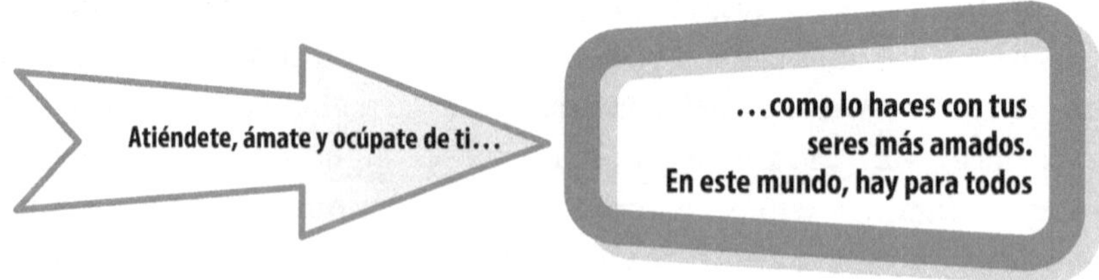

Acuérdate: puedes tratarte como una princesa esclavizada o como una reina que disfruta de serlo; ya hablaremos más de esto en el capítulo tres. ¿Qué eliges para ti? A veces es sólo cuestión de enfoque, y espero que el angelito que te está hablando al oído derecho (si eres diestra) te diga con insistencia: "reina, reina, escoge ser reina".[19]

¿Te decidiste ya? ¡Perfecto!, así te quiero, feliz y contenta, dispuesta a dar la batalla por tu vida, por tu cuerpo, por todo lo que tú eres. ¡Estamos en el mismo bando!

FELIZ Y CONTENTA, NO TRISTE

No sé si a ti te pasa, pero cuando yo estoy triste no puedo entrenar (¡y mira que me gusta!), y tener que levantar una pesa de cinco kilos es como si tuviera que sostener en alto el mundo entero.

Sentirse muy triste y levantar pesas es ridículo, ¿verdad? Estoy segura de que tu cuerpo no va a querer hacer sentadillas o correr un kilómetro si te encuentras muy desanimada. De manera que si estoy viendo a una clienta y sé que hay algo en su vida que le está quitando el aire, no le puedo pedir que vayan a *zumba* y que haga *spinning*. El cuerpo sabe que hay que prioridades.

Si una persona viene a consulta y percibo que su problema se trata sólo de organizar sus alimentos, el asunto no deja de ser sencillo: le diseño un plan alimenticio a su gusto totalmente personalizado, se apega a la dieta y esta funciona por sí sola. Sin embargo, si alguien sabe por experiencia que las dietas por buenas que sean fallan y fallan, y le cuesta trabajo estar bien, ser creativa al organizar los alimentos, ejercitarse no le resulta fácil y todo lo lleva a cabo como si fuera a la escuela arrastrando los pies y la mochila, es una buena oportunidad para buscar más profundamente, preguntarse el porqué y dar con la verdadera respuesta. Es grato, motivante, perfectamente posible y permite liberar el odio por el cuerpo, la necesidad de castigarse, la percepción oculta de que la vida es imposible y conduce a sentir amor por sí aunque al comienzo del proceso esto pueda parecerle imposible. Te lo aseguro.

Como entiendo que estás leyendo este libro porque quieres lograr un buen cuerpo, necesitas hacer las paces contigo, enamorarte de ti y conectarte con tu seguridad y tu alegría de vivir. Por eso te invito a pensar qué necesitas resolver, pues así cuerpo, mente y emociones funcionarán al unísono, como una balanza perfecta. Y sea lo que fuere lo que te esté pasando, tengo una buena noticia para ti: siempre hay esperanza, siempre es posible salir de

---

19 De acuerdo con una investigación realizada por cierto grupo de científicos de la Universidad de Oxford, según se publica en el enlace https://actualidad.rt.com/ciencias/view/118569-cerebro-conciencia-diablo-angel-hablan-oido "han cazado al ángel y al diablito que nos hablan" y se afirma que las voces sobre lo que nos conviene o no, se registran en la corteza prefrontal, donde, según sus estudios, se aloja la voz de la conciencia.

tus áreas oscuras y disfrutar de tu existencia. Decídete a enfrentar tu tristeza y aquello que potencialmente te está frenando.

Empodérate, convéncete de que hay muchas cosas que podrás lograr, aunque a veces puedas necesitar ayuda; depende de las circunstancias, ¿verdad? No obstante, toma en cuenta lo siguiente: no puedes tragarte lo que te daña, lo que te hacen y pensar que con eso "todo irá bien". La *Biodescodificación*[20] por ejemplo, nos explica que todo lo que no decimos o lo que guardamos en secreto (por muy buenas que sean nuestras intenciones), se nos va acumulando y se convierte en enojo, odio, miedo, infelicidad, depresión o tristeza y, a la corta o a la larga se traduce en enfermedades físicas potencialmente graves o mortales. Podemos aprender a hablar con los demás y ponerles límites de manera adecuada e incluso amorosa. De modo que si estás enojada con tu esposo, date un tiempo, habla con él y expresa lo que sientes.

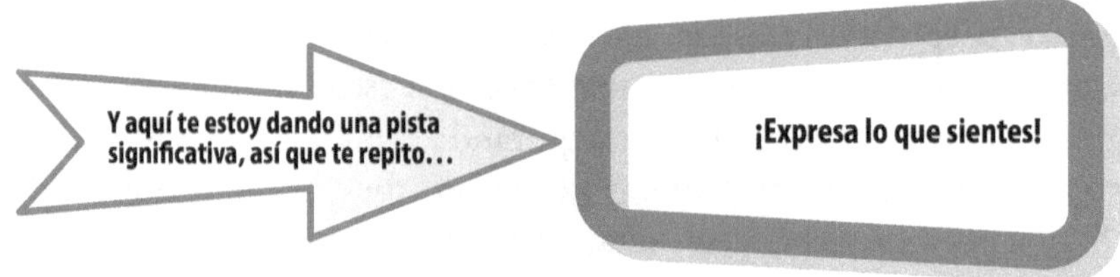

No es necesario pelear forzosamente, porque si buscamos espacios para hablar con los otros y los llenamos de reclamaciones y rencores (aunque pudieran habérselos ganado a pulso), es casi seguro que se cerrarán y, muy posiblemente, el intento de comunicación aborte. Pero todos tenemos derecho a expresar lo que sentimos, porque sentir es inherente a la naturaleza humana. No es lo mismo decirle a otro: "Eres un pésimo marido, te odio porque nunca te ocupas de mí", a expresar: "Me siento triste y abandonada porque no pasas tiempo conmigo". Y después de esto, puedes añadir lo que necesitas: "Quiero que salgamos juntos los sábados". Claro, éste es un ejemplo sencillo, pero recuerda que siempre tienes la opción de expresar tus sentimientos y tus emociones, precisamente porque son tuyos, y que puedes aplicar esta sugerencia para resolver los diferentes temas que contribuyan a mantenerte detenida.

Lógicamente si me respondes: "es que cuando le digo lo que siento se pone como loco y empieza a romper cosas contra la pared", tienes otro tipo

---

20 De acuerdo con el "Enric Corbera Institute", la *Bioneuroemoción*® (llamada *Biodescodificación* por otros autores o enfoques), es una nueva manera de entender nuestros problemas desde la relación inseparable entre cuerpo, mente y emociones. Es un método basado en disciplinas científicas, filosóficas y humanistas que estudia las emociones y su relación con las creencias, la percepción, el cuerpo y las relaciones interpersonales. Su objetivo principal es comprender e incidir sobre el bienestar emocional.

de problema y es conveniente buscar la ayuda adecuada para enfrentar el asunto.

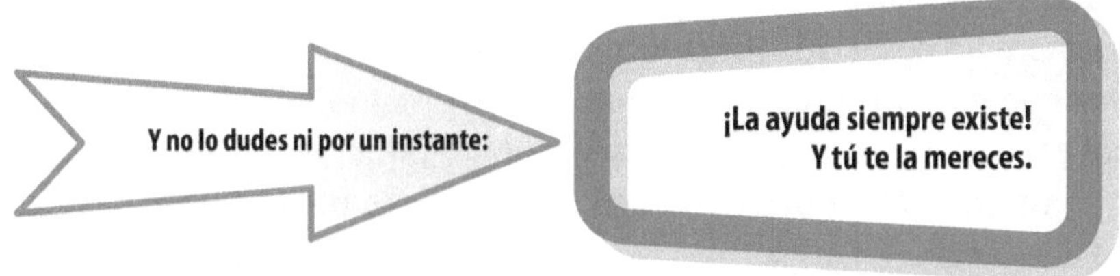

Sin embargo, si no nos adentramos en el conocimiento personal o profesional con la introspección o la preparación necesaria, no tenemos ni idea de la cantidad de informaciones, emociones, pensamientos, hechos que, sin ninguna necesidad, las personas convertimos en secretos que se vuelven contra nosotros y contra seres tal vez muy queridos. Así que no te "tragues las penas" ni las situaciones que con mayor o menor facilidad pueden arreglarse. Lo que uno "se traga" se convierte en algún tipo de dolor, y el dolor no resuelto instala kilos en el cuerpo. Y, ya sabes, después andamos diciendo la famosa frase: "no tengo fuerza de voluntad". Ir a la raíz, verla de frente, entender lo que pasa y dar los pasos necesarios para su resolución (muchas veces más menos complejos de lo que nos imaginamos) contribuirá a que puedas quitar esos kilos tanto del cuerpo como del alma. De esto hablamos cuando te digo que te enamores de ti. Significa "ámate hasta que tu vida florezca en todos los sentidos"; tú puedes hacerlo, todos podemos. Es algo fundamental, pues solo así estarás en las mejores condiciones de proporcionar bienestar a los otros.

Vuelvo a resaltar el valor precioso de la introspección. Cuando intuyas que "algo" no está bien", cuando las cosas no salen como tú quieres, hazte las preguntas necesarias: ¿Qué me pasa? ¿Por qué me da un hambre descomunal en la noche si durante el día puedo mantener un programa muy sano de alimentación? ¿Quiero seguir en ese trabajo o no? ¿Por qué siento tanto rencor? ¿Con quién verdaderamente estoy enojada? ¿Por qué no puedo conectarme con mi autoestima ni con mis derechos? ¿Por qué permito que abusen de mí y me manipulen? ¿A qué le tengo miedo? ¿Qué me causa tanta tristeza? ¿Qué hay detrás de la depresión que siento? ¿Por qué estoy engordando si no lo deseo? ¿Por qué prefiero aburrirme en la cama durante el día cuando hay tanto que quiero hacer? ¿Por qué dejo que me humillen y me falten al respeto? ¿Por qué me lo falto yo?

Generalmente, evitamos responder preguntas como éstas porque creemos que las respuestas nos pueden causar dolor. Piénsalo bien, el dolor ya está ahí, ocasionando pena, haciendo una labor oculta. Es preciso liberarnos de él y no tiene que ser lentamente ni resultar imposible; simplemente hay que dar el primer paso y darse la oportunidad de sentir esperanza, aunque ni siquiera creamos en ella, y después poner un pie adelante y luego otro, hasta que te sorprendas corriendo llena de bienestar. Acuérdate del conocido refrán: "más vale una vez colorado que mil descolorido". Sentirte mal y no atenderte, meter la cabeza en la tierra como el avestruz y pensar que engordas porque no vales nada, es como si estuvieras mal de una muela y te permitieras meses (¡y a veces años!) de aflicciones y sufrimientos hasta perder la pieza, cuando bastaría con una visita a un buen dentista eficiente y a quien le tengas confianza.

Quizá pienses que hay situaciones que no pueden solucionarse, tal vez porque la persona que los generó ya no está disponible para hablar con ella. Esas emociones tienen que salir de algún modo. En tales casos recomiendo en mi consulta que escriban una carta expresando todo lo que sienten. No necesitan mandarla, pueden quemarla tal vez para que el espíritu del fuego haga ascender las emociones atrapadas hacia donde tengan que ir. O tal vez te sientes muy culpable y te estás castigando reiteradamente porque ya no tienes la oportunidad de reparación. Siempre se puede hacer algo para sentirse bien con uno mismo, algo para liberar culpas o pendientes; en esos casos yo recomiendo, por ejemplo, hacer trabajo voluntario o realizar donativos a instituciones que ayudan a personas o animales. También, plantearte la siguiente pregunta: ¿Qué te haría sentir un buen ser humano? ¿Hacer qué? Si el problema tiene solución activa, siempre impulso a mis clientes a que lo resuelvan, pero, si no es posible, hay que encontrar la manera de hallar la libertad interior.

Te cuento el caso de Mayra, que acudió a mi consulta con el objetivo de bajar de peso. Al indagar por qué había ido engordando paulatinamente desde que se casó, llegamos al problema. Su suegra, una mujer muy mayor, tenía un carácter difícil y siempre quería que las cosas se hicieran a su manera. Mi clienta no sólo estaba harta del asunto que venía "soportando" en silencio desde hacía una década, sino que experimentaba mucho resentimiento con su esposo porque le parecía que no la defendía ni le daba su lugar. Estaba pensando en divorciarse. Mi recomendación al respecto fue que hablara con su marido y le dijera cómo se sentía. Con respecto a su suegra, le pedí que hiciera una carta en la que le explicara: "cuando usted hace esto...

yo me siento..." y que incluyera en la misiva todo lo que se había acumulado. Dada la avanzada edad de la destinataria, convinimos en que no le mandaría el escrito, sino que éste serviría para su sanación y desahogo personal, pero ¡decidió entregársela! Hubo una gran crisis inmediata, aunque después pudieron sentarse y hablar. La suegra le expresó que no había hecho lo qué ella le señalaba por mala voluntad, sino por costumbre y pensaba que era una forma de ayudar. Incluso le pidió disculpas. Negociaron nuevas reglas entre los tres y la relación salió adelante. No pasó mucho tiempo cuando Mayra empezó a bajar de peso, a disfrutar su nuevo y creativo programa de alimentación, a hacer ejercicio y a arreglarse muy a gusto para salir con el marido. Padeció su problema diez años y lo resolvió en unos días. Hay cosas que no tienen que ver con encontrar la manera de disfrutar la ensalada en vez de atiborrarse de tacos, y para arreglarlas no bastan las reglas de nutriología ni las dietas matadoras. El estado emocional es todo para la psicología alimenticia, y ya habiendo comprendido de dónde salen verdaderamente los problemas, si las personas se apegan a la dieta, ésta funciona por sí sola y cuesta muchísimo menos ejercitarse; al contrario, se le agarra el gusto. ¡Es lo que me encanta del *coaching*!

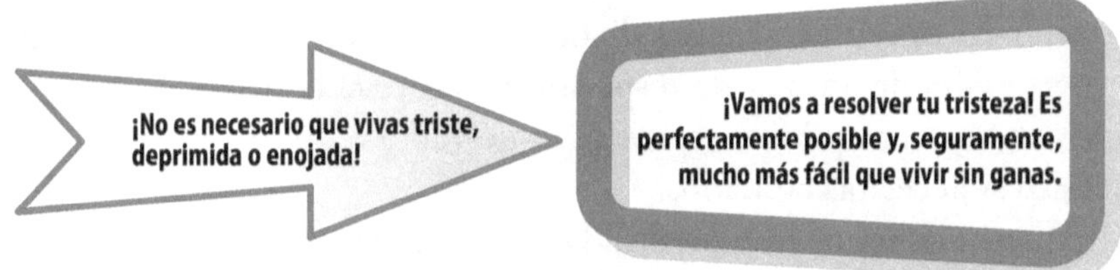

Cuando las personas resuelven sus problemas, se liberan, dejan una carga detrás, experimentan más energía para encontrar qué desean hacer, a qué quieren enfocarse y pueden realizarlo con optimismo y sintiéndose venturosas. Se muestran más dispuestas a experimentar y seguir mejorando. Y es mucho más posible escucharlas decir: "sí, quiero tomar jugo verde", "quiero hacer ejercicio", "qué bueno que estoy bajando de peso, qué bien me veo", "sí, quiero empoderarme". Las pequeñas victorias abren el camino hacia las grandes victorias, porque, precisamente, si te sientes vencedora te dan ganas de librar otras batallas.

No eches en saco roto estas consideraciones. En el 90% de los casos cuando las personas atraviesan por desórdenes de salud o no se ejercitan y comen en exceso, casi siempre hay un contexto emocional detrás. Los hábitos alimenticios son un reflejo de lo que la persona es, de lo que le sucede, de sus horarios de trabajo, su familia, el tiempo del que dispone para sí y para sus proyectos, actividades y requerimientos. Tristemente, una mala salud tiene que ver con lo que pasa en la vida y afecta las emociones y la psique.

VOLVEMOS AL ENAMORAMIENTO

Es importante reiterar que al hablar de dieta o de verse bien físicamente, el circuito mente, emociones y cuerpo puede ser un círculo vicioso o un círculo virtuoso, según nos rechacemos o nos demostremos amor, porque ¿cómo vas a amarte a ti misma si odias tu cuerpo o cómo vas a tener un buen cuerpo si no te amas?

Muchas mujeres me dicen: "Es que me fumo una cajetilla diaria" y ya conocen el riesgo que el cigarro representa. Si te proporcionas ese veneno tienes indagar por qué no te cuidas. Suelo preguntarle a mis clientes cuando me confían su hábito de fumar: "¿Le darías cigarros a tu hijo?". Es interesante ver su expresión de alarma cuando me responden: "¡No, le haría daño, le podría dar cáncer o enfisema pulmonar; desde luego que no, porque lo quiero!". Entonces, ¿por qué te los das a ti?, ¿no te quieres mucho? Es algo para reflexionar. ¿Cuántas tazas de café te tomas al día? Siete tazas, me comentó alguien hace unos días. Es preciso darnos cuenta de que es una inconsciencia muy alta. ¿Tienes diabetes y sigues consumiendo azúcar? Es una fuerte falta de amor y de responsabilidad para contigo. Además, estás siendo egoísta con quienes te aman y que van a estar ahí para ti en algún momento si necesitas cuidados.

Requerimos tener responsabilidad por nuestra forma de vida, es decir, desarrollar la capacidad de respondernos con amor, compromiso, atención y con gusto por sentirnos saludables y empoderadas. A veces, comprometernos con nosotras parece muy complejo, pero siempre hay manera de encontrarle el gusto y de tener éxito.

Te cuento otro caso, el de una muchacha brillante, fuerte, emprendedora a la que quiero y admiro mucho. Nació con serios problemas en un órgano vital y a los 36 años los médicos le diagnosticaron un agravamiento. No acostumbraba cuidar su alimentación, lo que podía empeorar su situación. Al preguntarle por qué no cambiaba determinadas costumbres si eran tan inconveniente para su salud, nos dimos cuenta de que ella estaba esperando el apoyo del esposo y que fuera él quien promoviera modificar sus costumbres. Platicando como amigas le comenté que, en mi opinión esa labor no le pertenecía al marido, sino a ella, pues el cuerpo era suyo y la vida que podría vivirse con muchas mayores oportunidades de salud también lo era. Además, le sugerí que necesitaba resolver una serie de inseguridades sobre su cuerpo porque no se sentía a gusto con él, ya que hubiera deseado tener diferentes proporciones. Curiosamente, es una mujer increíblemente atractiva, inteligente, culta, trabajadora y poseedora de un busto y una estatura de modelo de revista que no aprecia. Estoy segura de que no se percibe como todos los demás lo hacemos. Ella lo aceptó y dio inicio a su proceso de cambio. ¡Fue capaz de responder por sí misma! Le dio importancia a su vida y a su salud.

Esto nos lleva a la consideración de lo importante que resulta establecer prioridades.

Otra persona a quien acompañé como *Health Coach* era cantante y su garganta estaba muy resentida, pues fumaba mucho. Fumar diariamente nos indica que hay una incoherencia que está generando ansiedad y con ello llevando a una adicción. Si resolviéramos el problema de fondo no tendríamos necesidad de usar esas muletas que dañan la salud. Ella muy valientemente tomó una decisión: dejar de fumar. Eligió una prioridad y estuvimos trabajando en ello. Al principio subió algunos kilos, pero le pareció más importante evitarse una enfermedad laríngea o quedarse sin voz. Después, resolvimos el asunto del peso, porque éste puede perderse en un tiempo razonablemente corto cuando la persona está bien, pero un cáncer de garganta presenta otras dificultades.

Te cuento este caso porque necesitas establecer tus propias prioridades. Hay mucha gente que dice: "quiero perder grasa, ganar músculo". No podemos alimentarnos de igual manera para uno y otro objetivo: Escoge lo que quieres lograr primero, y después seguimos por el segundo. Escoger prioridades es responsabilizarse de lo que se quiere para la vida. Y no te preocupes, paso a paso todo puede lograrse si se trata de un compromiso de amor.

¿Cómo no cuidarte si te amas? ¿Cuántas veces vas a hacerte un chequeo general? El cuerpo es una máquina que trabaja 24 horas al día, tu corazón no se para a descansar, tu cerebro no se detiene; es un mecanismo que no descansa hasta que se apaga. Parte del amor por uno es ir al ginecólogo o al dentista, y espero que no seas como un conocido que, siendo médico, no ha ido a revisión dental desde hace cinco años. No dejas de llevar a tu hijo al pediatra, ¿verdad?, pues cuidas a aquellos a quienes quieres. ¡Entonces a hacer lo mismo contigo, tú vales la pena! Particularmente, estoy a favor de la medicina preventiva, como en la China antigua, donde se pagaba al médico mientras el paciente estaba bien y no cuando se enfermaba.

Tristemente, las mujeres tendemos a no ser prioridad para nosotras mismas y dejamos de atendernos en lo físico y lo emocional hasta que la enfermedad se ha presentado o ha tomado fuerza. Necesitamos revertir esta mala percepción de lo que es ser mujer, madre, esposa o profesional. ¿Cómo podemos responder a los demás si no estamos bien? Quererte implica considerarte importante sin sentir culpa y darte cuenta de que no es egoísmo, sino amor propio. Uno no va al dentista por egoísmo, sino porque se quiere y no desea que le duelan las muelas y se le eche a perder la dentadura.

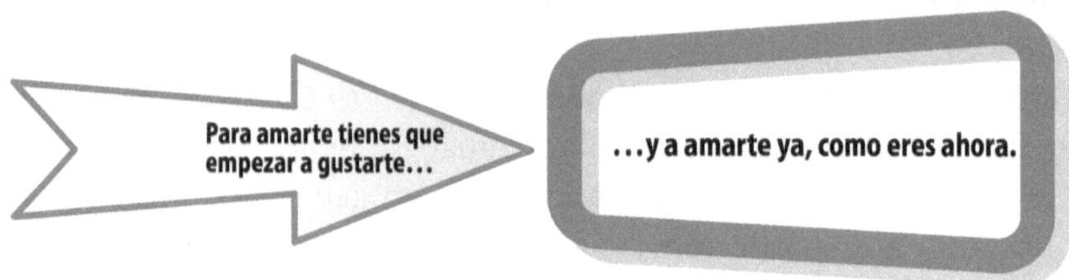

Las mujeres tendemos a darnos amor condicionado: "me querré cuando entre en mis *jeans* talla 4", "cuando baje de peso me voy a quitar esos esos quistes". ¡Nada de eso!, el ciclo es al revés, bajas de peso porque te quieres, te cuidas porque eres tu tesoro más preciado, lo mejor que le puedes brindar a otros.

Resulta importante también dejar de responsabilizar a los demás por el sobrepeso. Es una conducta que te quita poder y te mantiene como si fueras una niña chiquita. A los 10 años, el hecho de que comieras alimentos no sanos puede haber sido responsabilidad de tu mamá, pero a los 25 eres tú quien tiene que escoger si comes mazapanes con refresco o proteínas y verduras. Un amigo me decía: "no voy al gimnasio porque mi esposa no quiere ir". Era una excusa, pues la responsabilidad de ejercitarse era suya. La decisión no es de tu esposo, de tu entrenador o de tu prima. Es tuya.

EL AMOR NO SE CONDICIONA

Ámate tal como eres, es el mejor regalo que te puedes dar. El amor verdadero no es condicionado, es de carácter incondicional, carece de cláusulas y contratos ocultos. Por ejemplo, tú no le adviertes a tu hijo bebé: "No te voy a querer hasta que te salgan los dientes, y eso si los tienes derechitos", lo amas y te entregas a él, lo disfrutas, lo apoyas. No amenazas a tu perro: "hasta que te deshagas de las pulgas no voy a quererte". Lo llevas a bañar porque lo quieres. No le dices a tu mejor amiga: "hasta que seas exitosa y te asciendan no te querré, vamos a ver si lo logras, te estoy vigilando". No le expresas a tu mamá o a tu hermana: "si no eres talla *small* no cuentes conmigo". Entonces, ¿por qué decírtelo a ti? ¿Por qué repetirte: "hasta que no adelgace no puedo quererme ni gustarme"? Tenemos aquí dos peligrosísimas frases: "hasta que..." y "sólo entonces". "Hasta que adelgace no me voy a comprar ropa". "Hasta que haya perdido 12 kilos, no voy a ir a la playa con mis hijos". "Hasta que no pierda los 10 kilos del embarazo no voy a visitar a mis suegros que viven en Europa". "Hasta que baje tres tallas no voy a salir en una cita para conocer a alguien". "No me gusta a salir a cenar con mis amigas porque estoy gorda y no me voy a andar exhibiendo hasta que adelgace". ¡Cuántas condiciones inútiles! Tiene que ser al revés, tienes que empezar a quererte así como estás y ese amor te llevará a cuidarte. Ése es el orden.

Tuve una clienta que se preciaba de tener un cuerpazo hasta que tuvo un bebé. A mi parecer ella había recuperado su cuerpo, aunque le había quedado un pequeño bultito en el abdomen que suele ser habitual en mujeres que han tenido un embarazo. La verdad, ¡apenas se le notaba! Su hijo tenía ya cinco años y en todo ese tiempo no había ido con él de vacaciones a la playa. Su esposo se moría porque el niño conociera el mar y jugara con la arena y las olas. Pero ella se mantenía en su decisión: "no hasta que me quite el bultito". Se tenía sometida a juicio constantemente y afectaba la vida al marido y al hijo que amaba. Era una mujer hermosa, con una figura estilizada, y no podía disfrutar ser mamá ni permitirse ni vivir experiencias nuevas con su hijo hasta que sintiera perfecta. Había considerado la liposucción, pero ésta no era viable, porque ningún médico profesional iba a someterla a una anestesia general para quitarle 300 gramos de grasa. Por supuesto que estuve dispuesta a ayudarla, pero en principio le dije que se fuera al mar y disfrutara con su marido y con su hijo. Adivina qué... Tienes razón, no regresó a mi consulta. Aunque no he perdido la esperanza de que se haya ido a divertir a la playa.

Decídete a disfrutar ya. No puedes postergar la vida hasta que algo suceda; no dejes de ir a fiestas hasta adelgazar y parecer una modelo, no dejes de ponerte ropa bonita como si fuera obligado vestirse con una tienda de campaña hasta lograr el peso ideal. No puedes decir: "voy a cancelar la peluquería y la manicura hasta que baje 10 kilos". Nadie gana nada con esas condiciones, deja de ser tu juez, jurado y verdugo. Al contrario, sé tu amiga más querida, disfrútate al máximo, siente gozo, diviértete, comparte con las personas que quieres, vete de vacaciones, festeja con los amigos. Entrégate a la maravillosa danza de vivir sin condiciones y, entonces, casi mágicamente, todo lo bueno sucederá, porque tú lo estarás haciendo suceder.

Además, si te condicionas el amor porque tu cuerpo no es "lo suficientemente perfecto", acabarás condicionándote también otras satisfacciones y logros en diferentes ámbitos. Es como que dos y dos son cuatro, porque cuando uno no se acepta, ese mal hábito o, mejor dicho, esta situación emocional de inseguridad e imposibilidad de conectarse con el "yo merezco" se comunica a otras áreas: tu prosperidad, tu éxito profesional, tu posibilidad de atraer a tu pareja del alma, la educación de tus hijos, ya que todo forma parte del mismo "paquete". Exprésate continuamente: **"me quiero y me acepto y no permito que las ideas negativas me afecten y bajen mi vitalidad, porque yo soy capaz de reconocer mis cualidades y fortalezas y esa es la base de lanzamiento para ser quien soy".**

Para mí auto aceptarse son los cimientos del amor propio, y constituye la mejor vía directa para mantener alta la autoestima y conseguir la estabilidad emocional necesaria para lograr la realización. No pasa nada por saber y reconocer que tienes ciertos defectos físicos y eso no afecta la totalidad maravillosa que tú eres.

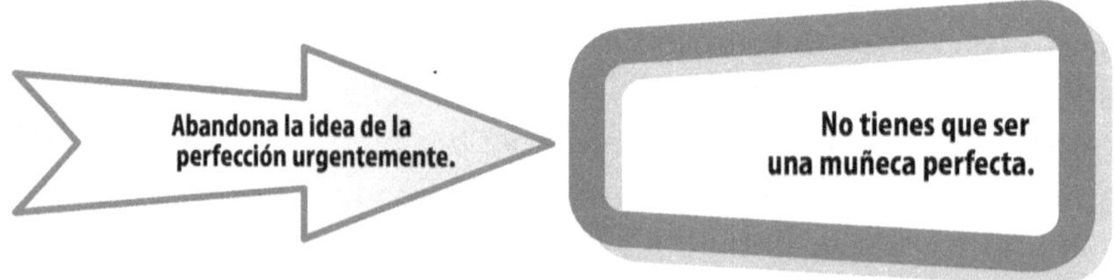

Además, las personas somos diferentes y hay diversos biotipos: exomorfo, mesomorfo y endomorfo[21], tiene que ver con la genética y nadie puede decidir por nosotras que todas las mujeres deben ser talla 0 porque sí, para parecerse a una modelo famosa sin considerar la edad, si tienen hijos, si han tomado anticonceptivos durante muchos años. La forma corporal tiene que ver con tu ADN y no con la revista de moda.

Así que el cuerpo no es el enemigo, es tu casa, es tu posibilidad de estar viva. ¿Cómo no quererlo? Relaciónate con él como un amigo digno de amor, simpatía, reconocimiento, disfrute y respeto. Piensa en la persona que más quieres en este mundo: tu esposo, tu hija, tu mamá, tu papá. ¿Cómo le haces saber que la quieres? ¿Cómo le muestras que la amas? ¿Cómo le muestras tu incondicionalidad? (Y no me digas que hay personas que tratan mal a los que quieren, porque ése no es un tema de amor, sino de co-

---

21 Los exomorfos son muy delgados, les cuesta mucho trabajo ganar peso y para lograrlo tienen que consumir gran cantidad de calorías; los mesomorfos tienen tendencia atlética, se tornan musculosos con mucha facilidad y tienen cuerpos muy proporcionados; los endomorfos, por su parte, pareciera que engordan con el aire, acumulan grasa con facilidad aunque no coman mucho, especialmente en abdomen y caderas y tienen un metabolismo naturalmente lento.

dependencia y nosotras estamos hablando de amor del bueno.) Pues así es como tienes que tratarte a ti, con esa misma calidad de energía, de tiempo, con igual gentileza. Rompamos la costumbre de ser muy tolerantes con los demás y muy verdugos con nosotros mismos.

¿Te condicionas el amor a ti misma? Si dices que no, entonces pregúntate cuántas veces te has comprado ropa últimamente, cuántas has declinado invitaciones a eventos sociales, cuántas has sentido que no mereces un regalo, cuántas te has dicho: "Hasta que no adelgace o sea talla x no voy a..." Si lo has hecho, te tengo una noticia: te estás condicionando el amor. Ámate y respétate sin condiciones. No te arrepentirás.

DE LA AUTO ACEPTACIÓN AL AMOR POR TI

Entonces quedamos en que te mereces todo lo bueno y que el amor por ti es la puerta para el cuidado feliz, personal y creativo. Así que ahora que has entendido o vas entendiendo que no hay nada malo contigo o con tu cuerpo, vas a comenzar a enamorarte y cuidarte como lo más preciado que tienes. A valorar tu salud, a valorar tu cuerpo físico y a empezar a ver por ti. Al hacerlo, comenzarás a ejecutar cambios de hábitos, a renunciar a amistades nocivas, a ideas tóxicas y a situaciones dañinas en general.

Concretamente las ideas tóxicas son aquellas que cultivas y permites aunque te hagan daño, como, por ejemplo, "soy gorda y por eso no tengo pareja, no soy divertida, no gano suficientemente dinero, no puedo, no es para mí, nací para maceta y del corredor no paso". ¡Por favor, renuncia a esas ideas, échalas fuera de tu vocabulario y de tu sistema de pensamiento! No puedes permitirlas si te quieres y te respetas (unos capítulos más adelante hablaremos de la bruja maldita, ese *alter ego* que vive en tu cabeza fastidiándote la vida sin necesidad).

Cuando has comenzado a cuidarte y amarte genuinamente esas ideas van desapareciendo porque ya no puedes decirte esas cosas. Empiezas a identificar tanto las situaciones como a las personas que no te hacen bien y no permites situaciones de abuso; te alejas de esas relaciones o, si se trata de personas cercanas, les pones límites. Tomas decisiones como "voy a beber más agua, comer más frutas, dedicarme una hora al día para hacer meditación".

Si estoy con una paciente o cliente y comienza a describirse diciendo: "es que siempre he sido una tragona, una comelona, una gorda celulítica, una marrana", salta un foco rojo, la interrumpo y le pido que no se trate de esa manera. No permito en el consultorio ese tipo de comentarios. Y la invito a decirse cosas bonitas las 24 horas de los siete días de la semana. Les pongo el ejemplo de cómo me hablo yo a mí: "Bekita, corazón, tú sí puedes, muñeca, prémiate, te esforzaste mucho". Me llama la atención que las personas que se tratan mal no suelen estar al tanto de que lo hacen y se sorprenden cuando se les señala, pero un auto discurso de este tipo llega a pesar mucho en el inconsciente. Nos demos cuenta o no, todos tenemos un discurso interno que va hablando con uno todo el tiempo, desde situaciones sencillas hasta complejas: "tengo que subir esta escalera con cuidado porque está muy empinada" o "qué se puede esperar de una mujer como yo que no tiene voluntad".

Recuerdo a un tío lejano al que, cuando yo era bebé, le tocó cambiarme un pañal. Bueno, pues cuando cumplí 12 años todavía me decía "apestosa". ¡Imagínate!, si a mí me pesaba tanto ese comentario de un pariente con el que no tenía mayor relación, qué fuerza tremenda tiene sobre el inconsciente lo que sale de la propia voz. Si te pasas la vida diciendo: "no puedo adelgazar, es que como puras porquerías, no me gustan las verduras", ¿cuándo vas a comerte con gusto una ensalada?

Conocí a una mujer en el gimnasio que, mientras hacía ejercicio, se la pasaba blasfemando y no veía la hora de terminar (iba por prescripción médica, pues aunque era muy joven, tenía várices). Yo la veía padecer y a los seis meses dejó de ir. En cambio, si se hubiera dicho: "voy a hacer lo mejor que pueda, me va a mejorar mucho la circulación, cuando salgo me siento muy bien, tengo más energía", hubiera sido distinto. Convéncete. Una mentira que se afirma cien veces se convierte en verdad. No es lo mismo ir al gimnasio diciéndote, "vengo porque me amo, me hace bien, lo disfruto", que pasarte todo el tiempo echando pestes. Hay que buscar la mejor actitud posible.

Empieza a pararte frente al espejo y a hablar contigo misma. Los *coaches* que entrenan, por ejemplo, a políticos o a hombres de negocios utilizan esta técnica. Observa tu reflejo y háblate, mírate a los ojos, exprésate cosas bonitas, enaltecedoras que te motiven y vivifiquen tu energía. O grábate para escucharte después, mándate un mail lleno de caricias para ti, o un mensaje de texto. Eres tu principal interlocutora. Nada de insultarte, menospreciarte ni criticarte.

La palabra tiene una fuerza increíble, pues el lenguaje es el principio de la Creación. No podemos pensar algo que no somos capaces de nombrar, pues necesita ser nombrado para considerarse una realidad y convertirse en un concepto. La verbalización está totalmente vinculada con nuestro proceso cognitivo. Al verbalizar te ves impelida a expresar sujeto, verbo y predicado; es cuando las cosas toman sentido y no revolotean en la mente. ¿Cómo puedes describir a un animal si no tiene un nombre común? Los esquimales distinguen 25 tipos de blanco y diferencian entre el blanco que proviene de agua salada, o de lluvia, o lleva mil años congelada, o se acaba de congelar, y a todos los nombran de manera distinta. El lenguaje es muy importante. Al hablar, sea en voz interna o en voz alta, decides qué palabras usar, el registro, el tono, el énfasis. Tú tienes que elegir los pensamientos, las formas, las palabras, las frases, las reflexiones con las que te comunicas contigo o con los demás y con los que construyes o destruyes tu vida.

Odio la palabra celulítica, decirla de ti es una manera muy fuerte de denigrarte y maltratarte. Cuando te refieres a tu trasero, no es lo mismo si te insultas que si te dices: "soy curvilínea, me siento como Beyoncé, soy una diosa". Deja de decir "soy chuletona", porque no eres un cerdo, y seguramente los cerdos no lo piensan de sí mismos. ¡Me ha tocado oír cada cosa que no lo creerías! Tenemos que cambiar el enfoque negativo que viene del propio discurso y aprender a hablarnos de otra manera.

¿LISTA PARA EL DESPEGUE?

Vamos a comenzar con los cambios y dejar atrás el auto rechazo y el auto castigo, a recordar que un cuerpo castigado implica un alma sufriente, que cuando te menosprecias lastimas tu espíritu, tu cuerpo, tu mente y tus sentimientos, porque, ¿quién puede ser amplio, pleno, feliz, dichoso y saludable si se tiene en un rincón encadenado por sus emociones y azotado por sus insultos?

El verdadero enemigo no es la comida, sino lo que piensas de ti y lo que te dices a ti misma. Empieza por mostrarte un profundo respeto. ¡Enamórate de ti! Para eso es este libro. Ahora que has entendido o vas comprendiendo es que no hay nada malo en ti, enamórate de tu cuerpo, de tus bondades, de los beneficios de tu edad, de tu experiencia. Encuentra en ti una amiga a quien le gusta estar contigo; es con quien vas a pasarte la vida. ¡Es preciso llevarse bien con uno! Va a ser la mejor inversión que hagas.

Necesitas empezar a pasar tiempo contigo como y donde te guste, tal vez salir a caminar al parque, escuchar música, tomarte un café, escoger un restaurante que te agrade e invitarte a una comida mientras te tratan como reina. Métete a la tina con música de pajaritos, realiza manualidades, hazte regalos (como hacen los enamorados), invítate un corte de pelo o una manicura, vete al cine, cómprate una película, saca tu mejor vajilla y pon la mesa como cuando la dispones para invitados, hazte notitas para encontrártelas por "ahí": "soy la mejor mamá del mundo", "soy súper experta en mi trabajo", "en la calle voltean a verme con admiración", "disfruto la belleza de la vida", "mis movimientos dicen: estás viva", "me gusta mi pelo", "me amo con locura", "gozo con mi sentido del humor" , "estoy cada vez más espléndida". Bueno, son algunas ideas. Haz tu propia lista de caricias, permisos y triunfos. Y recuerda: eres tu principal prioridad, por eso naciste en una vida que te pertenece, de la que eres dueña y que te fue dada para que te realices, te ames y seas feliz.

Capítulo 3

De princesas a reinas

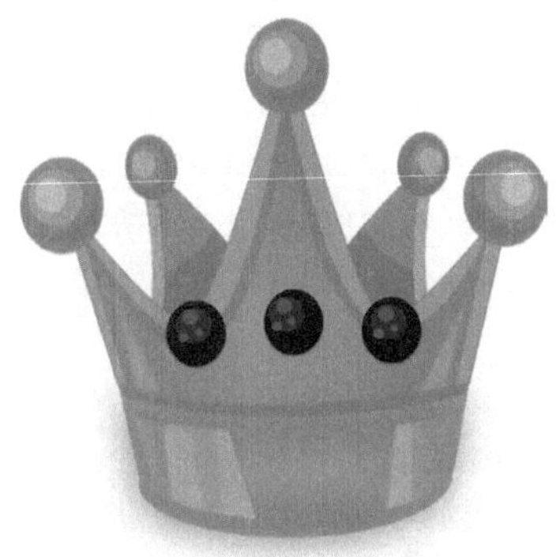

¿**H**as pensado qué te gustaría más? ¿Quieres ser princesa o reina de tu vida y de tu cuerpo? Espera, no contestes aún, déjame proporcionarte algunos datos importantes para que tomes la decisión con conocimiento de causa, pues éste es el tema central de nuestro libro.

Seguramente habrás oído hablar del concepto "arquetipo", pero vamos a repasarlo juntas de una manera breve y en función de lo que deseamos desarrollar en este capítulo, pues resultará importante para tomar decisiones enfocadas a tu futuro.

En su obra *Los arquetipos y lo inconsciente colectivo,*[22] Carl Gustav Jung[23] nos habla de imágenes que los seres humanos hemos cargado inconscientemente de sentido a través de los tiempos y que significan algo para nosotros, desde aspectos muy sencillos hasta más complejos.

Por ejemplo, la conocida imagen de una mujer que sostiene entre sus manos un cuerno de la abundancia que desborda monedas de oro representa para casi todos el símbolo de la prosperidad y la riqueza; la escultura de una mujer que carga a un hijo mientras lo mira amorosamente y le da el pecho forma parte del arquetipo de madre cariñosa y nutriente e, incluso, una súper heroína de cómics como la Mujer Maravilla, nos remite de inmediato a una figura femenina que todo lo puede.

22 *Los arquetipos y lo inconsciente colectivo*, Carl Gustav Jung, Obra Completa, volumen 9/I, Madrid, Editorial Trotta.

23 Carl Gustav Jung, (1875-1961), médico psiquiatra, psicólogo y ensayista suizo, fundador de la escuela de "Psicología Analítica".

Dentro de estas figuras arquetípicas se encuentran –siempre muy vinculadas con nosotras, las mujeres– las de princesa y reina.

Ya sé, ya sé, de niña seguramente te vistieron de princesa hasta el cansancio; probablemente te hacían fiestas con el tema de princesa, te compraban vestidos de tul incomodísimos que resistías durante todo el festejo hasta el último minuto (porque, ¿cómo ibas a quitártelo y convertirte en una simple mortal el día de tu cumpleaños?), te ponían coronitas de papel dorado, te compraban piñatas de princesa, zapatitos de plástico antiergonómicos con taconcitos totalmente inapropiados para tus pies, y te sentías soñada. Muchas de nosotras tuvimos cuanta Barbie de princesa pudimos conseguir: Blancanieves, Cenicienta, Rapunzel, La Sirenita (bueno, para acabar pronto, si buscas en la red encontrarás en segundos nada menos que 596,000 imágenes al respecto, con las que somos "complacidas" y bombardeadas desde nuestra infancia).

Y hasta mujeres hechas y derechas se dicen entre sí: "Dime, princesa, ¿qué te llevo para la cena?". Entonces... ¿es bueno ser princesa?

Pues según como lo mires. Déjame contarte: en el Análisis Transaccional, al cual ya nos hemos referido, una de las formas de diagnóstico para saber qué tipo de problemática tienes, es el de preguntarte cuál es tu cuento preferido, pues éste contendrá valiosos datos sobre los guiones de vida que puede seguir una persona. Veamos, si leemos de manera inocente y "romántica", por ejemplo, *La Cenicienta*[24] puede parecernos muy bonito que la muchacha se case con el príncipe y se libere de la madrastra, pero si observamos bien lo que sucede, no puede ser más terrible: el padre se va de viaje y la abandona en manos de una madrastra y unas hermanastras que no la quieren y que, en su propia casa, la relegan a dormir entre las cenizas. Sus amigos son seres inermes en el contexto del cuento, como ratoncitos y pajaritos. Cuando el príncipe cita a un baile para escoger esposa (extraña manera de elegir pareja, ¿no crees? Y, además, ¿por qué motivo tiene que ser él quien la escoge?), la encierran para que no pueda asistir al mismo y solo puede hacerlo con ayuda de su hada madrina. Sin embargo, percatémonos de que las hadas madrinas de los cuentos de princesas no son de la más alta eficacia, pues sus hechizos siempre están condicionados: "regresa temprano del baile (en lo mejor del mismo), porque a las doce de la noche tus vestidos se tornarán harapos y tu carroza volverá a ser calabaza", lo cual, claro, sucede.

---

24 *La Cenicienta* es un cuento de hadas que proviene de diversas versiones, orales y escritas procedentes de varios lugares del mundo. Una de sus historias más conocidas es la que el francés Charles Perrault (París, 1628-1703) escribió en 1697, aunque también se ha difundido ampliamente la de los Hermanos Grimm , nombre usado para referirse a los escritores alemanes Jacob Grimm (1785-1863) y Wilhelm Grimm (1786-1859). Esta última se apareció en 1812 en sus Cuentos de la infancia y del hogar.

Cenicienta sólo podrá recuperar su esplendor y calidad personal si el príncipe busca por todo el reino a alguna doncella a quien le quede el famoso zapato (único recuerdo tangible que conservó de la muchacha), mientras ella aguarda encerrada en una torre. ¿Está de lo más complicado, verdad?

Y te estoy contando lo anterior para que te des cuenta de lo que el inconsciente colectivo ha ido asumiendo a través de los tiempos con respecto a lo que es ser una princesa.

Las princesas de los cuentos están embrujadas, sometidas, humilladas, condicionadas y, para acabar pronto, no pueden asumir por sí mismas su destino, su fama y su lustre, sino que deben esperar a otra persona (por lo general, a un príncipe) que las salve. Es decir, no son dueñas de sí mismas, no ejercen su fuerza, no tienen poder, son víctimas de alguien, no eligen quién y cómo quieren ser. Están atadas de manos.

Entonces, amiga, ve considerando tu respuesta: ¿princesa o reina?, pero no me la digas todavía.

Sin pretender recordar todos los cuentos de princesas habidos y por haber, piensa rápidamente en *Blancanieves*[25] (rodeada de seres pequeñitos), en *La Bella Durmiente,*[26] a la cual no le valieron todas las bendiciones de una gran cantidad de hadas, sino la maldición de una hechicera que se sintió menospreciada porque no fue requerida para su bautizo y que la condenó a morir en su décimo quinto cumpleaños al picarse con el huso de una rueca. Otra de las hadas, que había reservado sus dones para el final, no pudo, sin embargo, anular el terrible hechizo, sino solamente modificarlo: "No morirá, sino que se quedará dormida durante cien años". Con el paso de las décadas muchos valientes intentaron acceder al castillo, pero les fue imposible. Cierto día llegó un príncipe y, como el encantamiento estaba a punto de romperse ¡porque ya casi habían transcurrido los cien años!, llegó hasta la princesa y ¡se enamoró de la figura yacente y sin vida con sólo verla!; la besó y ella despertó de su extenso letargo.

Acuérdate de *Rapunzel,*[27] encerrada en una torre por una mala bruja a quien su propio padre la entregó al nacer para no ser acusado del robo de unas flores.

Rememora también a *La sirenita,*[28] que, para poder vivir con un príncipe del cual se había enamorado, consigue que la Bruja del Mar le venda

---

25 Cuento escrito también por los Hermanos Grimm en 1937 con el nombre de Blancanieves y los siete enanitos.

26 *La bella durmiente del bosque* también proviene de tradición oral y fueron escritas en versiones diversas por el italiano Giambattista Basile (1575-1632) en 1634, así como por Charles Perrault en 1697 y por los Hermanos Grimm en 1812.

27 Antigua es de la tradición oral, también escrita por los Hermanos Grimm.

28 *La sirenita* es un cuento de hadas del escritor y poeta danés Hans Christian Andersen (1805-1875) y fue publicado en 1837.

una poción que le da piernas a cambio de su voz (que era la más hermosa del mundo). La bruja le advierte que nunca podrá volver al mar, quedará muda y que, al tomar la poción, sentirá como si una espada la atravesara, aunque, de acuerdo con la promesa, ella tendría dos hermosas piernas y sería capaz de bailar como ningún humano lo había hecho jamás. Sin embargo, constantemente sentiría como si estuviera caminando sobre espadas lo suficientemente afiladas para hacerla sangrar (lo cual hace una y otra vez para complacer a su príncipe). Además, sólo conseguiría un alma si el mencionado príncipe la ama y la desposa, porque entonces, una parte de su alma pasaría al cuerpo de ella. Bueno, es largo de contar, el caso es que el príncipe se casa con otra.

Como te habrás dado cuenta, las arquetípicas princesas de los cuentos siempre están dormidas, ocultas, limitadas, encerradas, esperando a que las salven, a que alguien llegue y les quite el hechizo mientras ellas no están haciendo nada para lograrlo. Y sus hadas madrinas no son en realidad tan liberadoras y eficientes, pues, por lo general, lo más que hacen es ponerlas bonitas para bonitas para que un príncipe las quiera.

Lo preocupante del arquetipo de princesa es que la mujer que elige serlo está ahí, esperando a ver si alguien viene y le soluciona la vida; se encuentra en una eterna resignación, en una incomodísima "zona de confort". Ya se conformó con vivir en la torre, apabullada por la bruja o en compañía de los enanitos a quienes les hace prácticamente de sirvienta con tal de que la tengan escondida y, para colmo, va y se come la manzana envenenada a la menor oportunidad.

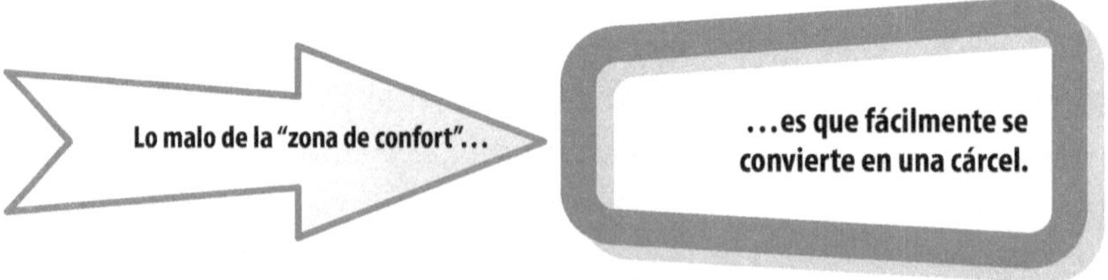

Las princesas no se quejan o, si lo hacen, ni siquiera se percatan de sus dones y, ciertamente, no se disponen a resolver creativamente sus motivos de disgusto, pues piensan que la ayuda tendría que venir de afuera.

Alguien que vive con este arquetipo necesita todos los días ser rescatada y requiere de continua validación externa para medianamente aceptarse. Es la mujer que se preocupa inmensamente porque no tiene el vestido correcto para ir a la fiesta, porque "¿qué van a decir?", la que le pregunta al espejo si será digna de ser aceptada, la que se convence de que está bien seguir "bajo llave" porque es lo mejor para ella.

Si llevamos este contexto a la vida actual, cuando hablo de princesas y no de reinas, me refiero a las mujeres que lloran y no quieren salir porque los *jeans* ya no les quedaron, las que, siendo talla *petite*, en vez de decirse que los mejores perfumes se venden en frascos pequeños, usan zapatos como zancos todo el día (aunque no puedan caminar) para verse más altas, las que se ponen de puntitas cuando les toman fotografías, las que prefieren no ir a una reunión de amigas porque han subido de peso, las que se sienten miserables porque a los treinta están solteras, las que sabotean una entrevista de trabajo porque se muestran inseguras, las que piensan que se tienen que ver divinas, perfectas y preciosas a toda hora; en el gimnasio ¡usan tenis con tacones! para hacer *spinning* (es como ir corriendo en el bosque con taconcitos de plástico y vestido de tul) y, pase lo que pase, tienen que estar maquilladas, ponerse pestañas postizas (preferiblemente de las que se pegan una a una con las que no se puede dormir a gusto y cuestan una fortuna). Y, sobre todo, las que creen que deben decir sí a todo y no se dan permiso de poner límites; son las mujeres que tienen que sonreír y estar de acuerdo siempre; las que no se quejan o se quejan, pero, al final, aceptan un triste y deslucido destino.

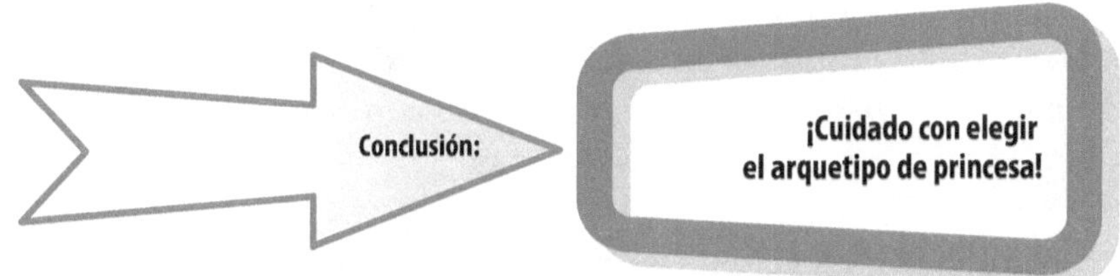

MÁS SOBRE LAS PRINCESAS

Una paciente llena de cualidades físicas e intelectuales, pero que durante un tiempo no se atrevió a ser quién era, a brillar como hubiera podido hacerlo ni a resolver asuntos relacionados con el éxito y el sobrepeso, me contaba que su cuento favorito era *Piel de Asno*[29]. Déjame resumírtelo lo más posible. La princesa era acosada por nada menos que por su padre viudo ¡que quería casarse con ella! Entonces su hada madrina (¡estas hadas madrinas, por favor, hay que darles un entrenamiento en eficiencia!) le sugiere que, como condición para acceder a sus pretensiones, pida a su progenitor un vestido tan bello como el Sol, pues seguramente no podrá

---

29 También escrito por Charles Perrault en 1694.

encontrarlo y ella quedará libre. El rey manda a hacer el vestido con joyas y diamantes y se lo regala, lo que da lugar a la siguiente sugerencia del hada en cuestión: "¡Oh!, como último recurso, hija mía –le dice a la princesa–, vamos a someter al indigno amor de tu padre a una terrible prueba. Lo creo muy aferrado a este matrimonio que él cree tan próximo; pero pienso que quedará un poco aturdido si le haces el pedido que te aconsejo: la piel de ese asno que ama tan apasionadamente y que subvenciona tan generosamente todos sus gastos" (pues el extraño animal producía monedas de oro que cubrían diariamente su pesebre y que eran recogidas cada mañana para mayor riqueza del monarca y del reino. ¿Qué crees que pasó? ¡Diste en el clavo!, el rey manda a matar al pobre asno y le regala la piel a la princesa. Entonces al hada no le queda más remedio que pedirle que huya.

Piel de Asno, se disfraza, se embadurna con hollín, se cubre con la piel del animal muerto (bastante espeluznante, ¿no crees?) y consigue trabajo en una granja para atender a los pavos y a los cerdos. Sólo en la noche, en un pequeño cuartito desvencijado, se limpia, se pone su vestido de Sol y aparece tan esplendorosa y bella como es. Y también adivinaste… un príncipe que casualmente andaba por allí, la observa por un resquicio del cuarto, se enamora de ella y, tras varios ires y venires, son muy felices.

No hay derecho, ¿verdad?, a contarles a las niñas estos cuentos. Mi paciente decidió dejar la piel de asno, abrazar sus potencialidades, tomar la varita mágica en sus propias manos, tener éxito y, además, bajar cuarenta kilos. ¡Y lo logró! Pero vuelvo a lo mismo: cuidado con el arquetipo de princesa, porque tiene muchas, muchísimas trampas.

¿TENÍAS DE NIÑA UNA PRINCESA FAVORITA?

¿Te has preguntado cuál es tu princesa favorita de los cuentos de hadas? Tal vez sea el momento de hacerlo. Date un tiempo para recordar. A veces se encuentra a la primera o en otras ocasiones hay que darle un poco de vuelta unos días. Una vez que recuerdes tu cuento preferido de la infancia, piensa y, aún mejor, escribe qué le pasaba a la protagonista, cuáles eran sus problemas, sus imposibilidades, ¿estaba contenta con su destino o ni siquiera tenía conciencia de él?, ¿tomaba las mejores decisiones?, ¿se podía confiar en su hada madrina?, ¿se veía aprisionada por alguien?, ¿por quién?, ¿deseaba cambiar? Y, en tal caso, ¿era capaz de generar ese cambio o estaba esperando a alguien que la salvara milagrosamente?

Si la persona que hace este significativo ejercicio lo realiza con honestidad y se permite establecer una comparación con lo que le ha sucedido o le está sucediendo, puede obtener datos muy significativos y observar si suele comportarse como una princesa o como una reina.

En lo que a mi libro se refiere, una princesa es una mujer inferior en el linaje, que está siempre en entrenamiento, complaciendo a alguien más. Algunas no reinarán nunca, sino que serán princesas toda su existencia y vivirán a expensas de quienes ocupen el trono. Recuerda, la princesa no se queja (o se queja mucho y no hace nada), no se enoja (o se enoja mucho, se lo traga, lo convierte en alimento que la daña y enferma), no se mueve (o se mueve sin sentido ni dirección) depende de otro (y si el "otro" le falla, se deprime, porque siente que no "puede" por su propio derecho).

Una princesa siempre espera, anhela el rescate, la magia que proviene de otra persona: ¿un príncipe?, ¿un hada madrina?, ¿una dieta milagrosa?, ¿un cirujano plástico? Es la mujer que se pone una semana a dieta de lechuga, porque, claro, no está contenta consigo y necesita una varita mágica que la convierta en alguien que no es. Y, créeme, existen maravillosos programas alimenticios, de entrenamiento y autocuidado que, si los abrazas con amor, van a darte resultados excelentes, pero las dietas milagrosas que parten del sacrificio, la angustia y la excesiva autocrítica, no suelen tener alcances duraderos.

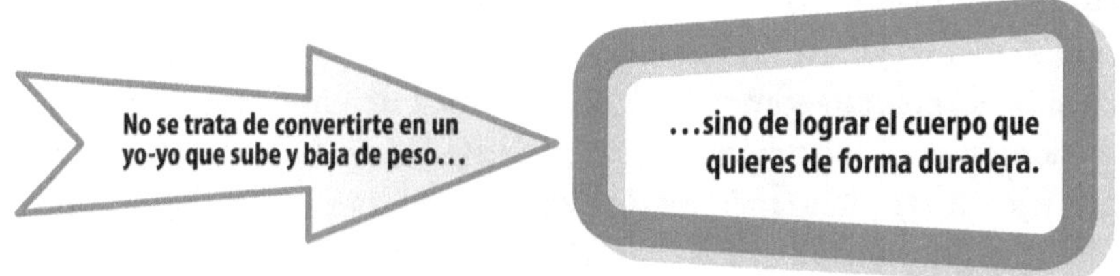

Sí, tal vez te encuentres con un "especialista" que te ponga una dieta de terror, te atiborre de anfetaminas o sus derivados y te baje quince kilos en un mes tras haberte desajustado el metabolismo y destrozado el sistema nervioso. Yo no confiaría nada en esa "varita mágica", porque hay de varitas a varitas, y la mejor es aquella de la que tú eres dueña y que mueves con todo tu poder.

También te invito a que te percates de quién es tu hada madrina. Y permanece consciente sobre de quién te dejas aconsejar. Tal vez de una amiga que te dice: "¿Tienes 34 años y no te has puesto bótox?" o "aguanta que tu marido te pegue porque, después de todo es un buen proveedor y después te pide disculpas". ¿Del cirujano plástico que te sugiere sin necesidad una buena cantidad de procedimientos para que llegues a ser la princesa encantada?

Y espero que no se trate de las redes sociales y las revistas de modas, llenas de mujeres "corregidas y aumentadas" (o disminuidas) con fotoshop. ¡Estarías frita, en el hoyo! Son figuras que no solucionan nada, no te hacen más consciente, más saludable, no te llevan al *empowerment* ni al *embodiment*.

Recuerdo a Rita, una mujer de unos cincuenta años de muy buen ver a quien conocí en un curso. Pude darme cuenta de que tenía una muy buena posición económica y también de que se sentía muy sola. Fuera del salón donde se realizaba el evento la aguardaba su equipo de seguridad que, aparentemente, más que para cuidarla, la acompañaba para llenar necesidades como: "ve a la farmacia y tráeme una pastilla para el dolor de cabeza". Se veía triste y, curiosamente, siempre se vestía de negro. Meses después volví a encontrármela y me contó la gran cantidad de cirugías plásticas que se había hecho ¡en una sola sesión! Se operó los ojos, la cara, el busto, los rollitos de la espalda y se hizo liposucción. Todavía usaba ropa negra y me sorprendí mucho de darme cuenta de que las "mejoras" ni siquiera se le notaban y de que ella se veía tan triste como siempre, aunque sintiendo que "había hecho algo por su persona". ¿Podrían esas cirugías haber llenado su soledad y su tristeza?

Una operación no es cualquier cosa. Una anestesia general tiene lo suyo. Cuando van a operar a alguien, ¿sabes?, le amarran las manos, porque, aun anestesiada, la persona tiene siempre la tendencia a llevarse las manos al pecho cuando se le interviene. El inconsciente emocional y el inconsciente biológico saben que, cuando somos heridos, debemos defendernos. Si esas heridas provienen de una operación necesaria, desde luego, hay que proceder, pero existen métodos mucho mejores de lograr la belleza y la autoestima en vez de herir tu cuerpo, y son muy satisfactorios porque tienen que ver con tu propia toma de poder, con lo que eres capaz de hacer gozosamente por ti misma.

Por otra parte, quiero hacerte notar que el hecho de ser princesa en vez de reina, no tiene que ver con la edad. Hay mujeres que tendrían todo el derecho a reinar por sí mismas y todavía están esperando al príncipe azul, muy necesitadas de atenciones y de halagos que "lleguen de afuera" y hacen hasta lo imposible a ver si se acerca cualquier mequetrefe que les endulce el oído y les diga: "qué joven te ves", lo cual no es lo mismo que "eres una mujer inteligente, espléndida y encantadora".

En inglés existe la palabra *needy*, es decir, "necesitada", y se trata de un vocablo que se aplica de lleno a las princesas que están aguardando rescate, seguras de que no son capaces de vivir por sí mismas y requieren que venga alguien a proporcionar luz y color a su vida. Son personas que necesitan atención todo el tiempo, ansiosas, demandantes, capaces de lo que sea con tal de ser el centro de atención por las buenas o por las malas; es decir, si no hacen tango para bien, lo hacen para mal. Es una característica de quienes se enfrentan con un vacío interior que no han podido llenar y demandan que alguien más acuda y lo haga. Debo decirte que prácticamente nunca resulta, pues la vida interior personal, la psique, la biología, las emociones, el espíritu difícilmente pueden colmarse con la interioridad de otros. Y resulta triste ver a tantas mujeres realizar gran cantidad de esfuerzos para conseguir algo a lo que no tendrán acceso si no comienzan por su propio empoderamiento.

Pienso en una mujer de 40 ó 45 años que suelo encontrarme con frecuencia en el súper. Se le "ven" a la legua la cantidad de cirugías a las que se ha sometido. Se viste con top, lleva la panza fuera, se maquilla excesivamente y se peina como tal vez, y sólo tal vez, podría vérsele bien a su hija adolescente. Tiene una cinturita que sólo puede deberse a la liposucción. En realidad, trata de llamar la atención, pero no lo hace por buenos motivos; todos la miran, es cierto, pero no por su belleza sino porque se ve fuera de lugar. Esto nos señala un foco rojo, como el de muchas mujeres que sin venir al caso usan vestimentas embarradas y exponen exceso de piel o un trasero al que se ve que le han inyectado toda la grasa que se ha extraído de otros sitios. Son personas que se deprimen si entran a la tienda de la esquina y no las voltean a ver. Y, ¡ojo!, yo no tengo nada en contra de que las mujeres se vean bonitas, sexis, atractivas, femeninas, pero otra cosa es exponerse a la vulgaridad a ver si logran el aplauso público cuando en realidad consiguen todo lo contrario, porque los otros no las miran por sus cualidades ni por su belleza, sino porque van prácticamente en brassiere a hacer el supermercado. Con ellas hay que trabajar fuertemente la autoestima y lograr que se sientan plenas y no hambrientas de la aprobación de los demás. Yo no veo a una reina vestida así.

Déjame preguntarte algo: ¿te gusta que te llamen princesa o le dices así a tus amigas y a tus hijas? ¿Juegan tus hijas a ser princesas o a ser reinas? ¿Te fijas que casi ninguna niña elige por sí misma el papel de reina?

Déjame hablarte de mi época de princesa, ya sabes, del tiempo en que fui modelo. No era una reina todavía y, como "deseaba ser alguien", hacía *castings* para ver si me daban algún papel, cualquiera que fuese, ni siquiera el papel de mi vida (que sólo se otorga a las grandes actrices, a las actrices reinas). Y quiero decirte que experimentar un *casting* es lo peor del mundo. Si yo tuviera hijas adolescentes en este momento, bajo ninguna circunstancia les permitiría exponerse a ello, pues le destruyen la autoestima a quien sea.

El desarrollo es así: ves un anuncio que dice: "mujer caucásica de 20 años y pelo oscuro". Y una vocecita que sale de muy adentro te anima: "tengo muchas posibilidades de quedarme". Llegas, te dan una ficha con el número 50 y te pasan a la sala de espera. Ahí viene la primera decepción: "... pues no soy tan única", y empiezas a evaluar a la competencia. Observas a la chica que está frente a ti y te dices: "tiene un cabello negro maravilloso, ¡y debe ser talla 5!". Y te sigues con todas las aspirantes una por una. Empiezas a juzgarte, a compararte y pierdes mucha de tu identidad en el proceso. Cuando al fin te llaman ya llevas horas midiéndote con las demás. Entras, te ponen un cartel y te toman una foto como si fueras un reo; después te dan instrucciones: "cómete la galleta", "salta como si estuvieras en short en la playa", "avienta los cacahuates y finge que los cachas en el aire". Además, escuchas sus comentarios, como si los expresaran delante de un mueble: "A mí se me hace que no tiene el pelo bonito". "A ver, enséñame tus dientes" (como si fueras un caballo). "¿No te parece que se ve caderona?". "Es bajita y no tan blanca como yo me la estaba imaginando". "No es lo suficientemente guapa".

Y vamos a suponer que te quedas con el papel, no oyes más que: "Órale, mi niña, ¿dormiste bien?, no te hidrataste la cara, tienes una ceja más alta que la otra, hay que cortarte el pelo porque lo tienes largo, apúrate, no tenemos todo el día". Imagínate, yo hacía por lo menos cinco castings diarios y de 10 me quedaba en uno.

Bueno, la situación de *Cenicienta* frente a la madrastra se quedaba chiquita. Ésa es la vida de las princesas encadenadas, se les evalúa todo el tiempo con respecto a su apariencia. No resulta extraño que las chicas absorbidas por ese sistema vivan sintiéndose miserables, no merecedoras, nunca a la altura y que se digan: necesito implantes de seno, operarme la nariz, inyectarme lo que sea; no sé maquillarme, no hago suficiente ejercicio, no voy a destacar nunca... con el consiguiente sufrimiento. Su autoestima está siendo destruida y frecuentemente sobrecompensan siendo *needy* y suelen sentirse muy deprimidas; puedo decírtelo porque sobreviví en ese medio al menos 10 años de mi vida.

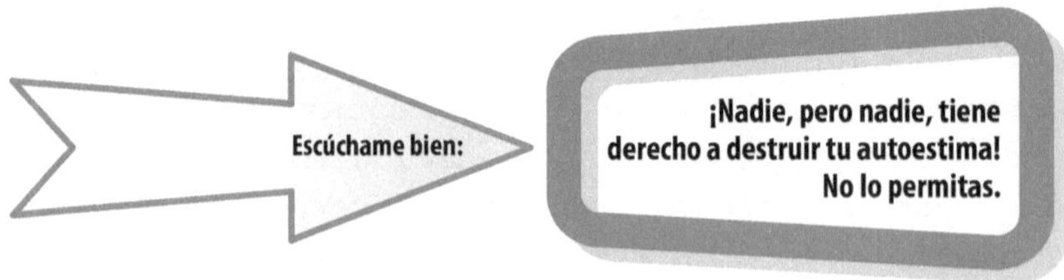

Lo peor del caso es que muchos diseñadores buscan a estas muchachas tan vulneradas, pues para ellos lo importante es el vestido y no la mujer que lo lleva; requieren de chicas muy delgadas, mal alimentadas, cuya belleza esté disminuida, pues no resultan tan llamativas como una mujer en todo su esplendor. Piensa en una modelo de pasarela: son maniquíes que se mueven, a las que se les pintan ojeras, no pueden sonreír, no deben ser carismáticas, pues tienen que convertirse en una percha con la capacidad de moverse, ya que, al desaparecer ellas, resaltan el suéter que modelan.

Si muchas chicas que sueñan con ser modelos lo entendieran, la anorexia disminuiría y, en lo que a mí se refiere, aplaudo a los diseñadores que han dejado de utilizar muchachas anormalmente delgadas por otras que se ven saludables e incluso atléticas.

En esa época era una princesa a la que podían decirle: "necesito que pierdas tres kilos para el próximo lunes". No comía bien, el pelo y la piel no me brillaban, no se veía el esplendor en mis ojos; me pasé días y semanas a dietas extremas y ni me quedé en más *castings* ni logré llenar mis sueños de éxito.

La princesa que yo era se pasó días y semanas a base de manzanas. Logré todo lo contrario, me veía peor, enferma y la relación conmigo misma se fue deteriorando. Iba al gimnasio y tomaba clases de *spinning* por obligación, porque era parte del trabajo y no me quedaba de otra. Descubrí que no me chocaba, pero en ese entonces no hacía más que sufrir lo que hoy es un verdadero regalo para mí. Ingería una pizca de alimento y puedo decir que creo que en la cárcel alimentan mejor a los presos.

Afortunadamente, en esa época entré a la universidad, aunque aún seguía haciendo *castings* y empecé a darme cuenta de que yo estaba realmente en un calabozo, en un lugar muy oscuro, y que tenía que salir de él. Había empezado a pensar que una comida rica, un sándwich, una rebanada de pastel eran un lujo que primero debía ganarme con mucho sacrificio. ¡Imagínate lo que significa sentir que la comida, el alimento necesario para vivir y estar en salud plena es un beneficio que tal vez no te merezcas y que para comer necesitas primero humillarte a ti misma!

LA PRINCESA Y SU RELACIÓN CON LA COMIDA, EL CUERPO, EL EJERCICIO Y LA SALUD

En esa situación pasas de cuidarte a maltratarte. Y aquí vale la pena plantear una pregunta clave: ¿maltratarte para qué? La respuesta debería darnos mucho que pensar: ¿Para que otros te aprueben, te quieran y pienses que eres bonita y que vales la pena? ¿Te das cuenta de que entramos de lleno en los parámetros de la princesa que busca ser querida y rescatada, pues no se encuentra en contacto con su propio valor?

En realidad la princesa que pretende complacer, ser perfecta, tener un cuerpo perfecto y una talla perfecta parecería que se cuida, pero la verdad es que en muchísimas ocasiones –más de las que piensas– se está maltratando, está acabándose. Tenemos que aprender a sacar las palabras castigo, maltrato y complacer de nuestro vocabulario, pues no son propias de una reina.

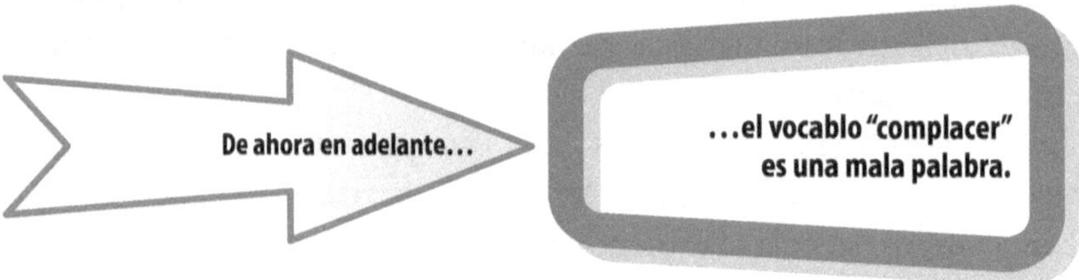

Ayer estaba en una clase de ejercicios y entrenamiento grupal, y el entrenador gritó: "castíguense" .Yo reaccioné inmediatamente: "vine aquí para tonificar mi cuerpo, no para castigarme". Enseguida pensé: "Rebequita (ya saben que siempre me hablo con cariño, pues cuido mi discurso interno y la forma en que me trato), mira cómo has progresado; si este hombre tan directivo te lo hubiera dicho hace 15 años, hubieras pensado enseguida: me tengo que castigar porque hace tres días me comí un sándwich". Cómo he evolucionado: ahora estoy convencida de que tengo un muy buen cuerpo y ¡ya no creo en el autocastigo! ¡Yeees!

El gran peligro para la princesa es que ella sola se castiga. En los cuentos alguien las martiriza, pero en la vida real ellas se encargan de auto torturarse. Solitas pueden.

Me imagino que ya no va gustándote mucho ser una princesa, así lo espero. Sin embargo, antes de que optes entre ser princesa o reina, déjame entrar con pleno derecho en aquellos hermosos territorios en los cuales la mujer lleva la corona sobre su soberana cabeza.

TE PRESENTO A LA REINA

¿Qué es ser una reina? La reina es segura, conoce su condición de monarca, no anda pidiendo aprobación a diestra y siniestra. No te imaginarás a Isabel II de Inglaterra, paradigma de monarca empoderada, buscando desesperadamente al primer ministro a ver si le dice qué hacer. Ella recibe al primer ministro. Ni tampoco sigue la moda a ciegas, se viste como le gusta y establece cómo y con qué se siente bien, aunque todos los críticos de moda y diseñadores famosos del mundo puedan opinar otra cosa. ¿Sabes que la forma en que sostiene su bolso indica determinadas órdenes a su servicio secreto?

Cuando una mujer es "la reina" (y vas a escuchar mucho esta palabra de ahora en adelante) establece sus propias normas y sus particulares parámetros; sabe responder, conoce sus capacidades, toma decisiones, emprende; es la que autoriza, no la que es autorizada. Tiene poder y lo sabe; por eso "puede" hacer que las cosas sucedan desde una perspectiva positiva, no como una dictadora, sino como una líder. La reina sabe, la reina opta, la reina disfruta. Como es inteligente, escucha, pero no obedece; ante los estímulos externos, incluyendo las críticas, delibera, acuerda y resuelve lo que es mejor para su país, para su pueblo, para sí misma, porque es capaz de responder. Su persona, su figura, inspira a otras mujeres y no da lugar a que nadie pueda intimidarla, aunque potencialmente atraviese por situaciones difíciles, como todo el mundo.

En cuanto a este libro se refiere, una reina es una mujer de cualquier edad, dueña de sí y del sentido de su vida.

Y hablando de los cuentos de hadas, ¿te has fijado que prácticamente no aparecen reinas? Quizá cuando se escribieron casi todos ellos la mujer no había desarrollado su potencial en el mundo ni había ocupado su lugar. Y déjame decirte algo: en esta vida hay que saber ocupar el propio lugar y actuar desde allí. Esto es clave para una mujer que no duda en empuñar el cetro y decidirse a ser plena, a vivir en bienestar. No necesita usurparle su lugar a nadie más ni tiene que envidiárselo y menos necesita actuar como si fuera otra persona; puede vivirlo a plenitud, respetarse y respetar, amarse y amar, y tomar las mejores decisiones.

Sí, tomar las mejores decisiones. ¿Por qué hago hincapié en esta frase? Porque nadie nace siendo reina, una "aprende a reinar", o no lo hace, pues hay mujeres de 45 ó 60 años que siguen siendo princesas y no se deciden a paladear los placeres de considerarse soberanas, de pararse sobre sus dos pies y decir: "yo quiero, yo puedo y ahí voy al gozoso encuentro conmigo".

Cuando uno se decide a decir esto, lectora, claro que logra hacer las paces también con su propio cuerpo y le es posible pasarse el resto de su vida, sean los años que tuviere por delante, tomando buenas decisiones.

Una reina sabe quién es, lo que requiere, lo que le viene bien. Conocerás seguramente a muchas mujeres que saben ponerse la corona; tal vez sean jóvenes, quizá no, pero "llenan" los lugares en que están y los otros perciben en ellas una forma de belleza que es como un "resplandor". Ese brillo, esa certeza se debe a todas las decisiones que han tomado a lo largo de su vida, a su valor, a su conciencia, a su capacidad de disfrutar, de aceptarse, de reconocerse y de cambiar para ser mejores, porque no se sienten a gusto con el conformismo ni la mediocridad. Cuando logras esto, nadie te lo quita, no se te ocurre buscar a quién tienes que complacer, cómo usar una talla menos de la que requieres ni qué moda seguir, lo que verdaderamente te importa es cuidar tu cuerpo y gozarlo en plenitud todo el tiempo que puedas, porque éste colabora en el esplendor de tu reinado para ti y para los demás.

Quiero que cuides tu físico, ¡sí!, pero que lo hagas aprendiendo a reinar porque es la verdadera manera de lograr tener un cuerpo esplendoroso, sea cual fuere tu edad. Si eres joven, porque tienes toda la vida por delante; si has celebrado muchos cumpleaños, porque ya puedes saber quién eres.

En este punto, quiero hablarte de mi tía, la reina, y te comparto algunos comentarios acerca de ella, que es también mi madrina, porque ha representado para mí un buen ejemplo con respecto al tema. Yo crecí percibiéndola como una reina. Hoy, a sus 69 años es una mujer guapa y distinguida, elegante y elocuente, encantadora y amorosa, pero al mismo tiempo una mujer que inspira respeto y sabe exponer y defender su opinión con entereza. Escritora y periodista de profesión, y actualmente también terapeuta, está muy en contacto con su ser en lo físico, mental, emocional y espiritual. Se ama y se respeta y promueve ser respetada. Es una reina en todos los sentidos, una mujer hermosa que hoy en día lleva sus años con dignidad (es importante decir que siempre le calculan menos edad de la que tiene, porque, según ella misma dice, internamente no ha envejecido) y los amigos que la conocen me comentan con frecuencia lo guapa que es. Acostumbra verse siempre arreglada, pero nunca exagera, y todavía hoy está ocupada en estudiar, ver qué más descubre y mejorarse a sí misma por puro gusto. Es una mujer que se ha preocupado toda la vida por ejercitar la mente y por entender sus emociones y las de los demás. Antes la oí decir muchas veces la palabra dieta, aunque no ejercicio, pues todos tenemos enfoques diferentes. Hace cuatro años decidió bajar 38 kilos y lo hizo. Días atrás hablaba con ella y me decía lo importante que le resulta en este tiempo de su vida quererse profundamente, encontrar nuevas formas de comer, alimentarse, nutrirse, darle a su cuerpo toda la salud posible. Desde mi punto de vista esto es lo que hace una reina. Ha sido siempre un referente para mí, y me gusta mucho pensar que yo vengo de una familia de mujeres reinas que saben reinar.

Desde luego, también se fue transformando de princesa a reina porque por lo general nadie nace siéndolo y, aunque así fuera, el sistema educativo, tanto familiar como escolar y social no necesariamente lo promueven. Es algo que podemos ir cambiando, especialmente si cada vez mayor número de mujeres, y de hombres, ¿por qué no?, deciden educar a sus hijas desde pequeñas para que sepan reinar y ver la vida como una extensa viña repleta de posibilidades.

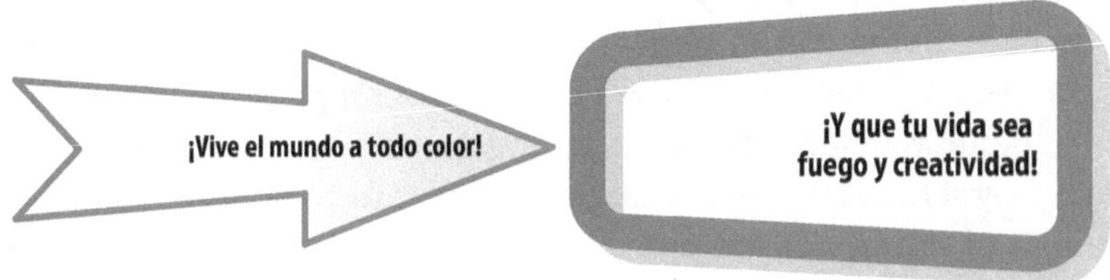

Así que si todavía no te sientes una reina, vamos a comenzar. El primer paso es dejar de complacer, no permitir que te hagan lo que sea y no prestarte tú misma a colaborar con esa situación, desde pequeños detalles. Quiérete y ve aprendiendo a hacerlo, trátate con amor, ve reconociendo tu valor verdadero, como te dije desde el primer capítulo. Admite un primer mandamiento: ama a tu cuerpo como a ti misma, entiende cuál es tu propia manera de empezar a reinar y comprende que el miedo no es nunca un buen consejero, porque conduce hacia la inmovilidad y el debilitamiento.

Como en la vida de todas las personas, puede haber en la tuya situaciones que te pusieron piedras en el camino. Bueno, pues puedes darte cuenta de que te sirven para dos cosas: para detenerte y hacer que te sientas una víctima o para crecer y realizar los cambios que modificarán tu vida. ¡Tienes el presente y el futuro! Toma tus decisiones para vivirlos a plenitud, disfrutarlos y dejar salir el misterioso poder que todos tenemos dentro y que nos conduce a ser mejores y más dichosos.

¿Qué no has sabido comer bien hasta ahora? Bueno, es un excelente momento para comenzar. ¿Qué has actuado contra tu propia persona?, pues tienes la vida por delante para amarte. ¿Que no tienes el cuerpo que deseas como reina?, pues date el gusto de construirlo. Te voy a decir algo importante: la mejor inversión de tu vida eres tú misma y, vuelvo a repetirte, esto no es egoísmo sino sabiduría; es amarte a ti y también amar a los demás, pues puedes ofrecerles tus limitaciones o tu dicha y crecimiento, y va a haber una gran diferencia en las relaciones que establezcas, en lo que le des a tus hijos, a tus hijas. Cualquier edad es buena para comenzar a reinar.

Te he contado de mi vida y lo que sentía cuando fui modelo para compartir contigo mis épocas de princesa y ejemplificar mi transición hasta el punto en que dije "ya basta".

Cuando acabé la carrera como traductora simultánea en inglés y francés todavía trabajaba como modelo, y quien ahora es mi esposo me preguntó: "¿y ahora qué quieres hacer, a qué vas a dedicarte?". Esta pregunta tocó una fibra muy importante en mí. Decidí no volver a modelar (y quiero decirte que ser modelo me abrió oportunidades y me permitió hacer inversiones que después dieron fruto). Quiero dejar muy claro que respeto a quien lo sea, pero yo comprendí que no era bueno para mi persona, porque no me ofrecía lo que verdaderamente quería lograr, sino que me limitaba y ataba de manos, y si hubiera continuado por ese camino yo no me sentiría bonita ni valiosa ni sería quien soy ahora. Y sucedió algo que hoy en día aprecio como muy significativo: dejé de desear espejismos de gloria provenientes de la inseguridad y empecé a tomar mis propias decisiones, paulatinamente, como nos pasa a todos. El primer pensamiento que salió de mi alma fue: "Ya no voy a ser modelo, sino una mortal común y corriente"; debo confesarte que fue una época de sándwiches y pasteles; hasta llegué a decir: "no tengo que hacer más ejercicio, la vida ha cambiado" y me dediqué a ejercer mi carrera durante algún tiempo, con bastantes satisfacciones.

Sin embargo, la reina ya andaba en camino e iba poniendo un pie delante del otro para agarrar vuelo. ¿Sabes qué pasó?: decidí comer sin preocuparme y no engordé, dejé de ir a castings y, curiosamente, las empresas de modelos comenzaron a llamarme. Decidí meterme al gimnasio porque lo disfrutaba, no porque era mi obligación, y me di cuenta de que no tuve el cuerpo que tengo hasta que adoré el gimnasio e hice ejercicio por puro gusto. Resulta curioso y hasta irónico que haya logrado mi mejor cuerpo cuando no iba a castings; es decir, cuando ya nadie me evaluaba. Me interesé cada vez más en los procesos sanos de alimentación, porque ya no tenía que complacer a otros lindando en la anorexia.

Ahora, visto a la distancia, fue entonces cuando me despedí de la princesa y apareció la reina que vivía en mí. Fue naciendo *la Health Coach* que hoy en día tanto disfruto ser. Me acometió una pasión verdadera por estudiar nutrición, alimentación y hacer deporte, y *¡voila!*, ocurrió el encuerpamiento. Ese fue el punto en que hice las paces conmigo y empecé a tener el cuerpo que siempre había querido y que no había podido lograr del todo.

Entenderás que no resultó casualidad que fuera también la época en la cual mi naciente reina fue creciendo y tomando su lugar, cuando empecé a interesarme en lo que es saber reinar, que para mí implica ser yo misma, salir del bloque de mármol en que, como el David de Miguel Ángel, estaba encerrada, encontrar mi propio destino, la forma de vivir que me hace sentir dichosa y bendecida. También entendí algo que fue para mí altamente revelador: la gente no va por la vida interesada en la talla de los otros sino en quiénes son verdaderamente, y el hecho de ser cada vez más coherentes con lo que deseamos, sentimos, expresamos y hacemos, nos conduce también a amar nuestro cuerpo y a sentirnos orgullosas de él.

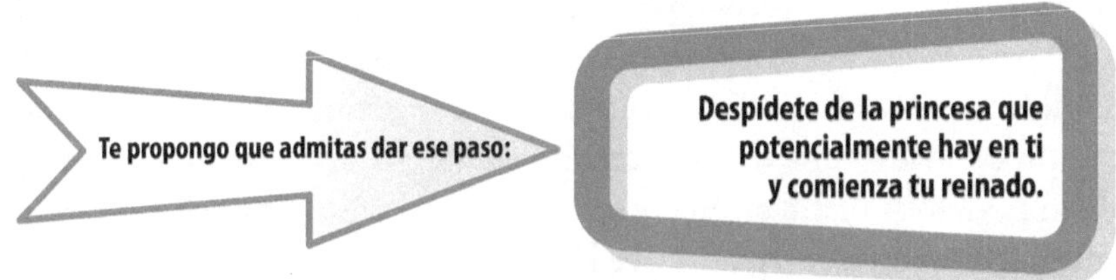

No vas a arrepentirte nunca de dejar salir a la reina que vive en ti. Lo deseo para las personas que quiero, para mis amigas, para las mujeres que acuden a mi consulta y para quienes leen este libro. Quiero que las mujeres dejen atrás las actitudes de sacrificio y de víctima; anhelo que mis amigas lleguen a sus últimos años en plena realización sin preocuparse de si usan tacones o no, si se ponen el color de moda aunque no les quede o pensando que su única opción es hacer concesiones que nadie requiere o comprar cosas que no necesitan a ver si algún día llegan a verse bien. Quiero que sepan que tienen todo el tiempo por delante para convertirse en las soberanas de sus propias vidas y, desde luego, para amarse en la más hermosa totalidad, y esto incluye su cuerpo.

Ese es mi trabajo como *Health Coach,* por eso me gusta tanto.

¿QUÉ VAN A DECIR LOS DEMÁS?

Bueno, todo cambio sorprende a quienes nos rodean, es natural. Cuando una mujer empieza a dejar de ser princesa, a afirmarse, a tomar decisiones y a expresar lo que necesita, es posible que las personas cercanas lo vean como algo negativo. Y en este punto enfrentas una prueba de alto calibre: tienes que decidir seguir complaciendo hasta la extinción o dejar nacer a la persona que eres.

Tal vez haya habido momentos en tu vida en que no te hayas sentido fuerte para expresar tu opinión, para defender tus ideas y has cedido a otros tomar decisiones que hubieran debido ser tuyas.

En una ocasión llegó una joven mujer a mi consulta y se presentó acompañada de su esposo, quien no le permitió responder preguntas tan simples como: "¿qué acostumbras desayunar?". Lo cierto es que no la dejaba hablar y, a mitad de la consulta, tuve qué aclarar a quién iba dirigida la misma, para marcar un límite a su pareja y que él comprendiera que tenía que dejarla responder si quería tacos de nopal o ensalada de atún para la cena. Cuando pienso en ella, comprendo que hay mujeres a las que puede costarle más trabajo "enreinarse", pero vale la pena conseguirlo.

Por otro parte, hay veces en que una reina intimida, y este comentario va para las parejas de las reinas: ¿quieren ser príncipes o reyes? ¿Desean seguir salvándolas una y otra vez o apreciarían una relación de compañía y amor? ¿Están preocupados por ver quién manda o les gustaría disfrutar en pareja? Y también podemos plantear una pregunta crucial para la mujer que comienza a abrazarse y quererse: ¿quieres ser la pareja de un hombre inseguro, celoso y machista que no te deja ni hablar o de uno que también se sienta rey y le parezca perfecto que seas reina y que puedas tomar tus propias decisiones?

Entiendo que se trata de un tema delicado, pero no hay que tomarlo a lo trágico: podemos cambiar y también es posible ir acostumbrando a los demás a dicho cambio sin dramas y ejerciendo una buena estrategia. Como te he dicho anteriormente, sé que hay casos extremos y en ellos es bueno solicitar ayuda, pues eres totalmente digna de ella si te encuentras atravesando por condiciones muy difíciles, pero, en general, resulta conveniente comprender que cambiar las relaciones depende de uno; de saber poner los límites amorosamente, sin gritos, sombrerazos ni intimidaciones innecesarias; de aprender a tomar decisiones. Casi siempre se puede negociar, pero ten presente que hay situaciones que pueden permitirse y otras a las que se debe poner un freno de la manera más acertada. Sólo hay algo que no es negociable; no podemos permitir que otros acaben con nuestra esencia y nuestra persona.

Y no me refiero únicamente a las mujeres que están casadas o tienen pareja. Todos necesitamos saber poner límites; recomiendo lo mismo para las reinas solteras, con las amistades, los trabajos o los jefes que atropellan. Una "anti reina" o una "princesa" se dejaría avasallar por todos; una soberana, establece límites, se defiende educadamente ante quien sea, se sitúa en el lugar mejor para sí o levanta el vuelo. Cada quien deberá evaluar la etapa por la que está atravesando y entender que algunas personas tienen modus operandis que someten y humillan y que, tal vez, no van a cambiar. Es opción personal quedarse en ese entorno o retirarse de él.

Tampoco hay que desestimar la capacidad de cambio de los demás y nos podemos llevar buenas sorpresas. En lo que a ti se refiere, quiero trasmitirte que es posible ser muy amorosa con los demás para que la transición de princesa a reina no se torne un asunto bélico. Recuerda que para pelear hace faltan dos. Amarte y respetarte no tiene que ver necesariamente con gritar y menos con insultar a los otros, rebajarlos y llenarlos de recriminaciones.

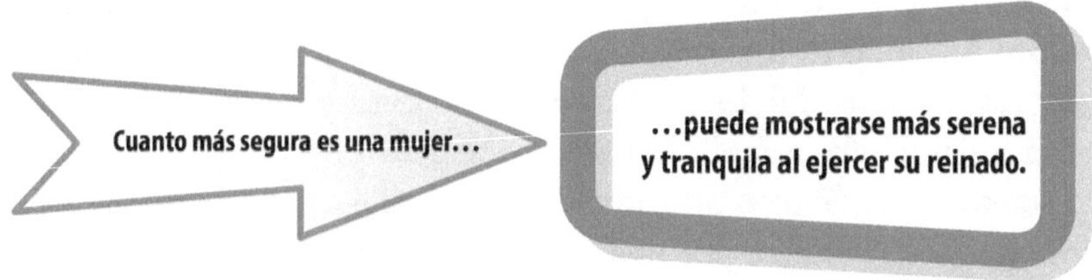

Hemos estado hablando de empoderarte, de encuerparte y ahora lo hacemos de "enreinarte". Ve educando a quienes están cerca de ti sobre la forma de relacionarse con una reina: no se les maltrata ni se les insulta ni se les humilla; no se les calla cuando hablan ni se les coloca en un escalón más abajo del que les corresponde; tampoco se les dice "mi princesita" ni se habla con ella de "piquete de ombligo"[30] ni se les dice: "qué onda, carnal",[31] ¿cierto?

Como hemos dicho reiteradamente, una reina inspira respeto y tú misma muestras a los demás cómo quieres ser tratada. Por mi parte, quiero decirte que nunca le he tenido que pedir a nadie: "no me digas carnal", porque mi actitud, aunque amorosa, proyecta cómo espero que las personas se vinculen conmigo; no he tenido que pedirle a nadie que me hable con respeto, porque yo lo genero: Hace poco un amigo me platicaba que a otra mujer conocida de ambos le llamaba por el sobrenombre "carnal" y me dijo "a ti jamás te llamaría así, me daría pena"; esto me hace pensar que yo expreso con mi forma de ser, mis palabras y mis acciones el respeto que merezco. Antes, por ejemplo, cuando me disponía a entrar a una habitación, pensaba si yo les gustaría; ahora, en cambio, miro con atención al entrar y me pregunto si ellos me van a agradarme a mí. Y las otras personas lo perciben.

Tú tienes que asumir una sola cosa: ser una reina, y poco a poco, los demás irán aprendiendo cómo moverse a tu alrededor. Piensa en la soberana como una figura amorosa, femenina, siempre en su sitio que es tan importante como el patriarca; ella es la que realiza actos de amor, escucha, guía a su pueblo y está dispuesta a compartir. Puede ser una personalidad fuerte

---

30 Mexicanismo que quiere decir manifestar exceso de confianza.

31 Mexicanismo que implica: "¿cómo estás hermana?".

y definida sin atropellar ni ser malvada ni egoísta. No tiene que ser ruda ni grosera, pero tampoco "darte el avión"[32] si no está de acuerdo contigo, y menos asumir la cada vez más en desuso costumbre social de afirmar: "sí, lo que diga mi esposo" en vez de expresar sus propias opiniones.

Tenemos que saber que si expresamos nuestra opinión no significa necesariamente que estemos descalificando otras creencias ni que rechazamos a quienes detentan diferentes puntos de vista. Las costumbres están cambiando y las mujeres tenemos un papel importante en este cambio. Nos beneficiará a todos que lo asumamos de una vez y también beneficiará a nuestras hijas e hijos y a las siguientes generaciones.

Estamos creando otro tipo de cuentos de hadas. Antes, si aparecían reinas en los relatos, se trataba, por una parte, de mujeres que fungían solamente como consortes del rey, o bien eran malvadas, envidiosas, verdaderas brujas. Ahora queremos mujeres seguras de sí, capaces de expresar sus propias cualidades. Una mujer que se siente realizada y es capaz de amar y de amarse no empuja a los otros hacia abajo y los humilla sino que, al contrario, colabora con ellos, los impulsa, les comunica su propia fuerza, energía y espíritu.

Tenemos que saber portarnos como damas satisfechas de ocupar nuestro verdadero lugar. Me gusta mucho la costumbre francesa de tratar a todas las mujeres mayores de 18 años, sean casadas o no, como señoras; no les dicen *mademoiselle* sino *madame*. Además, el hecho que nosotras sepamos reinar y dejemos salir todas nuestras potencialidades, quitará un peso innecesario a las relaciones hombre-mujer. Porque, pensémoslo, para los caballeros tampoco deberá ser grato tener que salvar princesas incapaces durante toda su vida.

No vale la pena discutir tampoco por pequeños detalles; la autoestima de la reina no se resiente por cualquier cosa, no toma a título personal que le digan: "te ves ojerosa"; de hecho, lo más probable es que nadie se atreva a expresárselo, y si hubiera un pelmazo que lo hiciera, ella no va a salir corriendo a colocarse rodajas de pepino en los ojos ni se va poner al tú por tú con él. No tiene que entrar en una discusión que no va a dejar nada productivo. Tú también tienes que "educarte" como reina y disfrutar ese camino.

CONOCER LOS ALCANCES DE NUESTRA MAJESTAD SOBERANA

Vuelvo a repetirlo, la reina "puede" disfrutar todo: la comida, las reuniones, los instantes vertiginosos y los momentos de serenidad. Se da per-

---

32 Mexicanismo que significa: "llevarte la corriente".

miso de fluir con las circunstancias. El "enreinamiento" ocurre en la vida de las mujeres a distintas edades y, cueste lo que cueste, siempre resulta ser un evento extraordinariamente venturoso. Una reina ya sabe el sentido de su vida, está en su lugar, en su papel, lo actúa, se regocija, bromea con él (cuando mi hermano me acusa de ser regañona, le contesto: ¡cuidado!, soy la reina y te estoy viendo, y nos reímos los dos).

Entiendo que a veces a algunas personas les cueste trabajo lidiar con las mujeres empoderadas, pero se halla en nuestras manos manejar nuestro acceso al trono con gracia y sabiduría.

Y, bueno, volvamos al tema del cuerpo, interés fundamental que nos ha hecho ponernos en contacto; empezar a reinar es saber oírlo, estar atenta a lo que necesita, aprender a conocer sus ritmos (que muchas veces tienen que ver con la temperatura). Es tratarlo con amor y cuidado. Si sientes hambre no tienes que vivir de manzanas, y no vas a desayunar alimentos fríos si se te antoja avena caliente.

Cuando una mujer empieza a trabajar con su *Health Coach* para acoger su condición de soberana, se dan momentos preciosos, porque no es lo mismo para alguien decir: "ayúdame a bajar diez kilos como sea porque tengo que verme bien en mi boda", que expresar: "voy a casarme y quiero verme como quien realmente soy y pretendo seguir siendo". Implica una inmensa diferencia. Tampoco resulta igual expresar: "me siento como una vaca", que "me encantaría reconciliarme cada vez más con mi cuerpo y disfrutarlo mucho más que ahora, porque me lo merezco". Ni resultan equivalentes las siguientes frases: "tengo que caber en mis *jeans* talla 0 a como dé lugar", que "me encanta la ropa y estoy deseosa de lucirla".

Claro, cuando tú llegas por primera vez a una consulta, eres libre de expresarte como quieras y de decir lo que te preocupa con respecto a tu cuerpo y a tu talla como te parezca conveniente. ¡No faltaba más! Por ejemplo, tal vez quieres que tu *Health Coach* te pese y te mida, o quizá no, y estás en pleno derecho de pesarte, de no pesarte o de hacerlo en privado. Por eso, una buena *Health Coach* se toma el tiempo y el profundo interés de escuchar a la persona que asiste a consulta y sabe brindarle ayuda sin atropellar ni ser intrusiva, y diseña los planes de alimentación de acuerdo con sus gustos y requerimientos.

Sin embargo, cuando alguien acude conmigo, yo suelo preguntarme: "¿está reinando o no lo hace?", y, además de todos los planes alimenticios y de ejercicio que resulten convenientes, abro la puerta para que vaya ocurriendo el "enreinamiento" y para que la persona se ame a sí misma tanto como a su cuerpo. Las dos situaciones no pueden separarse. Y también voy conduciendo a mis clientes hacia una costumbre que salva vidas: la introspección.[33] Esto es una prioridad.

No te lo he contado todavía, pero cuando decidí que ya no quería modelar y estaba buscando un nuevo sentido para mi vida, tomé un curso de *Introspección* que duró siete días y contribuyó de manera importante para que me decidiera a comenzar mi reinado.

Aprendí lo conveniente que resulta darnos tiempo a solas, considerar y analizar la situación que nos ocupa y tomar decisiones al respecto. Tenemos que aprender a escucharnos, establecer las prioridades, preguntarnos, por ejemplo: "¿tengo que o quiero que?"; "¿es necesario delegar o todo tengo que hacerlo yo?" (una reina sabe delegar y a quién le delega, porque si no se le acaba la vida). Tal situación que me daña... "¿yo la permito o yo la promuevo?". "¿Quiero seguirme quejando o quiero resolver lo que me lastima?". Es interesante darnos cuenta de que solucionar nuestros problemas está en nuestras manos en un porcentaje cercano al 80%.

Otórgate un rato contigo y divide una o varias hojas en dos columnas. En la primera escribe las quejas de tu vida, es decir, ¿de qué te quejas?, ¿qué te duele? En la segunda, anota cómo puedes resolver dichas quejas o problemas, delegar la situación o poner límites. Y analiza si está en ti o en otros la necesidad de perpetuar viejas e innecesarias conductas.

El instructor del curso de *Introspección* al que hice referencia decía: "lo que resistes persiste". Créeme, todas las quejas que escribí entonces las solucioné en los siguientes 15 días. Sí, a veces se requiere valor, pero asumir la responsabilidad de la propia vida es lo primero que tiene que hacer una mujer que está decidida a reinar.

Ahora, al invitarte a la introspección y a que tomes tus quejas, las enfrentes y las resuelvas, pienso en una mujer de alrededor de 60 años a quien trato en el plano social. Nunca la he oído quejarse y me parece también un ejemplo de reina. Sabe recibir halagos y yo le he hecho muchos, porque pienso que se los merece. Es muy distinguida, se viste fantásticamente (y no me refiero a que use ropa costosa), y tiene un maravilloso lenguaje corporal. Se le ve la edad, pero también lo guapa y lo fabulosa que es. Resulta toda una experta en proyectar su elegancia, camina con los hombros atrás y la espalda recta y habla con un timbre de voz muy estable. Tiene una forma de pensar verdaderamente moderna. No suele intervenir en críticas ni comentarios

---

33 Según Patrick Gosling y otros, en *Psychologie sociale: Approches du sujet social et des relations interpersonnelles (tomo 2)*, editorial Bréal, 1996, pág. 20, la introspección (del latín introspicere) o inspección interna designa la idea de "mirar al interior". Se trata del conocimiento que el sujeto pueda adquirir de sus propios estados mentales, para que le sea posible observarse y analizarse a sí mismo, interpretando y caracterizando sus propios procesos cognitivos y emotivos.

negativos y siempre llega a dar lo mejor de sí; va reinando por la vida y, por supuesto, al recordarla, no se me ocurriría preguntarme si ha hecho una sentadilla alguna o si le convendría bajar dos kilos. La gente gravita alrededor de ella que sabe reinar junto con su esposo; ninguno necesita ocupar el lugar del otro. Es una mujer espectacular y, debo decirlo, sin pelos en la lengua: directa sin resultar grosera. No tiene que ser el centro de la fiesta; destaca sin parecer que hace el esfuerzo de sobresalir. Nunca la he visto en fachas, pero tampoco acostumbra complacer para quedar bien.

Al contarte esta historia, quiero resaltar que cuando una mujer acepta su soberanía, como efecto natural e inmediato, deja de quejarse, porque tal conducta es propia de quienes no tienen poder. Aprende a tomar el control positivo de su vida, a saber que es capaz de tomar decisiones para resolver sus problemas y comienza a vivir exactamente como quiere hacerlo.

Y esto la conduce a hacer las paces también con su propio cuerpo, su manera de comer, de vestirse, de disfrutarse.

Por eso te he expresado ya algunas veces de diversas maneras que no es tener un cuerpo extraordinario lo que te conduce a la felicidad o al bienestar, sino viceversa: decidir ser la dueña de tu vida, saber quién eres, aceptarte, amarte, respetarte y disfrutarte te conduce sin escalas a ese cuerpo maravilloso que quieres.

LA REINA Y SU RELACIÓN CON LA COMIDA

Reinar con gracia majestuosa sobre el propio cuerpo y sobre la manera particular de acoger el *embodiment,* no significa que porque puede hacer lo que quiere una mujer tenga que comer panquecitos todo el día. Al contrario, quien "sabe quién es y el lugar que ocupa" cuida su alimentación y su cuerpo por amor propio, por decisión, por convicción; disfruta hacerlo, le encanta sentirse empoderada y guapa, y transitar así por el mundo. ¡A mí me encanta sentirme empoderada y guapa!

Una soberana genera entornos, sistemas y procesos de plenitud, dicha y metas saludables. Es dueña de su propia varita mágica. No se va a comer alimentos chatarra a toda hora, porque no necesita llenar un vacío que no puede llenarse de esa forma (pues ese vacío proviene de la infelicidad y del auto desconocimiento). Como no se trata como si tuviera un látigo en la mano, tampoco va a ir a una recepción y quedarse sin comer porque la comida no es *light.* De ninguna manera va a escoger un ejercicio que no disfruta y le parece una tortura, pues en su soberanía reside el poder de elegir. Tampoco irá a un viaje a la India y no comer más que ensalada porque está de dieta. Una reina no anda por ahí limitándose las experiencias. Ella, como buena mandataria, puede equilibrar distintos momentos y diversas formas de alimentación. Sabe celebrar y admite que la festejen con todos los fuegos artificiales posibles.

ALGUNAS FORMAS DE "ENREINARSE"

Darse cuenta de que ya no es satisfactorio ser princesa es el punto número uno. Resulta preciso empezar a percatarnos de que el traje de princesita nos queda chico y que ya no nos gusta como antes. El paso siguiente es decidir que anhelamos, que necesitamos cambiar, que vale la pena salir de la "zona de confort", porque, en realidad, no está siendo tan confortable.

Tal reflexión nos conducirá de inmediato a preguntarnos quiénes somos, quiénes queremos ser, qué potencialidades deseamos desarrollar de todo corazón, cómo queremos vivir, cómo deseamos ser tratadas. Esto es abrir las puertas del auto conocimiento. Haz tarea de introspección, pasa tiempo contigo, ve entendiendo qué es lo que quieres o, al contrario, lo que no quieres. Analiza tu relación con tu cuerpo, tu mente, tus emociones, así como con las personas que te rodean. Atrévete a hacerte una pregunta fundamental: "¿Esto es lo que deseo para el resto de mi vida?".

El siguiente paso es no tener miedo ni vergüenza de opinar, de expresar tus ideas en voz alta y de trasmitir con toda libertad quién eres y lo que necesitas. Significa poder decir: "Yo, Rebeca, no estoy de acuerdo en ir a un espectáculo de orcas, porque no apruebo el cautiverio de estos maravillosos animales", y que los demás piensen lo que quieran. Tampoco significa que los otros tengan que hacer lo que yo deseo o que deban pensar como yo.

En todo momento, date tú misma el tratamiento de soberana; quienes te rodean irán aprendiendo de ti.

La autoestima crece como una avalancha, se va ejercitando, se va dando, y mientras más te amas, más te cuidas y tu cuerpo resultará totalmente beneficiado. Seguir un plan alimenticio y de ejercicio te será cada vez más fácil. No te regatees el placer de tu amor por ti. Ámate como a una hija y mírate crecer y empoderarte con orgullo.

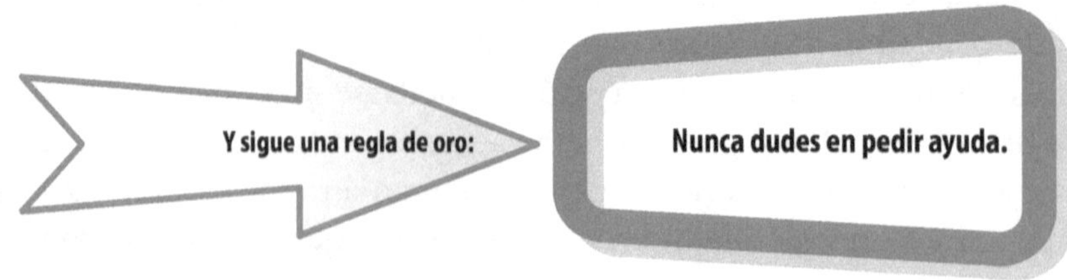

Cuando te has convertido en reina vas a comer frutas y verduras, a hacer ejercicio, a valorar tu figura y tu salud, no porque estés buscando complacer, sino porque alguien a cargo de una familia y de una nación es la primera que tiene que amarse para que su cuerpo permanezca hermoso, fuerte y capaz de reinar muchos años. Cuando te has convertido en una reina dejas de contar calorías de manera obsesiva, dejas de criticarte en voz alta a toda hora, aprendes a aceptar halagos, dedicas tiempo para ti y para tu bienestar físico y emocional.

Cuando esto sucede todo entra en armonía y el hecho de castigarse, insultarse, despreciarse, sentirse infeliz y padecer castigos o torturas extremas pierden totalmente su sentido, porque el camino se está disfrutando. Y es ahí donde yo digo que ocurre la magia de convertirse en soberana, como ocurrió conmigo. Ahora gozo enormemente ejercitarme y cocinar, tanto para mí como para los que quiero; aprecio profundamente ser feliz, abrazar el propio camino, vivir la vida. Esto es lo que deseo para ti. Y podemos lograrlo.

¿Recuerdas cómo comenzó nuestro capítulo "De princesas a reinas? Pues ahora sí te pido que respondas la pregunta que te formulé al inicio: ¿Quieres seguir siendo princesa o convertirte en la reina de tu vida y de tu cuerpo?

Capítulo 4

Las frases de la bruja maldita

Hasta ahora he hablado de princesas encadenadas, humilladas y sometidas que cuando deciden realizarse se transforman en reinas con todos los poderes y derechos; sin embargo, es preciso considerar otra figura presente en los llamados cuentos de hadas que, la verdad, no son tanto de hadas sino de brujas, porque ¡vaya poder que tienen estas últimas! De ellas hablamos. Son capaces de alterar la vida de todos en el castillo, en el reino o en cualquier sitio y, a través de la infelicidad, someten a quienes tienen que ver con ellas, se hacen sus dueñas y difícilmente hay alguien (ni siquiera un reino completo –como sucede en la Bella Durmiente–) que sea capaz de decirle: "¿sabe qué, señora?, váyase a fastidiar a otro lado con sus amenazas y a otra cosa mariposa". Tal es el poder de la bruja, que es lo mismo que tu Sombra" si no sabemos cómo tratar con ella y ponerle un freno para que no se apodere de la totalidad de nuestra existencia.

Porque, vamos a ver, ¿cómo podríamos definir la forma de ser y las motivaciones de una bruja? Es una mujer (casi siempre una mujer, ¿te fijas?; en los cuentos por lo general hay genios o grandes hechiceros y no brujos varones) que se siente fea o tiene miedo de que no la consideren la más bella del reino si viene otra más joven y hermosa que le quite el lugar; siente envidia, no hace contacto con un poder interior de dicha y seguridad (tampoco ellas son o se sienten reinas por propio derecho) y tienen que esclavizar, dañar, ser crueles e imponer sus arbitrariedades y creencias de no muy noble factura a todos los demás, especialmente a la princesa que es objeto de su enojo y que la confronta con sus propias inseguridades y motivos de infelicidad. Porque, ¡ojo con esto!, la bruja nunca es feliz: sus decisiones y comportamientos provienen de un núcleo interno de inestabilidad, incertidumbre e incoherencia que la lleva a la siguiente contradicción: "tengo el poder, pero no lo utilizo para sentirme feliz, plena ni satisfecha por lo que yo soy, sino que lo ejerzo malamente para hacer desdichado a alguien y construir sobre esa desdicha un reflejo distorsionado de mi propia valor".

Carl Gustav Jung, a quien ya me he referido, nos habla sobre el arquetipo de la "Sombra".[34] Ésta constituye para Jung el conjunto de situaciones inconscientes no resueltas por la persona y está integrada por percepciones de poca valía, frustraciones, situaciones dolorosas no ventiladas, experiencias vergonzosas propias o atribuidas por quienes la han rodeado y "educado" desde su nacimiento, sentimientos de culpa, miedos, inseguridades, celos, egoísmo, insensibilidad, dureza, rigidez, ira, envidias y resentimientos, entre otras manifestaciones profundamente limitantes en lo que a la felicidad y la auto realización se refiere. También inciden en la formación de la "Sombra" las expectativas de los padres y de la sociedad misma que llegan al niño o a la niña a manera de mandatos desde la más tierna infancia o incluso desde el vientre materno. Podemos poner ejemplos de algunos de estos mandatos: "Bájate el vestido que se te ve todo, las niñas decentes no se sientan así". "No pongas esa cara tan fea, que nadie te va a querer". "Cállate, los niños no lloran, eso es de mujercitas" y, desde luego, otros peores y altamente dañinos en los que profundizaremos más adelante.

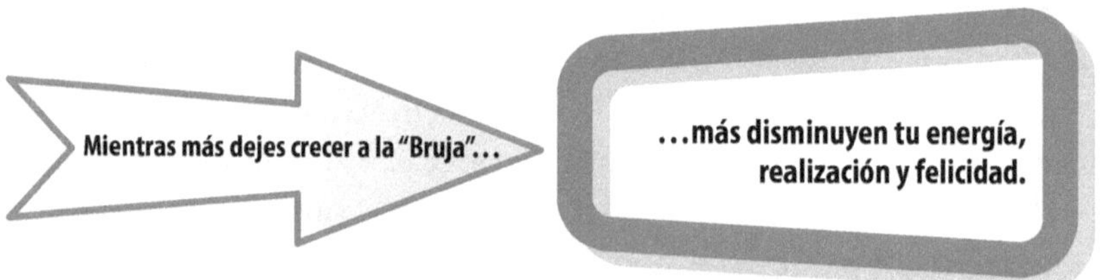

El conjunto de elementos constitutivos de la "Sombra" pueden llegar a formar un grave complejo y, si no se va reconociendo, integrando a la conciencia de la persona y resolviendo, se apodera de ella como una bruja maldita que conduce a "existir" desde la infelicidad, la negatividad y la parte más obscura del alma, la mente, las emociones y del cuerpo (que se emiten en forma distorsionada). ¿Te das cuenta? La bruja maldita, es decir la Sombra, eres tú misma y vive oculta dentro de ti.

34 Zweig, Connie & Wolf, Steve. *Vivir con la sombra. Iluminando el lado oscuro del alma.* Tercera edición. Primera edición: Septiembre 1999. Barcelona: Editorial Kairós.

La "Sombra" se convierte también en un espejo por el cual juzgamos al mundo y a los demás en un profundo y lamentable intento de auto defensa. Por ejemplo, quien va por la vida encontrando personas odiosas, malintencionadas y que "sólo quieren hacerme daño", está proyectando sobre los otros su propia sombra y, muy posiblemente, poniéndose una y otra vez en el camino de personas que se comportan así, lo que le permite confirmar la validez de su creencia.

Si no hacemos consciente a esta "Bruja y no la incluimos en nuestro proceso de introspección tiene un efecto destructivo sobre nosotros, nuestras relaciones y los grupos a los que pertenecemos (la familia incluida) y la sociedad. En cambio, cuando se explora, se reconoce y se trabaja en ella para integrarla a la personalidad de manera liberadora, puede transformar esa misma energía negativa en creatividad, fuerza en y lo que tanto quiero para ti: auto aceptación, confianza, crecimiento, desarrollo, decisión, enfoque y, sobre todo, bienestar.

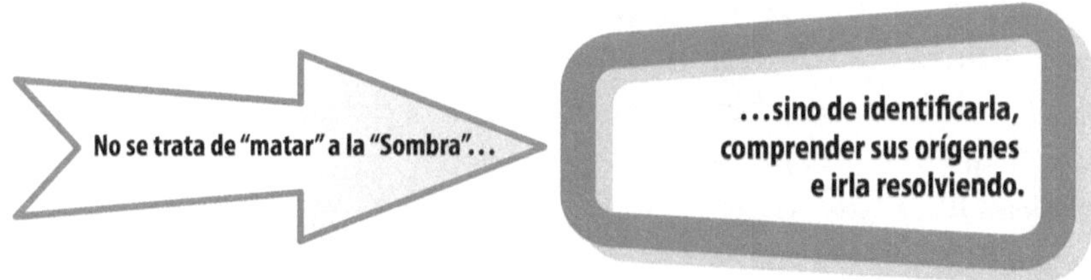

De ahí mi interés en hablarte de "la bruja maldita", pues en ella se personifica la "Sombra" y te lo digo de otra manera, la "Sombra" son todos los *issues*[35] no resueltos que viven en tu cabeza. Porque, vamos a ver, ¿qué es lo que hace la bruja?: denigra, juzga, reprueba, detesta, amenaza, condena y, a partir de ahí, maldice. ¿Y qué es una maldición? Una maldición es la expresión de un deseo maligno dirigido contra una o varias personas que, en virtud del poder mágico del lenguaje, logra que ese deseo se cumpla.[36] Y aquí quiero señalar la frase: "en virtud del poder mágico del lenguaje", es decir, de la autoridad y supremacía que tiene lo que te dicen y, sobre todo, de lo que te dices a ti misma, ya sea que esa voz parta de ti o provenga en realidad de mandatos y expectativas impuestos por terceras personas.

En algunas corrientes psicológicas se les llama "frases brujas", es decir anatemas con los que te lastiman o lastimas, que detienen tu crecimiento, te conectan con inseguridad, desaprobación, culpa e infelicidad y que tienen el carácter de "hechizos". Algunas frases brujas son:

---

35 Asuntos.

36 https://es.wikipedia.org/wiki/Maldici%C3%B3n

◊ Mira que eres tonto (a un niño), así no se agarra una taza.
◊ Ni modo, te quedaste chaparrita.[37]
◊ (Ante la creatividad de una adolescente) Otra vez tú y tus ideas locas.
◊ De nuevo te ensuciaste el vestido con tierra, no hay manera de que te veas bien, eres muy cochina.
◊ ¿Qué se puede esperar de ti, con lo gorda que era tu madre?
◊ No puedes.
◊ Esfuérzate más porque todo te sale mal.
◊ ¿Para qué quieres ir a la Universidad si al fin vas a casarte y quedarte en tu casa a que tu marido te mantenga?, sería dinero perdido, mejor
◊ lo gasto en tus hermanos".
◊ No dices más que tonterías.
◊ ¿Quién te va a querer a ti?, con lo rara que eres.
◊ Vete de aquí, no quiero ni verte.
◊ También hay frases brujas terriblemente limitantes que provienen de la imaginería popular:
◊ Nunca pasarás de perico perro.
◊ Ni le busques, el que nace para maceta del corredor no pasa.
◊ Hijo de tigre, pintito.
◊ La letra con sangre entra.
◊ Aunque la mona se vista de seda, mona se queda.
◊ No se puede pedir miel para la boca del asno.
◊ La cabra siempre tira al monte.

En concreto, las frases brujas bajan la energía, impiden avanzar y sentencian a la infelicidad que produce vivir en la "Sombra", pues forman parte de ella. Para mí las frases brujas son ideas o pensamientos tóxicos, instalaciones familiares, transgeneracionales y sociales que, en lo que se refiere al contexto de nuestro libro, condenan a las mujeres a ser princesas desgraciadas.

¿DE QUIÉN PROVIENEN LAS FRASES BRUJAS?

Lo cierto es que siempre provienen de otros que nos las instalan desde la infancia o, como ya te he dicho, desde antes de nacer, a través de la información familiar continua que un niño o una niña reciben en el vientre materno, pero pueden ser interiorizadas, repetidas y ejecutadas por ti.

Tristemente, las frases brujas suelen venir de alguien muy cercano a nosotras y, como regla general, de una mujer. Esas frases se comunican de madres a hijas y alguien tiene que romper la cadena de maldiciones, ¿qué tal

---

37 Mexicanismo que quiere decir: "no creciste, te quedaste más chiquita de lo que debías ser".

si comienzas contigo misma y creas en tu familia y en tu entorno un nuevo linaje de mujeres que se aman, se respetan y se tratan a sí mismas, en las palabras y en los hechos, como verdaderamente se merece?

Recuerdo el caso de dos hermanas que conocí hace algún tiempo. Su madre —¡contradicciones de la existencia!— era reconocida como una gran pedagoga. Pues esta señora tan educativa solía decir: "tengo una hija bonita y una inteligente". ¡Imagínate nada más!: las alababa al mismo tiempo que les propinaba tremendo golpe. Pues, déjame contarte: la "inteligente", que era muy bella, se sentía fea y entraba en gran competencia con otras mujeres para tratar de quitarles el novio o el marido, a ver si así se validaba, y la "bonita", en verdad una muchacha muy talentosa, se dedicaba a hacer cualquier cantidad de desastres inexplicables que la dejaban continuamente muy mal parada. Como seguramente te has dado cuenta, aquí las frases brujas operantes no eran "bonita" e "inteligente", que aparecían en la "superficie" del discurso, sino "fea" y "tonta", que iban por debajo del agua.

Estoy segura de que las madres y los padres hacen todo lo mejor que pueden y más por sus hijos, pero, en su afán de ayudar, vale la pena revisar si, de paso, no están instalando ideas tóxicas que, sin querer, pueden convertirse en "maldiciones".

Algunas frases de este tipo que conducen a las niñas a ser princesas desgraciadas son:

◊ Las feas no se casan.

◊ A las gordas nadie las quiere.

◊ Si no te cuidas, tu esposo te dejará por una más joven.

◊ Si eres gorda no eres bonita.

◊ El destino de una mujer es casarse y tener hijos, lo demás no importa.

◊ "Tienes" (las comillas indican obligación y no disfrute) que hacer

◊ dieta.

◊ "Tienes" que hacer ejercicio, aunque no te guste.

◊ La vida de una mujer es sinónimo de sacrificio.

◊ Tan joven y ya te ves como un cerdo.

◊ "Tienes" que cuidarte, no vayas a terminar como tu abuela.

◊ No sé qué hice para tener una hija así.

◊ Ni modo, no eres bonita, saliste a la familia de tu padre, ¿qué le vamos a hacer?

Hace unos días estaba en el súper y pude darme cuenta de lo que sucedió entre una señora extremadamente arreglada y sin un cabello fuera de lugar y su hija, una muchachita de aproximadamente catorce años que se veía apocada y flaquísima. La chica había agarrado un paquete de galletas y la mamá literalmente se lo arrancó de las manos de golpe y lo devolvió al anaquel mientras le decía en un tono de voz que todos pudimos escuchar: "Si te pones gorda no te vas a casar nunca". Tremenda maldición, ¿verdad?

Sin darse cuenta, los padres y las madres, plantan exigencias en la mente y en el corazón de sus hijos e hijas, seguramente porque piensan que es una forma en que les demuestran su amor, pero también porque sin hacerlo consciente, tratan de vivir a través de ellos asuntos propios que no han podido resolver por el motivo que sea. Por ejemplo, una madre muy rígida y necesitada de complacer, que posiblemente no se sintió amada en su infancia, tiende a exigir perfección a su hija, transmitiéndole así una buena carga de ansiedad. O, tal vez, una mujer que necesita mucho sentirse más guapa que nadie (como la madrastra de Blanca Nieves), demerita a su hija y, consciente o inconscientemente, la hace sentirse fea e inadecuada, para conservar su "título" de belleza. O un padre que fue muy maltratado por su progenitor, transmite a sus hijos la idea de que "no valen" para así, al menos, sentirse más que ellos. Y, llegando a casos extremos, una mujer que no hubiera querido tener hijos y que piensa que estos le arruinaron la vida", les endosa un mensaje continuo de "no vivas, no seas feliz".

Lo anterior no quiere decir que los padres y las madres sean los culpables de todo y que no nos hayan amado. La naturaleza humana, querida lectora, es compleja y camina por muchos senderos.

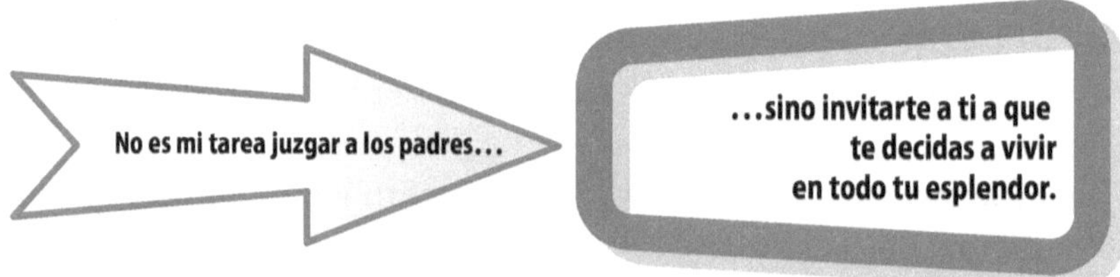

Lo que sí puedo decirte es que hay un momento en la vida de todas las personas (en unos casos más evidentes y en otros aparentemente menos notorios) en que uno tiene que convertirse en su propio padre y su propia madre, decidir dejar el rol de víctima (si éste fue designado por los progenitores, la familia y la sociedad) y decidirse a reinar. Es curiosa la paradoja: la insatisfacción puede haber sido plantada en ti por otros, pero la satisfacción verdadera sólo puedes decidirla y lograrla por ti misma. Aquí entra de nuevo la necesidad de abrazar la introspección y de tomar la decisión de convertirte en quien verdaderamente quieres ser desde lo más valioso de tu propia esencia. Como te he aconsejado anteriormente, si sientes que tu situación familiar ha sido extrema en cuanto a las "maldiciones" se refiere, no dudes en pedir ayuda. Construir tu existencia libremente desde tus propios cánones, con dicha, bienestar y realización es el más pleno de tus derechos. No hay inversión mejor que esa.

OTRAS VOCES DE LA BRUJA MALDITA

La frase "estar a dieta" también se ha convertido en una especie de maldición muy diferente a "quiero alimentarme bien y hacer ejercicio porque deseo darme lo mejor". Hoy en día, se ha comprobado que la mayoría de las niñas hacen su primera dieta alrededor de los 13 ó 14 años. Y en una cultura donde las mujeres están a dieta eternamente —muchas veces sin lograr adelgazar porque las restricciones absolutas sólo invitan a grandes transgresiones–, los médicos, los padres y las madres siguen enseñando a las niñas y adolescentes el espejismo que representa la privación y el sacrificio con respecto a la comida en lugar de transmitirles el valor de saber comer sanamente, con gusto y amor por la propia persona. Y pasa lo mismo con el ejercicio.

Otras instalaciones sociales absurdas y arbitrarias son, por ejemplo, "deberías ponerte bótox porque tienes 36 años, así no tendrás arrugas en el futuro", "hazte un súper *lifting,* ya tienes cuarenta años" (porque, claro, una mujer que ha ido luciendo las arrugas propias de sus expresiones y de sus experiencias de vida, según la bruja maldita, debería estar completamente condenada al boicot, al desprecio y al desamor). ¡Qué locura!

También las tallas son instalaciones sociales que pueden vivirse como persecutorias y opresivas, como si solo fuera bella y valiera la pena alguien que usara talla *small.* ¿Puedes apreciar lo absurdo que resulta este planteamiento y te das cuenta ahora de que no puedes decidir tu felicidad y tu propia valía por él? Yo por ejemplo uso talla de pantalón *medium* y créeme no necesito usar *small* para saberme hermosa.

También las "amigas, se portan a veces como brujas malditas, por inseguridad y también por envidia, como si algo de nuestra persona las irritara, como si al rebajarte a ti, ellas ascendieran ante sus propios ojos. Y no faltará alguna que te diga: "oye, ¿qué te pasa hoy, te ves hinchada?" o "me parece que esos pantalones se te van a reventar, ¿estás engordando?".

Al respecto, lo que puedo decirte es que hay que discernir quién es tu amiga y quién es una bruja maldita disfrazada de amiga. Las mujeres tienen un peso muy importante en nuestras vidas, porque por su propia presencia, actúan en nosotras como referentes y, lamentablemente, hay muchas que están acostumbradas a ser insidiosas, envidiosas y criticonas, tal vez porque su "Sombra" pesa todavía demasiado en ellas y tienen que desplazarla a otras congéneres para poder lidiar con la infelicidad que les provoca, ya que, después de todo, parece más fácil decirle a otra "estás gorda" que aprender a expresarte con mucho cariño: "amo mi cuerpo y me gusta ejercer mi atractivo, así que voy a ocuparme creativamente de mí".

En realidad, pienso que hay que seleccionar bien a las amigas y elegir a mujeres empoderadas, solidarias, deseosas de respaldar a las personas de su propio género. Claro, no se trata de ser un juez de toda mujer que forma parte de tu entorno y decir, por ejemplo: "ésta no es feminista, la tacho de mi agenda"; podemos ser muy amorosas con nuestras amigas y, como te he recomendado en otras ocasiones, si no te parece la forma en que una persona cercana te está tratando, habla con ella tranquilamente y exprésale cómo te sientes y la manera en que te gustaría que se modificara una situación dada. Así crecerás tú y la ayudarás a crecer si ella quiere, y juntas irán construyendo y validando "otro modo de ser mujer", la de la reina a quien le gusta ver reinar a las demás.

Aprovecho para decirte que, para mí, todos los días son los días de la mujer, todos los días, son "mi día" y son "tu día" también, porque si quiero respeto y amor para mí, lo quiero también para ti, como es lógico.

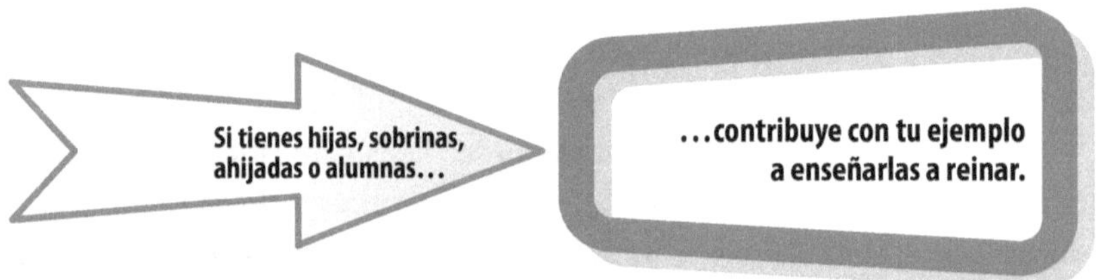

Y en este punto, quiero hacerte una pregunta clave: ¿Quién educa a quienes prefieren princesitas en lugar de reinas?

En su libro, *Los hijos de Yocasta*[38] Chistiane Olivier sostiene la tesis de que es la sombra de la madre –que se relaciona de manera diferente con los hijos que con las hijas– la que perpetúa el antagonismo que existe entre ambos sexos y muchas conductas que pueden considerarse machistas. Esto es, que mamá consiente a su Edipito[39] más que a sus hijas mujeres.

---

38 Cristiane Olivier, *Los hijos de Yocasta*, Edit. Fondo de Cultura Económica, 1984.

39 Nombre que hace referencia a *Edipo rey*, tragedia escrita por Sófocles, poeta trágico griego (496 a.C-406 a.C), en la cual en que un hombre, precisamente Edipo, se casa con su madre ignorando que lo es. Esta obra ha dado nombre al "complejo de Edipo"

Siempre agradeceré un recuerdo que tengo de cuando yo era adolescente. Un domingo estábamos comiendo mi hermano y yo en la mesa y, cuando terminamos, levanté los dos platos y los llevé a la cocina para lavarlos. Mi papá fue por el plato de mi hermano, volvió a colocarlo en la mesa y nos hizo ver que era a él a quien le correspondía recogerlo porque el hecho de que yo fuera mujer no significaba que estaba a su servicio. Creo que fue muy educativo para los dos.

OTRAS FUENTES DE FRASES BRUJAS

Las maldiciones (disfrazadas de bendiciones a veces) provienen de toda una red y no sólo del entorno familiar. Nos las dicen las revistas ("cómo complacer a tu hombre, seis maneras en que lo tendrás cautivado"), el cine: (¿viste la película *Amor ciego*?)[40], la televisión (tal vez recuerdes *Betty, la fea*)[41] o las redes sociales que hoy en día tienen un lugar preponderante en los conceptos de belleza y que muchas veces, son cómplices totales de la bruja maldita (Instagram, por ejemplo, está retacado de mujeres espectaculares que venden fajas, cremas y cualquier cantidad de productos acompañados de imágenes en las que se puede apreciar el antes y el después, tras hacer atravesar a la modelo en cuestión por un buen proceso de photoshop o cambiarla por una mujer distinta para convencerte de que el abdomen prominente de "antes", pasó a convertirse en una linda cinturita siete días más tarde).

¿QUIÉN ES LA BRUJA MALDITA?

Un cuestionamiento clave, sin embargo, es preguntarnos si ya, a estas alturas, la Rosemary de *Amor Ciego* o *Betty la fea*, no son solamente mensajes del imaginario social que viven de una manera más o menos vaga en la propia cabeza y si los verdugos han dejado de ser mamá, abuelita, las mujeres de mi árbol genealógico, los medios de comunicación y las redes sociales, sino si te has convertido en tu más cruel ajusticiadora, incapaz de sentirte a gusto contigo y de amarte tal como eres.

No te digo con esto que sea yo partidaria de que una mujer (ni nadie, en realidad) se abandone a la inercia y diga, por ejemplo: "yo soy bonita por

---

por el que hay una cercanía amorosa muy pronunciada entre la madre y el hijo.

40 *Amor ciego* es una película romántica de 2001, protagonizada por Gwyneth Paltrow, Jack Black y Jason Alexander. Fue dirigida por Peter y Bobby Farrelly. En ella, el protagonista se enamora "bajo hipnosis" de una mujer con sobrepeso, pues sólo puede percibir su belleza bajo esta condición.

41 *Betty la fea* fue una telenovela colombiana, creada por RCN Televisión y escrita por Fernando Gaitán, ganadora del Guinness Records 2010 como la telenovela más exitosa de todos los tiempos. Se estrenó el 25 de octubre de 1999 y finalizó el 8 de mayo de 2001. Fue protagonizada por Ana María Orozco y Jorge Enrique Abello; en ella se narra la historia de una secretaria muy desmejorada, con lentes, brackets y descuidada que está enamorada de su guapo jefe. Al final, ella se arregla, aparece bonita y entonces el jefe le hace caso. En realidad es una versión de la princesa a la que el amor del príncipe rescata.

dentro y qué me importa lo que todo el mundo piense, me atasco de pizza todas las noches", porque una actitud así también representa una trampa de desamor. En cambio, participar creativamente en ser la mejor versión de ti deja fuera a la bruja maldita y te hace tomar las riendas de tu particular existencia, de lo que sanamente quieres, porque sabes que te lo mereces y que no tienes que conformarte con "lo que sea", pues eres perfectamente capaz de empoderarte, "enreinarte" y disfrutar tu paso por el mundo, incluyendo lograr el *embodiment*.

Déjame contarte de una de mis clientas: era una mujer de un rango social, político y económico muy alto, pero le costaba mucho trabajo ser feliz, porque tenía a la bruja maldita metida "dentro de su cabeza" diciéndole cosas horribles y nunca se sentía hermosa ni merecedora, aunque lo era. Gastaba miles de pesos mensuales en masajes, mesoterapia, vendas de todo tipo, aparatología (láser y radiofrecuencia), pero nos costó trabajo que ella llegara a decidir invertir en comida saludable y admitiera lo digna que era de ser amada y de disfrutarse.

No creas que el asunto me resultaba desconocido, no solo por mi preparación como *Health Coach*, sino por mi historia personal que ya te he venido compartiendo. Cuando yo era todavía una princesa que aspiraba a ser modelo a ver si así le podía demostrar a quien fuera que "yo valía algo" (como si eso estuviera en tela de juicio), tenía a una BK anoréxica en la cabeza, un *alter ego* que me maldecía todo el tiempo:

◊ Estoy gordísima.

◊ No la voy a hacer.

◊ Si sigo así no van a quererme en ningún *casting*.

◊ Un día les voy a demostrar quién soy.

◊ Las otras se ven mejor que yo.

◊ No resulto lo suficientemente bonita.

◊ No soy lo bastante alta.

◊ Soy caderona.

◊ Yo tengo la culpa porque ayer comí pastel y hoy me aprietan los *jeans*.

◊ Hoy sólo voy a comerme una manzana.

◊ No voy a comer.

◊ Voy a castigarme con ocho horas de ejercicio.

◊ De alguna manera tengo que pagar mi culpa.

¿Se puede ser feliz así? ¿Vale la pena demostrar lo que sea en esas circunstancias? Claro que no. Por favor, ¡desconecta a la bruja maldita! Es totalmente indispensable, porque, como te he dicho antes en este libro, cuando la voz que te descalifica y te condena no viene de otros, sino de tus propios labios o de tu propia mente, resulta todavía mucho más poderosa.

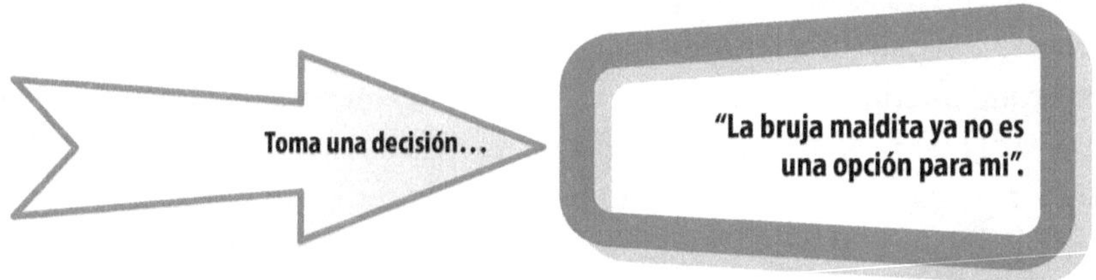

En esa época había dos o tres chicas a quienes seguía en las redes sociales que también contribuían a que yo tomara decisiones que iban contra mi salud, mi energía y mi bienestar, pues promovían cosas que eran cero saludables. Hoy en día no veo una página de esas ni por casualidad. La reina que soy ahora tiene una respuesta para esos malos consejos: "Si me envenena, no es para mí, yo no tengo por qué estarme torturando, yo no soy cómplice de ninguna bruja maldita".

A estas alturas soy muy consciente de que no puedo dejar que mi voz haga comentarios que me denigren y me destruyan, y que las ideas tóxicas, vengan de donde vinieren, no van con la mujer que soy.

MALDICIONES QUE SE DAN A TRAVÉS DE LOS HECHOS

No sólo vale la pena percatarnos de las frases maldicientes de la bruja, sino de hábitos y circunstancias de nuestra realidad actual que seguramente señalan aspectos de la "Sombra" que hay que resolver. Déjame hacerte algunas preguntas:

¿Fumas mucho, aunque empiezas a tener ya una "tos de perro"?, vale la pena revisar de dónde salen tus niveles de ansiedad.

¿Eres una adicta a las cirugías?, pues tal vez necesitas trabajar en la auto aceptación y auto confianza.

¿Siempre estás enferma de algo? Hay asuntos emocionales no resueltos que se están manifestando en tu biología a través del inconsciente.

¿Te peleas con todos y, a tu juicio, los demás tienen la culpa de lo que te pasa? Tu "Sombra" anda muy activa y está encontrando espejos por todas partes; es un buen momento para revisarla, integrarla y buscar la forma de resolverla.

¿No consigues pareja o te relacionas con personas que no resultan ser buenas para ti? Pregúntate cómo anda tu "yo merezco".

¿Te rodeas una y otra vez de compañías que te anclan? Hay que enfrentar el propio valor y explorar las expectativas personales que no te estás atreviendo a realizar.

¿Hay en tu clóset de manera permanente una variedad de cuatro tallas distintas de ropa: chica, mediana, grande y extragrande, y las conservas todas porque puedes necesitarlas en cualquier momento, ya que tu control (o descontrol) de peso te lleva a dietas yo-yo? Acuérdate de que la maldición es algo que sigue vigente si no se le pone fin de la manera correcta, pues genera ciclos que se repiten; parece que terminan pero no es así. No sabes cuántas clientas que acuden a mí me dicen: "Yo era gorda, adelgacé y volví a engordar. Toda mi vida ha sido hacer dieta, matarme de hambre y engordar de nuevo". Me enseñan fotos para demostrarme que han sido delgadas. Ellas sienten que necesitan traerme la evidencia. En estos casos, yo les respondo: "Vamos a terminar con este ciclo repetitivo de una vez por todas porque no solo quiero indicarte un plan alimenticio como lo haría un nutriólogo, sino que voy a funcionar como tu sistema de acompañamiento. Quiero ser yo la última persona a quien le pagas para bajar de peso. Nada de diez días a pura agua y a comenzar otra vez. Voy a ayudarte a desactivar para siempre la maldición, porque tienes que ver las consultas conmigo como un aprendizaje que te va a servir para cambiar tu vida de manera definitiva".

Y soy muy feliz llevando a cabo este acompañamiento.

DESARMANDO EL PODER DE LA MALDICIÓN

Seguramente ya tienes muy claro lo que es el poder de una maldición, y espero que si te sientes víctima de una o de varias, estés más que deseosa de quitártelas de encima.

Permíteme recordarte algo que quizá ya has oído: cuando tenemos problemas que se repiten una y otra vez y actúan en contra nuestra, tienen un origen que puede venir desde tu infancia, en la historia, los problemas e incluso en los secretos de tu familia. Y puedo asegurarte algo: es más fácil, rápido y menos doloroso encontrar esos núcleos programantes y desactivarlos que vivir en el sufrimiento todos los días de tu existencia.

Hay que atreverse a conocer a la "Sombra" y ver qué hay allí. Cuando conoces al "monstruo" que la habita te das cuenta de que éste no suele ser tan grande ni tan terrible como te habías imaginado y que tal vez has malgastado en "tenerlo bajo llave" mucho más tiempo, dinero y esfuerzo del que hubieras invertido en conocerlo, entenderlo, desarmarlo y resolver gozosamente los asuntos que te plantea.

Para ayudarte a lo anterior, formúlate la siguiente pregunta: ¿Qué te dijeron en la infancia que ibas a ser o que tenías que hacer? El tamaño de la maldición tiene mucho que ver con las expectativas que alguien puso en ti, sea que lo haya hecho por indicación expresa o por omisión, como es el caso de niños cuyos padres no les dan amor, por lo que ellos piensan que tienen que conseguirlo a como dé lugar.

No estoy diciendo que no haya que tener expectativas, pero no las de los demás, sino las tuyas. Estoy a favor de la gente que se despierta pensando en hacer las cosas bien, en dar un extra de sí, buscar lo mejor, pero no por las decisiones, los mandatos compensatorios, las carencias, las frustraciones y los sueños incumplidos de alguien más.

Volvemos al tema de la princesa. Muy, pero muy probablemente, no fuiste tratada desde pequeña como una reina: no te dijeron: "vas a ser feliz, mi amor, vas a tener una vida plena, a hacer las cosas que te gustan", sino que te impusieron algún tipo de expectativa externa a ti. Por ejemplo:

◊ Tienes que ser abogada como tu mamá.

◊ Regálame el título de doctora y después estudia lo que quieras.

◊ Vas a hacerte millonaria (o a casarte con uno).

◊ Atrapa a un hombre rico.

◊ Tienes que ser famosa.

◊ Cuando ganes mucho dinero nos vas a comprar una casa.

◊ Vas a cuidar de mí cuando sea vieja.

◊ No te cases, los hombres sólo sirven para ponerte los cuernos.

◊ Vas a ser astronauta.

◊ No te divorcies nunca; las mujeres de esta familia aguantan hasta el

◊ final.

◊ Mientras tu marido pague que haga lo que quiera.

◊ Aguántate las infidelidades: tú eres la catedral y las otras la capillita.

Y todavía resulta peor cuando quienes te quieren y son los encargados de ver por ti, te dan un mandato verbal que desmienten en la práctica, como el caso de la mamá que le dice a su hija:

◊ No dejes que nadie te maltrate (mientras ella permite que le den *zapes* o le digan insultos una y otra vez).

Hay que tomar en cuenta que, para un hijo o una hija, cada acto es un ejemplo vivo y que, lamentablemente, muchos padres no enseñan a sus hijos a tener la inteligencia emocional que les permita entenderlos y guiarlos para que estudien lo que desean y para que lleguen a ser lo que quieren ser.

Así que vamos a ello. Busca un momento y un lugar en que estés a solas contigo y elabora una lista lo más detallada que puedas de las maldiciones, las frases brujas, los pensamientos tóxicos y las expectativas que otros te han ido imponiendo a lo largo de tus años y, especialmente, en tu infancia. Cuando la hagas, piensa también en tu cuerpo, en tu forma de alimentarte y de ejercitarte. Y cuando la consideres básicamente completa, tacha todo lo que no quieres en tu vida de ahora en adelante, lo que tiene que ver más con imposiciones familiares y sociales que con tus personales elecciones.

Lleva a cabo este ejercicio con toda honestidad. Es tu vida, querida lectora, la que estás liberando de las maldiciones. Date tiempo, préstate atención, sé amorosa contigo.

Enseguida elabora una lista de tus propias expectativas, sueños y deseos. Conserva esta lista, consúltala con frecuencia, colócala en un lugar visible. Representa nada menos que tus propias elecciones, tu guía para vivir en bienestar.

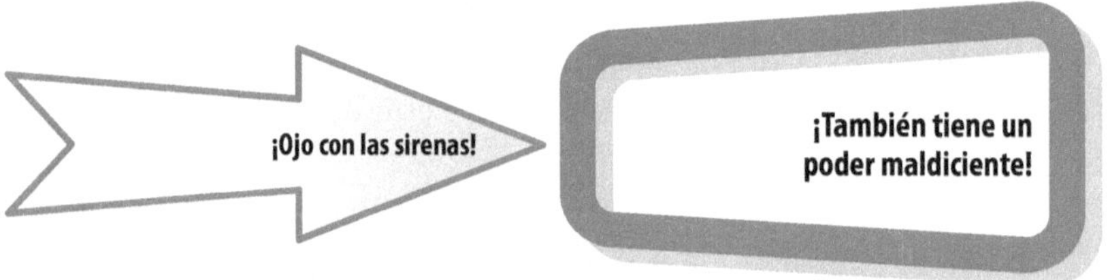

Toma en cuenta, por favor, lo que en Bioneuroemoción se denomina "cantos de sirena"[42]. Esta frase hace alusión al viaje mítico que en *La odisea*[43] realiza Ulises para regresar a Ítaca, su patria. En dicho libro, Ulises pide a sus compañeros que no sucumban a los cantos de las sirenas que atraen a los marineros con su bella voz y los hacen encallar sus barcos y morir en las profundidades del océano.

Te digo esto, porque al elaborar la lista que recoge tus deseos y aspiraciones, puede haber algunas sirenas cantando por allí para desviarte de tus decisiones liberadoras.

Pongamos por caso que escribes: "Quiero casarme y formar mi propia familia". Perfecto, ¿no? Es tu deseo. Sin embargo la sirena podría tratar de hundirte al añadir: "Pero no puedo dejar a mi mamá sola". O tal vez escri-

---

42 Enric Corbera y Montserrat Batlló, *Tratado en Bioneuroemoción, bases biológicas para el cambio de conciencia*, Edit. El grano de mostaza, Barcelona, 2014, pág. 398.

43 *La Odisea* es un poema épico griego compuesto por 24 cantos, atribuido al poeta griego Homero y se cree que fue compuesta en el siglo VIII a. C., aunque, de acuerdo con otros autores fue completada en el siglo VII a. C. a partir de los poemas originales. Cuenta el regreso a casa de Odiseo (Ulises, en latín) donde poseía el título de rey, tras haber estado diez años fuera. Para muchos constituye una hermosa analogía de lo que es regresar a sí mismo.

bas... "Deseo dedicarme a la danza con todo mi corazón". Y el canto de sirena completaría: "Pero mi padre no lo vería con buenos ojos, pues siempre ha soñado con que yo sea médico y no puedo decepcionarlo".

Como te habrás dado cuenta, los cantos de sirena son todos los mensajes y mandatos que meten ruido, nos hacen sentir culpa y nos distraen de nuestras redecisiones de vida.

En lo que al cuidado del cuerpo se refiere, cantos de sirena podrían ser: "me siento muy bien con el peso que he logrado, pero no creo poder dejar de comer pizza en el futuro; en mi familia todo el que baja de peso vuelve a subir". Pueden presentarse también en personas a tu alrededor que te insisten: "Come otro plato de chilaquiles a la crema, total, mañana te pones a pura agua", o "ese plan alimenticio no es para ti, te ves estragada, a ver si no te desmayas, nunca te he visto peor, te quedaban bien unos kilos de más".

Así que no sólo con las brujitas, sino también con las sirenitas hay que tener cuidado.

Cuando estés realizando tu proceso de introspección y elaborando tus listas de frases brujas y de deseos legítimos de tu corazón, pregúntate también ¿De dónde salen las maldiciones que están activas en mi vida? y ¿quién me hunde con cantos de sirena que me alejan de mis metas y de mi plena realización? ¿Acaso serás tú misma?

Se da el caso frecuente de maldiciones auto cumplidas en que la persona está dispuesta a que suceda algo malo y contribuye a ello: "Él me va a dejar si engordo, porque ¿quién va a querer a una mujer así"? Una mujer que dice esto está decretando y, cuando decretas, trabajas para que suceda inconscientemente. Tu mente obedece lo que dices. La palabra es algo importante, y si tú vas por la vida diciendo que algo va a suceder, seguro que va a suceder.

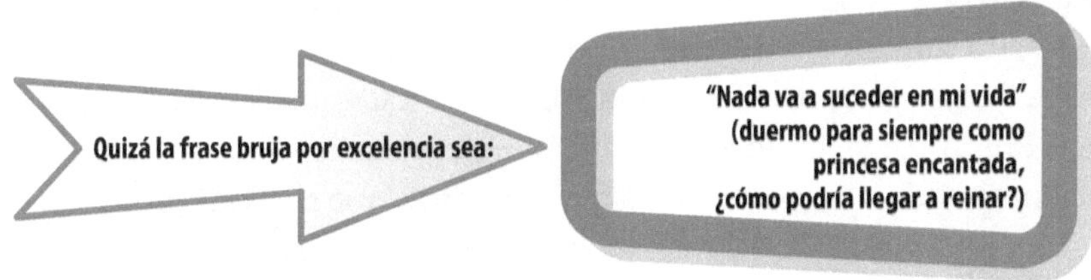

A QUÉ CASTIGOS TE SOMETES

Es muy importante preguntarse también ¿quién ejecuta los castigos y decide el tamaño de la pena?, pues con frecuencia serás tú quien se convierta en tu propia bruja maldita y te digas: "ya no voy a comer", "voy a omitir dos comidas al día", "no me voy a comprar nada", "no voy a ir a la boda de mi prima porque estoy gorda" (y te quedas comiendo sopes y papas fritas). Tú misma te conviertes en tu propio verdugo.

Sin embargo, a la pregunta anterior hay que añadir otra cuya respuesta puede ser muy reveladora: ¿de dónde y de quién vienen los mandatos de castigo?

Fíjate qué juego tan siniestro: otros te maldicen para que no cumplas con tus propias expectativas, pero eres tú quien tiene que decidir la magnitud del castigo y ejecutarlo con mano de hierro, como no lo harías con tus hijos porque los amas. Entonces tú sacas el látigo de púas y echas a perder tu vida. ¡Amiga!, ¡no me digas que no quieres terminar con esto!

Y en el caso de que los castigos, los desaires, el abuso, las exigencias y el desamor provengan de otros, también está en tu mano poner el remedio. Es preciso aprender a afirmarte, a poner límites, a negociar, como te dije en el capítulo anterior.

Un ejercicio muy poderoso que aprendí en un entrenamiento fue el siguiente (el cual te sugiero que hagas):

Escribe el nombre de las cinco personas que están más en contacto contigo, ya sea que las veas y les hables por teléfono o bien que chatees todo el día con ellas en *what'sapp*. Una vez hecho esto, a la derecha de dichos nombres, coloca un signo de más si se trata de una persona que te aporta y que te suma o un signo de menos si es el caso de alguien que te resta y contamina tu energía.

Las personas que le restan a tu vida son anclas, no te dejan avanzar y crecer. Y, dependiendo de los resultados, permíteme plantearte una pregunta muy, pero muy significativa: ¿Qué hacen esas personas que te restan alrededor tuyo?

Recuerda lo que te dije, no se trata de cortar a todo el mundo ni de hacer los cambios a lo trágico. Hay maneras de poner límites y de negociar modificaciones de forma constructiva. Pero si se da el caso de que identificas a una persona que no hace más que hundirte, pregúntate qué decisiones tienes que tomar. Hundirte y perderte o realizarte y ser plena no debe ser una decisión que corresponda a los otros, sino a ti, y te invito a que elijas la segunda opción.

TERMINAR CON LA MALDICIÓN

Y, para empezar, déjame explicarte algo, aunque parezca una verdad de Perogrullo[44]: "terminar", significa "poner fin", *the end*. Implica decir: "ya no quiero esto", "no cuenten más conmigo para este juego siniestro, provenga de donde provenga".

---

44 Frase que sirve para expresar que una cosa es tan sabida y conocida que resulta obvio decirla. Se basa en la frase jocosa de un escritor satírico del siglo XV conocido como Evangelista que dice: "El profeta Pero Grullo, que a la mano cerrada le llama puño".

Voy a contarte dos casos:

Para mí alguien que terminó una maldición fue mi hermano. ¿Cómo empezó todo? Una tarde en que estábamos hablando y yo estaba haciendo algunos planes para el futuro que lo incluían, me dijo: "No, Beca, lamento mucho no poder estar contigo entonces, pero yo me voy a morir a los 40 años". Cómo puedes imaginarte, reaccioné enseguida ante esa decisión absurda y fuera de lugar en la voz de un hombre con menos de 30 años e insistentemente le pedí una explicación. "Eso no es para mí, yo soy gordo y me voy a morir joven". Esto, como verás, era una súper maldición. Creer y decretar que morirás joven es una idea muy tóxica.

Para cualquiera que me conozca, sabrán que "injerté en pantera".[45] Tuve una muy seria conversación con él y esto es un resumen de lo que le dije: "¡Lamentas mucho no poder estar conmigo toda la vida y en lugar de hacer algo estás cómodamente sentado comiendo "garnachas" y tomando cerveza! Es una manera muy cobarde de vivir; como esperar inmóvil a que un dragón te coma. No tienes una enfermedad terminal, eres un hombre valioso, inteligente, exitoso profesionalmente y vienes a decirme que te vas a morir a los 40 años comiendo garnachas. Cambiar lo que te sucede es perfectamente posible. Deja esa actitud de fracasado que no es más que un fantasma (una "Sombra" no asumida); no te corresponde, todo está en tus manos para evitarlo. Estás echado esperando la muerte placenteramente, en lugar de decir este cuerpo es mío y tomo la responsabilidad por él, actúo".

Bueno, no se dejó convencer a la primera y terminó esa conversación diciéndome que yo siempre había sido exitosa y no sabía lo que era sentirse un fracasado. ¡Y él conocía mi historia, yo también fui una niña con sobrepeso, crecimos en la misma casa!, pero la bruja maldita encuentra argumentos increíbles para salirse con la suya, y ciertamente, una de sus frases preferidas para invalidarnos y mantenernos bajo su yugo consiste en: "eres un fracaso y no tienes remedio". Por favor, ¡borra esa frase de tu vocabulario, no la repitas, no te la digas a ti, no la alientes!; nadie es un fracaso, todos tenemos frustraciones, reveses, desengaños, pero **no somos eso** y podemos aprender, crecer y liberarnos a partir de ellos.

En fin, volviendo a mi hermano, unos días después fue a mi casa y me dijo: "Voy a adelgazar, échame la mano", y lo hizo. Ahora es un joven de 34 años lleno de energía, pleno, orgulloso de sí mismo y con muchas ganas de vivir. Como, entre otras cosas, es un extraordinario chef, ¡somos cómplices en crear menús sanos y deliciosos que compartimos con mucha frecuencia!

---

45 Mexicanismo que quiere decir: "me puse furiosa".

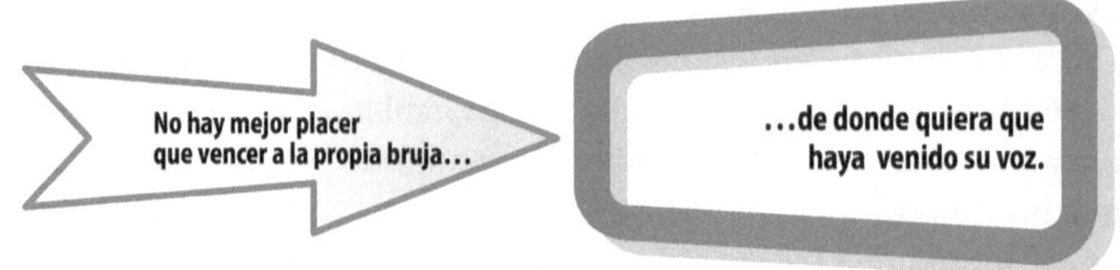

Invariablemente disfruto el éxito de quienes me consultan y a quienes doy *coaching*. Mi trabajo no es sólo hacerles una dieta o sugerirles un plan de ejercicios, sino ayudarles a quitar poder a su "Sombra", es decir, a resolver sus *issues,* a desarmar a su bruja maldita, a llevar a las personas a paladear el poder maravilloso de su "enreinamiento". Se trabaja para ello, sí, pero más trabajo cuesta estar mal de manera continua y vivir en la ceguera dejando que la "Sombra" haga una y otra vez de las suyas como si estuviéramos atados de manos.

TOCAR FONDO

Habrás oído esta expresión. Cuando estamos muy conflictuados, absorbidos por nuestra "Sombra" y sujetos en las redes de la bruja maldita, muy frecuentemente necesitamos tocar fondo; es decir, vivir un evento, confrontar una circunstancia que nos hace decir: "no más, necesito pedir ayuda, necesito salir de esta infelicidad". Esto es variable para muchas personas y existen de fondos a fondos. Lo que quiero para ti es que "tu fondo", tu motivación para salir, no tenga que llegar a extremos de infelicidad, de autocastigos y sucesos extremadamente penosos y crueles. Pero, en todo caso, lo que en verdad deseo es que te sirva de impulso para decir: "nunca más, esto no es para mí".

Los fondos tienen diferentes caras. Para algunos será no caber en el asiento del avión. Recuerdo el caso de una mujer que pidió a la aeromoza una extensión para su cinturón de seguridad "porque soy una mujer grande" (las personas empoderadas no se detienen a dar explicaciones), y éste no le alcanzó, por lo que se le pidió que comprara dos lugares en vez de uno. Para otras personas será tener que ir a comprar a una tienda de tallas extra y de todas formas no encontrar qué ponerse, o no poder asistir a un evento importante para sus hijos para no avergonzarlos, o pasar un buen susto con la salud, o no caber en el vestido que pensaba ponerse para la graduación de su hija, o verse en una foto que alguien más subió en redes sociales y sorprenderse con el volumen de su figura, o pesarse en el consultorio y darse cuenta de que la báscula no alcanza para registrar su peso.

No tiene que ser un fondo terrible, pero tiene que ser el tuyo, el que te haga decir "ups", y te lleve a sentir que te ahogas o nadas para arriba. Mis respetos para quienes lo hacen.

¿CÓMO ROMPER LAS MALDICIONES?

Lo primero para romper una maldición es identificarla, saber que está ahí. Y luego entrar en un proceso de introspección y buscar ayuda si se requiere. A partir de ese punto es necesario establecer una nueva ruta y permanecer pendiente de no caer en conductas predeterminadas. Estas pueden desinstalarse a través de distintos procesos terapéuticos y un buen *Health Coach* tiene que estar preparado para ello.

Tal vez te inspire conocer un caso que atendí en mi consulta y a quien tuve el gusto de llegar a dar de alta. Se trataba de un señor méxico-americano muy alto con obesidad mórbida, ya que se acercaba a los 150 kilos. "¿Qué comes?", le pregunté. "Sobre todo verduras y pescado", respondió. "¿Y entonces dónde está el problema?", insistí. "A las once o doce de la noche me pongo violento, tengo hambre, y me siento enojado. Espero a que mi esposa se duerma, bajo y me como las cosas que compra para las niñas". "¿Y qué compra para las niñas?". "Pastelillos, galletas, donas, papas fritas, golosinas. Ella le puso llave a la alacena, pero yo la encontré".

"¡Vaya!, pensé para mis adentros, "¡qué extraño juego!, pues ¿cuántos pastelitos y golosinas diarias pueden comer esas niñas y qué tan secretamente escondida estaba la llave?", pero, en fin, me centré directamente en él que era quien me estaba consultando. "¿Por qué los atracones son en la noche?" pregunté. Era muy necesario cambiar esta situación porque en la noche se segregan hormonas distintas y el cuerpo digiere mucho más lentamente pudiendo llegar a producirse un desorden hormonal que influye todavía más en el sobrepeso.

Él me respondió con una actitud corporal que lo hacía verse totalmente derrotado: "Cada día me digo: hoy sí voy a comer sano, pero no puedo lograrlo". "¿Por qué ese tipo de comida está en tu casa? Es como llevar una botella de tequila a la casa de un alcohólico. Además, piensa en las niñas, tú eres su papá y el responsable de enseñarle a comer sanamente; tampoco ellas deben acostumbrarse a comer así".

Continuando con el proceso, le hice ver que comía porque tenía hambre. Ingería poco alimento enfrente de su esposa para "guardar las apariencias" y cenaba a las seis de la tarde, según la costumbre norteamericana, así que en la noche, cuando ya no estaba ocupado, afloraba su necesidad de satisfacerse. Éste es un caso muy claro en el que hay una conducta errónea con respecto a la alimentación, así que diseñé un plan especial para él. Tomando en cuenta sus gustos, le pedí que cenara cinco tacos de arrachera hechos en casa con nopalitos asados y cebollitas de Cambray a las 8 ó 9 de la noche. A partir de ahí, ya no se despertó más en la madrugada a comer porquerías. Después de dos meses había bajado más de 15 kilos. Entonces decidió: "En vez de cinco, voy a comerme cuatro tacos. Así lo hizo y siguió bajando. Cuando tuvo suficiente, logré que se hartara de los tacos. Entonces cambiamos a suchi, tepanyaky y grandes planchas de vegetales. Bajó los 40 kilos que necesitaba perder y quedó muy contento. Su cambio de hábitos ha permanecido y todavía me manda mensajes en Navidad.

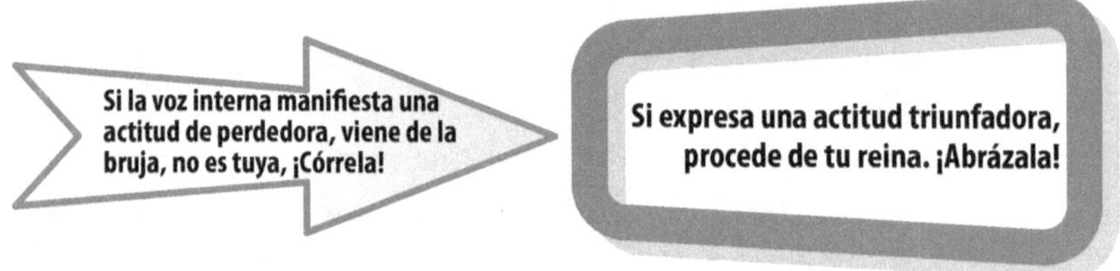

LIBRE DE LAS MALDICIONES

Anímate a enfrentar tus asuntos por resolver y a elegir un plan de alimentación y de vida sano para ti. Es el principio de una existencia llena de amor incondicional por tu propia persona. De ahora en adelante, no más castigo, no más sufrimiento, no más pena, nada de ser tu propio verdugo, sino tu mejor amiga. Desarrolla una actitud de campeona, de triunfadora, no de perdedora. Identifica las ideas tóxicas que tú misma te dices, las frases de la bruja en tu cabeza: óyelas: "nadie me va a querer, así soy yo, estoy así porque me lo merezco, yo nací para ser gorda, no estoy hecha para la comida saludable, a mí no me gusta el ejercicio, mi amor por los chocolates pesa más que el amor por mí misma. No puedo". ¿Verdad que son horribles y absurdas? Te las repito para que cuando tu bruja maldita se atreva a decirlas, pongas el freno, la pares en seco, dejes salir a la reina empoderada y digas: "A mí los chocolates no me dominan, yo me merezco lo mejor, es mi vida y me amo, a mí nadie me maldice, claro que soy capaz, no estoy hecha para tener sobrepeso toda la vida". Estrénate como reina si no lo has hecho todavía. Diviértete poniéndole un nombre a tu bruja y párale el alto: "No, Ruperta, cállate, tú no sabes, yo soy la reina y soy la más bonita, y no me como tu manzana envenenada por nada del mundo. Ahora voy a hacer ejercicio y a bailar un rato porque me encanta. Quítate de aquí que necesito todo el espacio.

CAPÍTULO 5

LA CARGA EMOCIONAL DE LA COMIDA

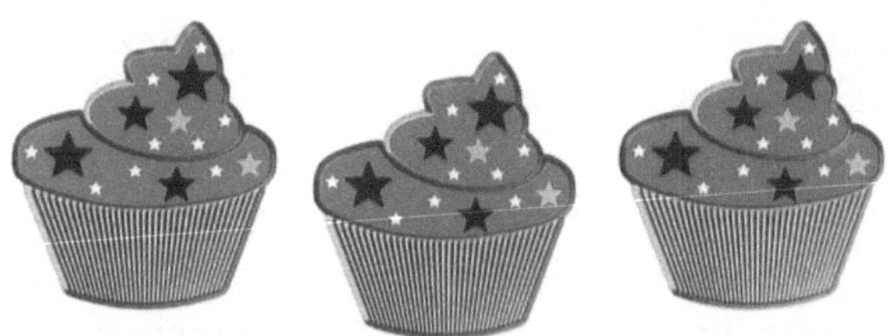

¿**H**as oído la frase "eres lo que comes"? Por lo general se aplica a situaciones de salud y eso está muy bien: lógicamente, si ingieres verduras y frutas, tendrás más vitaminas y minerales y tu energía será de mucho mejor calidad que si no lo hicieras. Sin embargo, yo quiero ir más allá y tocar no sólo el tema del contenido biológico de la comida, sino de la gran cantidad de implicaciones bioemocionales que nos ofrece para bien o para mal, pues aprender a relacionarnos con los alimentos de una manera sabia, dichosa, libre y creativa nos ofrecerá salud y bienestar, y también una amorosa reconciliación con nuestro cuerpo como vehículo de la totalidad de nuestra existencia y evitará que "tengamos que estar a dieta" toda la vida, que la forma de comer sea "un eterno sacrificio", que nunca se pueda saborear el platillo favorito sin sentir culpa, que haya que ser la eterna dueña de un conflicto de silueta por el cual no te sea posible verte al espejo sin decirte algo desagradable y que, potencialmente, rebotes una y otra vez a un peso que te conduzca a la falsa percepción de ser una mujer "de segunda".

Relacionarte con el cuerpo es todo un arte y no es raro que muchas mujeres nos planteemos preguntas como las siguientes: ¿tengo buen cutis?, ¿quepo en mis *jeans* de hace ocho años?, ¿me veo joven?, ¿me veo *fit*?, ¿será verdad cuando me dicen que parezco hermana de mi hija?, ¿sigo gustándole a mi pareja?, ¿daré buena imagen en mi entrevista de trabajo?

Como te darás cuenta, todas son preguntas que tienen que ver con el cuerpo y lo físico, pero que no se generan en el cuerpo, sino en la mente y en las emociones. Así que lograr el cuerpo que quieres no depende en realidad o, al menos no en un altísimo porcentaje, de contar calorías, morirte de hambre, sobrevivir con líquidos o someterte a dietas de terror.

Muchas veces mis clientas me preguntan si no podrían tomar alguna medicina anorexígena, "para ayudarse" a bajar de peso.

Bueno, sí que pueden, todo consiste en ir a la farmacia y comprarla, sin cambiar los hábitos alimenticios, ni convertirse en reinas ni entrenarse para querer sus cuerpos físicos, emocionales y energéticos con amor y autoaceptación. También pueden hacerlo si quieren entrar al remolino sinfín de los rebotes, del yo-yo y del baja y sube, pero claro, una *Health Coach* o un buen profesional de la salud nunca lo recomendaría.

Mi propuesta para ti es que te lances a resolver el asunto de fondo, de manera que tus decisiones presentes y futuras relacionadas con la comida, partan de la aceptación y el entendimiento de quién eres tú, de lo que puedes hacer de manera inteligente y fluida para mejorar tu existencia y compartir contigo el aprendizaje de que tu forma de comer es parte de ese todo dichoso, feliz y realizado que eres tú: una mujer que responde a su existencia y a la cual, por tanto, su cuerpo le responde.

Por eso, a lo largo de este libro he planteado de diversas formas una pregunta clave: ¿Comes para vivir con plenitud, para sobrevivir en una constante penuria dietética o para llenar un vacío que –puedo decírtelo otra vez– no se llena nunca con comida? Y si nunca lo hace, por más que pongamos alimentos o chatarras comestibles en nuestros platos, seguirá allí con su carga de infelicidad y carencia. Hay que atender las necesidades en el ámbito de donde provienen e indagar muy introspectivamente para qué estamos comiendo.

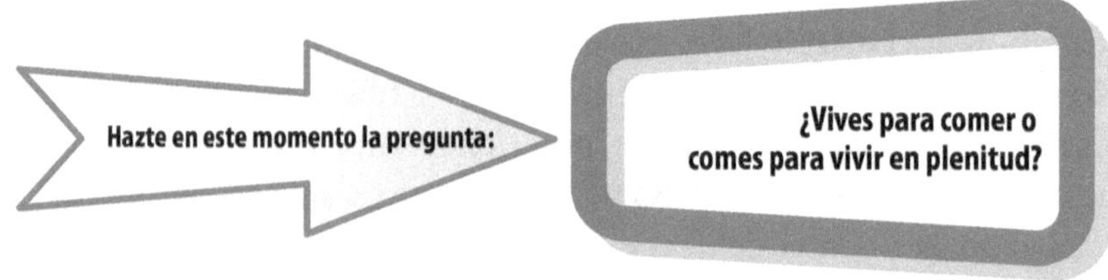

Si estamos de acuerdo en que somos lo que comemos voy a preguntarte qué diría tu plato de ti, qué nos contaría sobre la persona que eres, la forma en que piensas, tus sentimientos, tu auto respeto. Porque algo tan sencillo como observar y entender qué te sirves a la hora de comer o qué ingieres en los diversos "entretiempos" que tiene el día, nos aporta una muy valiosa información sobre tu persona y nos indica hacia dónde tenemos que dirigir nuestro plan de mejoramiento corporal.

Los platos hablan, ¿sabes?, y cuentan una larguísima historia. Y, por lo general, no es sólo la historia de tus transgresiones (en la que no estoy tan interesada, porque mi papel no es andar detrás de ti para perseguirte a ver qué comes, sino a tu lado para brindarte soluciones, apoyo y ayuda), sino la historia de tus emociones, pues la comida tiene una carga emocional y si aprendemos a entenderla y a manejarla, daremos un paso fundamental en la reconciliación con tu cuerpo.

Haz memoria sobre qué comías en tu infancia, en tu adolescencia, en tiempos críticos de tu vida y, por ejemplo, durante la última semana, porque no es lo mismo lo que cuenta un plato lleno de ensalada que otro a rebosar de barbacoa, chilaquiles y papitas a la francesa con queso amarillo derretido. No te plantees la respuesta en términos de bien o mal, excelente o reprobada, sino simplemente observa. También presta atención a las porciones y a lo que ingeriste entre comidas, pues tampoco es igual comer una zanahoria o unos cuadritos de jícama con chilito y limón porque andas de antojo o porque sientes hambre (y no tienes por qué pasar hambre) que una bolsa gigante de papas fritas con refresco, chocolates y una paleta helada. Como te digo, observa y pregúntate: ¿qué estaba yo tratando de enfrentar al ingerir esa comida?, ¿qué herida de fondo buscaba sanar?, ¿qué sentía en ese momento?, ¿qué me provocaba ansiedad?

Para ayudarte en esta observación sobre la carga emocional de la comida, voy a publicar aquí el cuestionario que utilizo en mis cursos y sesiones de *Health Coaching*. Date tiempo y respóndelo para ver qué datos relevantes encontramos. Contesta de la manera más clara y honesta posible y recuerda que, si no lo deseas, no tendrás que compartir tus respuestas con nadie.

CUESTIONARIO PARA DETERMINAR QUÉ TIPO DE COMEDORA ERES

1. ¿Te consideras una comedora emocional?, es decir, ¿comes cuando estás triste, te sientes sola, andas angustiada o te sientes feliz? Pon ejemplos.

2. Si te pido que menciones algún alimento que te transporta a la infancia (de manera positiva), ¿cuál dirías que es?

3. Si te pido que menciones algún alimento que te transporta a la infancia (de manera negativa), ¿cuál dirías que es?

4. ¿Consideras que tu conexión con la comida es buena y sana?

5. ¿Qué hábito alimenticio te gustaría cambiar?

6. ¿A qué hora del día sientes más hambre o más antojos?

7. ¿Consideras que te llevas bien contigo misma?

8. ¿Hay actualmente en tu vida algún problema o situación que te genera estrés o ansiedad?

9. ¿Qué es lo que más te gusta de ti?

10. Si el hada madrina de las calorías existiera y te ofreciera un permiso especial como un regalo que no va a contar en absoluto para que pudieras comer lo que quisieras sin que te engordara, te hiciera daño o te causara inflamación ... ¿qué escogerías?

11. Menciona tres alimentos que te encanta comer:

12. Menciona tres alimentos que no te gusta comer:

13. Menciona tu comida favorita:

14. ¿Por qué estás aquí o por qué estás leyendo este libro?

Como seguramente podrás percatarte al leer tus respuestas, es altamente probable que seas una comedora emocional; de hecho, podemos afirmar sin temor de equivocarnos que todos somos comedores emocionales, quizá no todos compulsivos, pero la verdad es que comemos en gran medida, relacionándonos con las emociones.

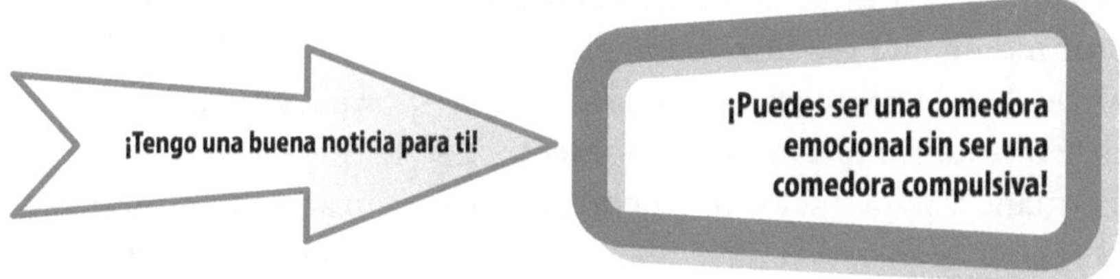

Hasta ahora no he conocido a alguien que me diga: "Por mí me zamparía comida que proviniera de tubos, píldoras o alimentos deshidratados no superiores a un mordisco como los que ingieren los astronautas en el espacio y estaría feliz".[46] ¡Ciertamente, puedo asegurarte que yo no estaría para nada contenta!

COMEDORES EMOCIONALES
La verdad es que todos comemos cuando estamos tristes, preocupados, ansiosos o cuando nos sentimos felices o queremos festejar. Piénsalo bien, la

---

46 Alimento espacial, https://es.wikipedia.org/wiki/Alimento_espacial.

comida está presente en los momentos de celebración y en los de tristeza. Hasta en los funerales se sirve comida. No se diga en los cumpleaños, pues ¿cómo prepararnos para vivir un año más de vida sin apagar las velitas del pastel? Incluso las personas que, como yo, pierden el apetito en momentos de duelo somos comedores emocionales, porque, en reducidas cuentas, son los sentimientos que estamos experimentando los que nos llevan a abstenernos de ingerir alimentos.

En México, como tú sabes, tenemos la costumbre de celebrar el Día de Muertos de manera festiva a diferencia de lo que sucede en otros países, en donde se considera un día de duelo. No sé si te ha tocado estar el 2 de noviembre, por ejemplo, en Pátzcuaro[47], en Mixquic[48] o en cualquier panteón mexicano, pero te puedo asegurar que no falta en buenas cantidades la comida para los muertos... y para los vivos.

Festejar con comida y ofrecerla para el bienestar de nuestros seres queridos y amigos es un tema social, cultural y transgeneracional que heredamos. No sé cuántas veces habrás oído frases como la siguiente: "No sé qué le pasa a Pepito que no vino a la comida, debe estar enojado".

Cuando somos pequeños la comida siempre tiene un rol y no es únicamente el de alimentarnos y procurarnos los nutrientes que necesitamos para crecer: cumples años y hay comida; te gradúas y hay comida; estás contento, hay comida; estás triste y, con razón de más, hay comida.

No me gusta ni acostumbro hablar mal de las mamás, porque respeto profundamente ese don maravilloso y el compromiso incondicional de amar, de dar, de proteger, de cuidar; además, porque amo a mi propia madre y le reconozco que en todo momento hizo lo que consideró mejor para mi hermano y para mí. Simplemente, quiero analizar junto contigo las costumbres que la sociedad ha dictado a las madres con respecto a la alimentación y la vida emocional; son mandatos que se heredaron y que se repiten con la mejor de las intenciones.

A ver, cuando un bebé llora, ¿qué se hace?: se le pone una mamila en la boca. Igual si se le quiere tener entretenido. Claro, no se le pregunta qué le pasa porque el bebé no puede hablar y presuponemos —y no siempre con razón– que el llanto proviene únicamente de problemas físicos, como si los

---

47 Pátzcuaro, ciudad del estado mexicano de Michoacán señalada por la Secretaría de Turismo como uno de los Pueblos Mágicos. En ella se celebra de manera muy relevante el "Día de Muertos" y para esta celebración, los habitantes acuden a las tumbas de sus familiares para montar ofrendas a base de comida, bebidas, flores y velas. Una vez ahí, pasan la noche en vela, para esperar la llegada de sus muertos a este mundo. Al festejo también se unen otros poblados de la región lacustre michoacana.

48 San Andrés Mixquic forma parte de la Delegación de Tláhuac en la Ciudad de México. A partir del 31 de octubre comienzan en este pueblo las fiestas del Día de Muertos que cuentan con música, exposiciones, danza y, por supuesto, diferentes tipos de comida y exhibiciones de ofrendas. Desde el primer día se pone la mesa para para el altar de muertos y en ella no deben faltar los manjares favoritos de quienes se han ido, frutas, panes y hojaldras.

pequeños no tuvieran emociones a flor de piel. En una ocasión, alguien me dijo que los bebés sólo lloran por dos cosas: por hambre o porque necesitan un cambio de pañal; yo pienso que también lo hacen por frío, calor, sueño, necesidad de atención, por el sonido de las voces que los rodean o por percibirse dentro de un entorno conflictivo.

El problema se da cuando sí podemos hablar y, sin embargo, sigue prevaleciendo la creencia de que el hecho de sentir algo (bueno o malo) se resuelve metiéndonos comida en la boca, y te puedo dar muchos ejemplos más: te llevan al dentista y ¡para que no tengas miedo!, te dan una paleta (lo cual parece una ironía que asegura más trabajo de tapaduras de caries en el futuro); si dejas de llorar, te compran un dulce; si te sientas sin dar lata, te regalan una galleta; si te portas bien en el cine, te compran palomitas, si pasas el examen, te compran una "cajita feliz", y si acabas con buenas calificaciones el curso, te llevan a comer. Y no hablemos de casos extremos en los cuales después de golpear a un niño, el adulto que lo hizo le regala sus golosinas favoritas para mitigar la culpa y deja al pequeño sin saber si lo que siente es pánico o agradecimiento.

Se nos enseña a callar las emociones con comida. Fíjate en lo relevantes que pueden resultar estas costumbres con respecto a la relación que establecemos de manera inconsciente entre alimentos, cuerpo y vida emocional. En cuántas películas puede verse que cuando la protagonista ha sufrido un revés y está triste (no se diga si la dejó el novio), va al congelador y se echa a cucharadas un litro de helado.

Quizá comerte un helado no sea tu recurso favorito para la tristeza, pero cualquier hábito que tenga que ver con tus patrones emocionales, tales como ingerir pasteles, dulces, tacos, pizzas, churros, donas, etcétera para mitigar el estrés, el miedo, la ansiedad o el aburrimiento es digno de tomarse en cuenta.

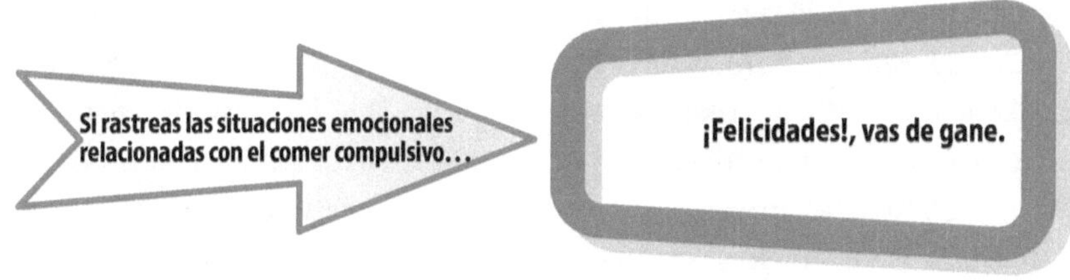

UNA INDAGACIÓN SOBRE LAS COSTUMBRES "ALIMENTICIAS" DE TU INFANCIA

Recuerda cuáles eran las costumbres en tu familia. Por ejemplo, casi todos celebran el cumpleaños con un pastel, pero tengo una amiga en cuya infancia se acostumbraba servir gelatina, y ella lo sigue haciendo todavía, no sólo en su fiesta, sino en las de sus hijos, pues los hábitos y las tradiciones de la infancia quedan muy marcados y hay que hacerlos conscientes para poder desinstalarlos si es que viene al caso e inaugurar otro tipo de opciones para celebrar, hacer frente a las penas o calmarnos.

Hay familias que comen en silencio –tal vez el silencio de la lejanía y de los secretos– o enojados, o en un ambiente en el que mejor se introduce algo en la boca para que determinados tipos de violencia, posiblemente la violencia verbal, no estallen; o quizá comer signifique llenar los espacios de soledad o tener algo concreto y aparentemente controlable para hacer frente al miedo o a la falta de referentes (situaciones, valores y personas en las cuales apoyarse). Eso y mucho más puede haberse dado en la infancia o en la adolescencia de una persona; lo importante aquí es saber que las situaciones pueden modificarse, atenderse y sanarse, y que eso conduce a la libertad interior, a la dicha, a establecer relaciones distintas con los seres queridos y las personas en general y a crear referentes nuevos para una nueva vida.

Cuando la soledad, la impotencia, el temor o la ansiedad son muy fuertes, echar mano de algo concreto y "controlable" puede parecer muy deseable, aunque no lo sea. Te pongo un ejemplo: Tesy tuvo una infancia difícil: su mamá tenía que trabajar fuera de casa y sus tíos, con quienes la dejaba, la trataban mal. En esa situación, a veces, le costaba trabajo comer, y me cuenta que se quedaba sentada frente al plato mirándolo hasta que se enfriaba la sopa. En una ocasión, delante de una persona que había llegado a la casa para que la tía, que era enfermera, le pusiera una inyección, ésta le metió de golpe la cabeza en el plato mientras le decía: "Te dije que comieras". Tesy "aprendió" que comer era una forma de controlar la furia de su tía y por tanto "se fijó" en ella el aprendizaje de que introducir comida en su boca le hacía poder controlar el entorno. Estarás de acuerdo con que fue una enseñanza basada en una falsa premisa, digamos, un adiestramiento de muy mala calidad. Posiblemente –así lo comentamos en nuestra sesión– en ese momento de su vida fue una decisión de sobrevivencia que le hizo "creer" que si comía lo que fuera el mundo era menos peligroso y todo estaba bajo control. Ya con 39 años y siendo una profesional exitosa en el mundo organizacional, cuando las cosas "se ponían difíciles" y había tensión, Tesy pensaba que tener un cajón del escritorio lleno de chocolates, dulces, papas, tartas de piña y chatarras semejantes, podía bajarle la tensión. Y, bueno, se los comía.

Esto la conducía a una espiral donde el estrés, el desamor propio y de los demás y la acumulación de kilos la llevaba cada vez más para abajo. Se miraba al espejo, se decía cosas desagradables, sentía que no tenía asidero en la vida y se dirigía enseguida al cajón de las golosinas, como ella le llamaba, el cual por cierto, mantenía bajo llave para que no se viera lo que había allí, pues comía a escondidas. Y entonces... se miraba al espejo, se insultaba, afirmaba que nadie iba a quererla con sobrepeso, se sentía abandonada y... ya sabes hacia dónde se dirigía.

Di a Tesy toda la atención necesaria. A través de un proceso introspectivo ella pudo darse cuenta de que ya no estaba en una situación de abandono, maltrato e incomprensión y pudo percatarse de todos los valores y recursos que tenía; entonces empezó a cambiar el contenido del "cajón secreto" por alimentos saludables hasta que el mencionado cajón se utilizó para guardar fotografías de ella sola y con amigos en las que iba documentando su baja de peso, recuerdos queridos, diplomas, cartas de felicitación, copia de los pagos de clientes por su buen trabajo y otras cosas parecidas.

Los seres humanos también somos animales de costumbres, es decir, fuimos entrenados desde "cachorritos" y esto da lugar a que persistamos en presentar determinadas respuestas ante ciertos estímulos, muchas veces de maneras ciegas e instintivas, como nos enseña el conductismo[49].

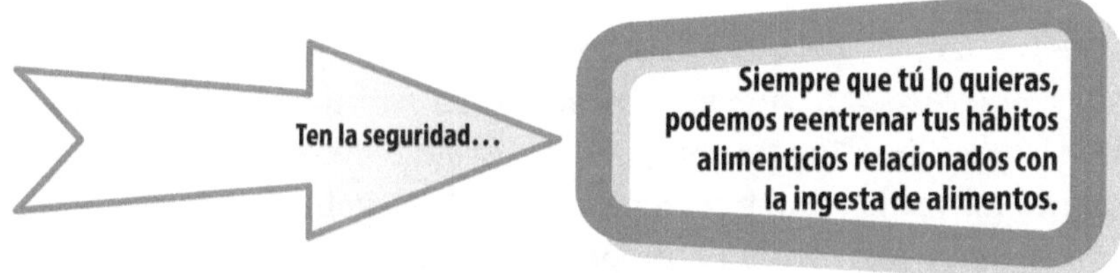

CÓMO UTILIZAS LA COMIDA

Te invito a que explores qué pasaba en tu infancia con el hecho de "matar el hambre" y si se te daba comida para algo más que alimentarte y nutrirte. Concédete un tiempo para la introspección, haz memoria y anota calmadamente los datos que encuentres. Revisa qué pasa todavía en los momentos difíciles o en los rituales de celebración de tu familia.

---

49 Corriente de la psicología que observa las conductas y su relación con el conjunto de relaciones que existen entre los estímulos y las respuestas. Se considera una ciencia del comportamiento, entendido éste como la interacción construida históricamente a lo largo de la vida entre la persona y su ambiente físico, biológico y social. Integra conocimientos, emociones, sensaciones y formas de respuestas predeterminadas por el entrenamiento recibido en ciertas épocas y con determinados recursos que pueden o no haber sido claros o inconscientes para quienes los proporcionaron, como padres, abuelos, maestros, etcétera.

Por ejemplo, en mi entorno familiar las Navidades implicaron siempre el hábito de comer mucho y preparar una cantidad inmoderada de platillos, todos ellos complicados, contundentes y calóricos. Era imposible ingerir tanta comida en una noche. Mi papá siempre dice: "hay que tener cuidado con el páncreas" y es una frase que se ha hecho clásica entre nosotros y que, de broma, repetimos todavía cuando nos reunimos a comer, aunque la verdad es que ya hemos modificado la usanzas familiares y comemos muchísimo más saludablemente, no sólo como personas sino como familia. ¡Nuestro páncreas está a salvo!

Lo bueno de comprender que a determinados estímulos corresponden ciertas conductas es que, igual que en un momento dado nos entrenaron no tan beneficiosamente, como en el caso de Tesy, ahora nosotras podemos reentrenarnos.

Así que vamos a analizar el entrenamiento que recibiste con respecto a comer y esto va a resultar considerablemente útil porque, a reserva de las decisiones que tomes a partir de dicho análisis, el solo hecho de saber que esas conductas no son tuyas, sino que, inconscientemente o no, te fueron instaladas por otros, ya te aportará una gran liberación y te abrirá el camino para determinar qué resoluciones deseas reinstalar para ti y para las generaciones futuras (tus hijos, tus sobrinos, tus nietos) con el objetivo de lograr bienestar, salud, energía, larga vida en buenas condiciones, excelente relación con el cuerpo, paz interior y felicidad. Es todo lo que te mereces.

¿TE PREMIAS O TE CASTIGAS?

Como primer paso, te sugiero explorar si en tu infancia se acostumbraba utilizar la comida como premio, como castigo o como ambas cosas, lo que es todavía más peligroso, pues a partir de ello se genera toda una situación de descontrol y se tiene una falsa pero potente sensación de inevitabilidad que puede llevarnos a generar una frase bruja totalmente innecesaria: "si me siento bien como y si me siento mal como, así que no tengo remedio". Por favor, toma una goma de borrar y elimina esto de tu vocabulario. Durante el resto del libro la eliminaremos también de tu campo emocional, porque no necesitamos esas maldiciones sin sentido.

La comida, date cuenta, puede utilizarse como premio propositivamente y de una manera muy saludable o como un recurso culposo que nos manda a la espiral descendente que te he mencionado, la cual, en algún momento, te lanzará de lleno en las garras de un tortuoso castigo.

A mí, por ejemplo, ya te lo imaginarás, me gusta premiarme, porque las reinas no se castigan, se premian, y los domingos –que es el día de la semana en que yo tengo más tiempo para disfrutar–, y como recompensa a toda una semana de alimentación saludable, me permito desayunar *pancakes*, porque me gustan mucho. ¿Que cómo los preparo? ¡Ah!, pues pongo en un *bowl* harina de almendras, en vez de harina refinada, plátano machacado, avena orgánica, leche de almendras... y utilizo ingredientes de primera calidad, porque yo me merezco lo mejor. Les echo por encima canelita *glass* y los decoro con zarzamoras, fresas o arándanos, o con una mezcla colorida de todas esas frutas tan benéficas. Es un premio, porque salen sabrosísimos; también son nutritivos y no me van a caer mal, ya que ni la porción es excesiva ni los ingredientes van a agredir mi estómago. Los llevo a la terraza, me preparo también un café delicioso y pongo musiquita. Cuido mucho los detalles para que todo salga súper bonito. ¡Claro que sí!, es un premio de pe a pa. ¡Se vale!

Al comerlos, yo sigo cuidando mi salud (algo tan importante para mí, pues una reina no se lastima a sí misma) y si lo considero necesario equilibro las comidas del resto del día para sentirme bien; no estoy condicionándome el amor (no me digo a mi misma: "si no voy al gimnasio no como *pancakes*"), inserto mi premio en un entorno tranquilo y relajante, y no me siento culpable sino satisfecha, algo relevante a la hora de gratificarse.

Todos somos comedores emocionales, es cierto, pero hay que serlo de la mejor manera posible. Mi ritual de los *pancakes* del domingo puede parecer una simpleza, pero cuando pasas mucho tiempo sintiendo que te esfuerzas demasiado, sintiendo que te privas o que todos a tu alrededor comen más rico que tú, puede irse generando dentro de ti una horrible sensación de privación y frustración que tarde o temprano es susceptible de explotar, así que mi consejo es que aceptemos que todos somos comedores emocionales y que nos demos permisos saludables para utilizar este hecho a nuestro favor como una hermosa recompensa, como un apapacho, como un cariñito hacia nosotras, y tomando en cuenta que, ¡ojo!, no es lo mismo comer unos *pancakes* llenos de mantequilla y azúcar que unos *pancakes* de avena con plátano.

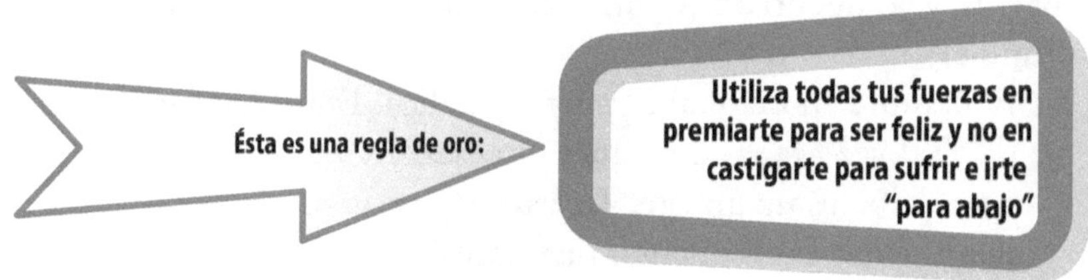

CASTIGOS DISFRAZADOS DE PREMIOS

Aunque creo que en el fondo o en la superficie todos sabemos cuándo nos estamos queriendo y cuándo nos estamos "dando en la torre", unas buenas pistas para evaluar si un premio es verdaderamente un premio o si es un castigo disfrazado de premio consiste en preguntarnos lo siguiente:

◊ Me premio en un entorno agradable (por nada del mundo me comería mis *pancakes* de pie en la cocina, a escondidas, corriendo y pasándole lista a todas las preocupaciones posibles).

◊ Me condiciono el premio y me digo "sólo me los prepararé si bajo tres kilos en una semana".

◊ Si me daño con lo que ingiero (es decir, si en lugar de prepararme tres *pancakes* hago un montón y me los como hasta que me encuentro física y emocionalmente mal.

◊ Y, muy especialmente si, después de darme el premio, me siento miserable y llena de culpa y de remordimientos.

En estos casos estaríamos frente a un desorden que nos llevaría a ser comedores emocionales sin control o comedores compulsivos. Estarás de acuerdo que entonces el dichoso premio sería en realidad un castigo muy terrible que no es necesario reproducir.

Hay una línea muy delgada que separa lo que es ser un comedor emocional que sabe resolver sus emociones positivas, en vez de ser un comedor emocional descontrolado que utiliza el proceso de alimentación para dañarse o justificar ante sí mismo una vida infeliz y fuera de control.

¿HAMBRE FÍSICA O HAMBRE EMOCIONAL?

Un elemento que va a resultarte muy orientador es que te des tiempo para determinar cuándo tu hambre es física y cuándo es emocional. El primer caso es muy sencillo de diagnosticar: si tu hambre es física se va a saciar en el momento en que comas algo. Tal vez una manzana, un plato de verduras, una sopa de tomate, unas jícamas con chile o unas zanahorias, entre las muchísimas posibilidades que nos ofrece el abanico nutricional. Pero el hambre emocional suele "necesitar algo más específico", no precisamente sano para ti, y yo puedo darte varios *tips* para que distingas cuándo se trata del último caso:

◊ El hambre emocional es muy específica. Es un hambre "desesperada". Tal vez acabas de comer muy sanamente y podrías pensar que no te cabe ni un alpiste. Tu estómago y hasta tu esófago se sienten llenos, pero experimentas una necesidad muy sospechosa de comer algo concreto, por ejemplo, roles de chocolate o mazapanes u hojaldres de crema pastelera de la panadería. Si sucede esto, se trata de hambre emocional.

◊ Otro *tip* importante es que el hambre física es gradual; puedes estar trabajando por ejemplo, y a las dos de la tarde "sientes" que tienes ganas de comer, pero estás tan involucrada con tu trabajo que no haces caso; sin embargo a las dos y media o tres te detienes y dices: "tengo hambre, ya no aguanto, continúo más tarde". En cambio, el hambre emocional es repentina, y no es nada raro que responda a un horario específico; por ejemplo, a las cinco de la tarde sientes que "te mueres si no vas a la tiendita por un gansito y un refresco". Ocurre de manera urgente tras un evento identificado o no identificado, incluso pasado o presente. Puede responder, por ejemplo, a enojo, tristeza, aburrimiento, soledad, etcétera. Puede ser que a las cinco de la tarde estés aburrida porque han cesado tus actividades profesionales o domésticas, pero puede ser también que te conectes inadvertidamente con una época del pasado en que llegabas de la escuela, tu mamá no se encontraba en casa porque salía de su trabajo a las ocho y no tenías nada que hacer ni nadie que se ocupara de ti, por lo que "atacabas" la lata de galletas que mamá dejaba en la cocina.

◊ Otra característica que puedes considerar en el hambre emocional es que la saciedad no llega y puedes seguir y seguir, como la canción de los elefantes, pero transformada: "un panecito se balanceaba sobre la tela de una araña, como veía que resistía, fue a buscar dos panecitos".

◊ Por lo general, además, este tipo de necesidad de comer se enfoca muy preferiblemente a los carbohidratos y a ciertos "manjares" concretos, que muy probablemente nos remitan a la infancia o a momentos críticos de manera inconsciente y que, ¡oh, casualidad!, venden en las tiendas de los alrededores y están elaborados con harina y azúcar, porque seguramente no habrás oído nunca decir a nadie: "me siento triste y quiero un plato de brócoli", ¿verdad?

◊ También puedes darte cuenta de que se trata de hambre emocional cuando involucra la culpa, pues si experimentas una necesidad física, comes y "¡ay, qué rico!", te sientes satisfecha y a gusto, pero si no, te sientes culpable por haber comido en exceso.

◊ Asimismo, los comedores emocionales descontrolados suelen comer a escondidas. Por lo regular, procurarán estar solos; si hay familia alrededor salen y comen en la calle o en el coche, o después de portarse como ángel dietético, si andan con personas conocidas cerca, esperan a que todos se vayan, se dirigen al refri, sacan una pizza y, como dice el refrán: "hasta no verte, Jesús mío". Eligen la soledad para "soltarse el pelo".

Es algo muy típico en diabéticos que, por lo que sea, no han decidido cuidarse: como el caso de un señor que conocí cuya esposa lo alimentaba sanamente siguiendo un plan médicamente establecido y un día va al clóset a sacar ropa para la tintorería y se encuentra con gran cantidad de sacos y chamarras con chocolates en los bolsillos.

Tuve una clienta que adoraba comer pastelillos de chocolate. Su esposo vivía en otra ciudad y los fines de semana los abuelos se llevaban a su hijo. Ella se sentía sola, infeliz, no aceptada, en resumen nada plena y nada consciente. Entonces, se entregaba a los pasteles mientras lloraba y se sentía culpable. Es un caso claro de castigo, para colmo, totalmente programado: comía hasta sentirse físicamente mal.

Como sé que la ociosidad es la madre de todos los vicios, le sugerí en consulta: "¿qué tal si sales el fin de semana, te ocupas, te diviertes y no permaneces en la cama comiendo?". También le recomendé que fuera a una terapia paralela si lo consideraba necesario, y añadí: "no te provoques la enfermedad". Es un caso claro de utilizar los alimentos como castigo.

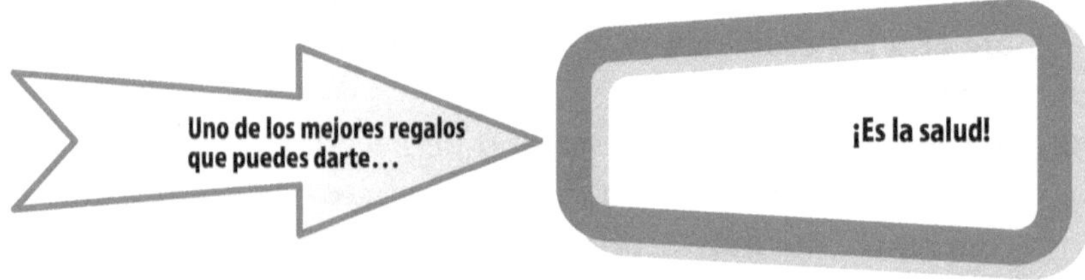

También podemos observar otro patrón importante: no todos los comedores compulsivos son diarios, sino que responden a determinadas crisis, a ciertos días, a momentos de soledad o a otras causas detonantes. Y hasta a ciertos alimentos que, ingeridos en cantidades adecuadas, serían considerados saludables, como sucede con una amiga que mensualmente va a un mercado famoso por su abasto y buenos precios, compra nueces de macadamia para todo el mes, tanto para ella como para su familia, pero se las come en tres días, porque le gustan mucho y, una vez que las tiene en casa, no puede parar.

Indagando de dónde procedía esa necesidad de comer nueces sin fin, me contó que ella y su mamá vivían muy precariamente y en la casa había para comer, pero no para lo que se consideraban lujos; sin embargo, su abuelita iba verla cada domingo y le llevaba "provisiones", entre ellas, muchas bolsitas con nueces de macadamia "porque sé que le gustan a mi niñita adorada".

En resumen, hay que aprender a distinguir el hambre física de la emocional y permanecer atenta a determinar de dónde viene un cierto afán de ingerir alimentos perjudiciales u otros que resultan sanos (como es el caso de las nueces de macadamia), pero que consumidos en exceso se convierten en dañinos.

Acostúmbrate a platearte una pregunta clave con la frecuencia necesaria, quizá cuando te dispones a un atracón y andas pensando obsesivamente en pedir una pizza grande para ti solita o en ir a la tienda de conveniencia cercana a comprar lo requerido para atiborrarte de pasteles y papitas con el resultado de luego encontrarte culpable, arrepentida y enfrentarte contigo látigo en mano. Esa pregunta es: ¿En realidad tengo hambre o estoy ansiosa? ¿De verdad quiero comerme todo esto o me siento sola? Enseguida viene un gran reto, el de descubrir qué es lo que verdaderamente está causando esa necesidad o cómo enfrentar de manera adecuada la ansiedad que sientes.

Introspección, amiga, recuérdalo. Te sugiero el siguiente *tip*. Pon en "pausa" el movimiento de salir a la esquina por compras o de tomar el teléfono para marcarle a la pizzería cercana. Simplemente difiere la decisión por unos minutos; por ejemplo, por 10 minutos o 15, los que tú consideres conveniente. Y en ese lapso pregúntate: "¿por qué deseo tan desesperadamente comer ahora esos alimentos?". Como siempre, te recomiendo la sinceridad. Si tu respuesta es: "porque me siento muy ansiosa y aburrida", inventa una solución que, muy preferiblemente, implique "movimiento"; por ejemplo, ¿qué tal si preparas la ropa que te vas a poner mañana: vestido, blusa, pantalón, falda, lo que sea, y buscas los zapatos que mejor le vayan a ese *outfit*, y también preparas los accesorios que te gustaría usar? ¿O tal vez te guste poner música y bailar un poco "soltándote el cabello", como hace tiempo que no bailas u organizas tus zapatos y bolsas en el clóset, como quieres hacerlo desde algún tiempo, o sacas a pasear a tus perros y corres un poco (no lleves dinero para que si pasas por alguna tienda no haya peligro), o llamas a una amiga con la que hace mucho no hablas para saludarla y saber cómo está, o le escribes un mail a algún amigo que se ha ido a vivir lejos? Decisiones como éstas son muy útiles para sobrevivir a la tentación momentánea, pero resultarán óptimas también para ir estableciendo nuevos hábitos creativos y gratos que se instalarán por propio derecho para atender la ansiedad en caso necesario.

Y, bueno, si la respuesta es "porque me siento sola", quizá puedas hablarle a una prima, de esas que siempre "levantan el ánimo", inventar una salida, por ejemplo, ir a comprarte un libro que quieres (¡cuidado con las trampitas!, no te dirijas a "esa" librería que se encuentra junto a tu panadería favorita), tocarle la puerta a la vecina que te ha dicho mil veces que te vayas a tomar un café, sacar tus álbumes de fotografías y disfrutar otra vez de los momentos felices, etcétera.

Si detectas qué es lo que te está sucediendo y dilucidas si es hambre de verdad o si se trata de otra situación no estás atada de manos, puedes crear recursos al instante para "salir del bache".

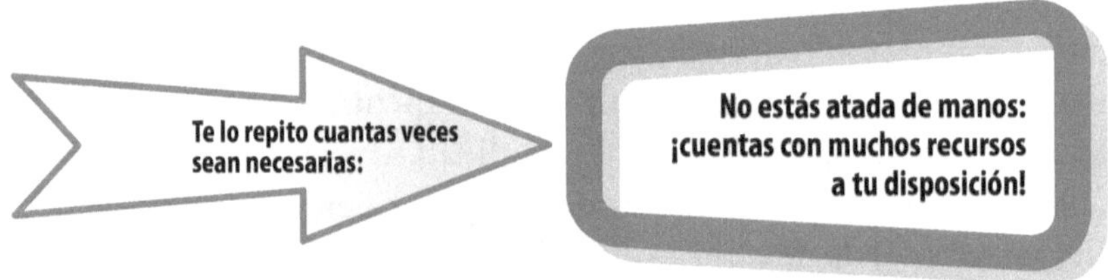

ALGUNOS CASOS ILUSTRATIVOS

¿Y por qué quiero que analices si tu hambre es emocional? Porque cuando nos hacemos consciente de ello podemos manejar las emociones a nuestro favor y no en contra. Para ayudarte a hacerlo voy a contarte varios casos más, pues en ocasiones es más fácil diagnosticarnos si vemos determinadas conductas en los otros, en un proceso de espejo.

El primer caso que puedo contarte es el de una muchacha saludable, pero obesa. Había ido a Comedores Compulsivos y a una terapia psicológica, y acometido varias dietas, pero seguía ganando peso. Era de esperarse, porque todos los días, incluyendo los fines de semana, se comía una bolsa inmensa de papas fritas. Explorando a fondo el asunto, ella llegó a la conclusión de que había tenido en la infancia una muy mala relación con su mamá y que buscaba llenar ese vacío con las papas. En el momento en que nos encontramos no se declaraba lista todavía para soltar el profundo rencor que le tenía a su madre y que le permitiría amarse tanto a sí misma, que le fuera posible "soltar" la bolsa de papitas, pues ésta era la punta del hilo para resolver el problema. Nunca me niego a dar consulta, pero soy honesta y le expliqué que no se trataba solamente de diseñarle una dieta que, como otras, también quedaría rota por la ingesta de papas, pues, aunque no suelo dedicar toda mi atención a contar calorías, es imposible eludir el hecho de que la cantidad de papas diarias ingeridas, le haría muy difícil bajar de peso. Ella fue franca conmigo: "no estoy dispuesta a dejar de comer papas", y, aunque trabajamos durante varias sesiones, el tratamiento no tuvo resultado.

Te cuento esto porque los terapeutas no podemos nunca menospreciar un tema de comedores compulsivos y de adicción basada en la infelicidad profunda, y siempre será derecho del consultante decidir si quiere salir del problema o no, si ha tocado fondo o no y si está en el momento de decir: "no sé cómo, pero yo voy a salir adelante". Es en ese punto cuando un óptimo diseño nutricional funciona. Ciertamente, un buen *Health Coach* está preparado para brindar el acompañamiento psicoemocional requerido para que un plan de alimentación dé frutos, pero nadie puede usurpar la decisión de un comedor compulsivo de resolver su problema de raíz.

Otro caso más, afortunadamente exitoso, como la mayoría de los que me ha tocado atender, es el de una señorita de treinta años que trabaja muy cerca (literalmente en el piso de arriba) de una pastelería famosa por sus panes y pasteles espectaculares. Tenía un sobrepeso de ocho kilos. Sufría mucho por no tener una pareja y vivía con su mamá; ambas estaban muy unidas y la señora diariamente le preparaba un *lunch* muy sano y se lo ponía en un *topper* para que se lo llevara al trabajo. A las cinco de la tarde, sin embargo, ella iba al mostrador de la pastelería por una rebanada de pastel, un rollito de canela y un cuernito, se los comía todos acompañados de un café y llegaba a cenar a la casa como si nada. Era una comedora compulsiva de pan. De hecho, en la primera consulta me dijo: "si me quitas el pan mi vida no vale nada y no vuelvo". ¡Imagínate!, se comía el equivalente a un pastel a la semana, más los rollitos de canela, los cuernitos y las galletas de la noche, más o menos 2,000 calorías diarias de puro pan. Era un problema, pues mientras más azúcar comes más quieres y es difícil que la persona involucrada perciba el ascenso de glucosa que representa estar comiendo harinas refinadas y azucaradas a lo largo del día, pero su cuerpo sí lo va registrando y perjudicándose con ello.

Bueno, pues como habrás adivinado, es difícil que yo me dé por vencida, así que diseñé un plan alimenticio especial para ella. Le di una clase de cocina virtual y allí mismo, en la primera sesión, le enseñé a preparar un *brownie* saludable con intenso sabor a chocolate, con plátano y cacao; de hecho le regalé mi receta y le enseñé mi truco de combinar el cacao con algarrobo lo que intensifica el sabor a chocolate, pero aporta muy pocas calorías y no requiere, por supuesto, de saborizantes artificiales. Le dije: "prepara tus *brownies* los domingos y guárdalos en bolsitas individuales para que te duren toda la semana. Durante los primeros siete días cómete a las cinco de la tarde dos rebanadas de *brownie* y tómate un café más grande del que acostumbras (para hacer volumen) y si necesitas todavía el rollito de canela, como plan B, en vez de comerte el de la pastelería cercana a tu trabajo, compra uno de 70 calorías (le indiqué el supermercado en donde los vendían), y no lo devores todo de golpe, sino que ve comiéndotelo de poquito en poquito. La segunda semana, cómete sólo una rebanada de *brownie*, y si puedes prescindir del rollo de canela, mejor". Bajó mucho de peso: nueve kilos y quedó muy contenta porque aprendió a comer sin sacrificarse. No dejó de ser comedora emocional (pues había temas que todavía tenía por resolver: el apego a su mamá, la falta de pareja) pero sí comedora compulsiva.

Algo que nunca hago en mi consulta es tener planes impresos que vayan bien para todos. Las personas son distintas, tienen costumbres diferentes y también tienen necesidades emocionales y hábitos diversos.

UN PLAN ALIMENTICIO PARA CADA PERSONA

Hazme caso, puedes reentrenar tus conductas con respecto a los alimentos y es perfectamente posible diseñar un plan bueno para ti.

Una pregunta que siempre hago a mis clientas cuando voy a desarrollar un plan alimenticio totalmente personalizado es: ¿cuál es tu alimento preferido de la infancia? ¿Por qué empezar por allí? Amar al cuerpo y desear lograr el peso adecuado tiene mucho que ver con remitirnos a la época en que fuimos felices o en que un alimento nos hacía sentir contentos y plenos. No es para nada necesario vincular el hecho de comer bien con seguir una dieta castigadora e infeliz. Así que esa pregunta es muy importante; por favor, plantéatela a ti misma. Tal vez digas: "los sándwiches de mermelada con queso" o te refieras a algún alimento característico del lugar del cual eres originaria.

También indago las tres cosas que más le gusta comer a la persona que me consulta y busco la manera de que se encuentren integradas en su programa de alimentación. Es un área de oportunidad trabajar con los hábitos de cada quién, sea que se trate de postre, pan o arroz, porque he comprobado que tengo muchas más posibilidades de éxito si la persona siente que come lo que le gusta, lo que la hace sentir feliz y satisfecha. ¡Piénsalo!, si comes todos los días lo que te agrada habrá muchas menos posibilidades de que sientas deseos de abandonar el programa que diseñé para ti.

LA PRINCESA DESGRACIADA Y LA CARGA EMOCIONAL DE LA COMIDA

Como recordarás, después de haber huido de casa, de refugiarse con enanitos a quienes hacía de ama de llaves, por decir lo menos, y de encerrarse en una cabañita, en cuanto se asoma a la ventana la madrastra, Blancanieves se come la manzana envenenada al instante. Muy sospechoso, ¿no?, porque en ninguna parte del cuento se nos narra que Blancanieves careciera de inteligencia. Así que podemos inferir que "algo oculto" la llevó a ser tan dócil ante el peligro. La historia no hace referencia a ello, pero podemos entender que se enfrentó con un aspecto emocional que la condujo a comer irracionalmente y se puso en riesgo sin ninguna necesidad.

Por lo general, las princesas se relacionan con su forma de comer desde la ansiedad, el estrés, la impotencia y la falta de poder, lo que, por cierto, les genera una ansiedad mayor. Se dicen cosas como "me tiene que quedar el vestido", "si engordo no tengo remedio", "le tengo que gustar a los demás", "me debo poner una dieta rígida a más no poder, pues si no lo hago, ¿qué va a ser de mí?", "tengo que ser bonita para que me quieran", "debo estar atenta a complacer".

Una princesa es una comedora emocional compulsiva que se castiga no comiendo, que come de más o ambas cosas, lo que la remite a la famosa espiral descendente de falta de control e infelicidad. Entonces se siente súper miserable, lo que, curiosamente, la aleja del arquetipo que tanto anhela: ser una Barbie sacada de la caja, y la conduce a riesgos como anorexia, bulimia o casos severos de depresión.

Hace poco hablaba con una mujer guapa, muy bien arreglada, como de 45 años que, me contaba, se había atragantado de *Pringles*. Delante de su hija adolescente me dijo: "Mejor me metí el dedo, si no, cómo voy a acabar". Y yo pensé enseguida: "¿Por qué no le escribe un manual a su hija de cómo convertirse en bulímica?".

Y otra chica extremada y enfermizamente delgada me confesó: "Ya no quiero ser gorda, por eso he dejado de comer, pero mi familia no me entiende, ayer me acorralaron y no me quedó otra que comerme un plato de arroz. ¿Cómo puede ser que me obligaran?, enseguida fui a vomitarlo".

Esa situación no es justa para nadie, y la persona que se encuentra en ella requiere de inmediata, amorosa y firme ayuda. La anorexia y la bulimia, además de constituir problemas multifactoriales, representa un gran castigo para la psique y para el cuerpo; por una parte el hambre que se pasa es dura, la sensación de miseria, total, y el cuerpo se halla sometido a un terrible descontrol, pues si alguien come algo, aunque lo vomite, ya se generó un proceso interno; ya el corazón hizo un esfuerzo, el páncreas descargó insulina también; el esófago, ácidos. Una persona en esta situación se enfrenta a la privación, el descontrol y la enfermedad. Si estás en ese caso, busca ayuda, te la mereces, y te garantizo que hay otras formas de resolver las situaciones relacionadas con el peso.

En realidad, estrictamente hablando, son raras las ocasiones en que se llega a ser obeso por no saber cómo alimentarse adecuadamente, sino por todos los problemas de conducta que desembocan en atracones, arrepentimiento, culpa, enfermedades como la diabetes y diversos problemas que pueden ser muy serios.

Cuando alguien me dice: "soy comedor o comedora compulsiva", la siguiente pregunta que le hago es si enfrenta episodios de vómito; en la reacción que ellos tienen cuando yo les hago esta pregunta, puedo darme cuenta de su nivel de conciencia con respecto a la comida, y procedo, entonces, a diseñar el plan de atención necesario.

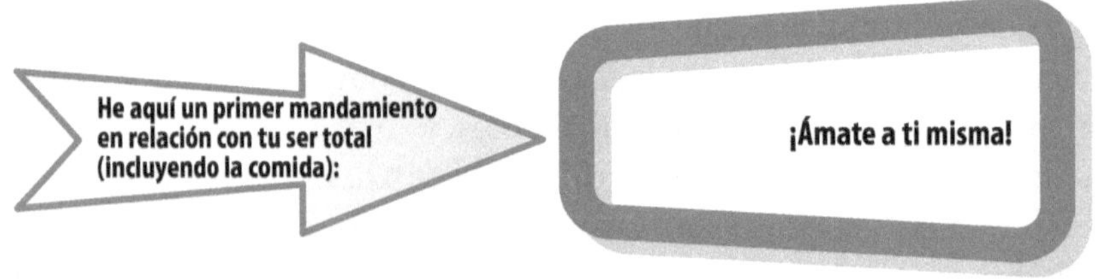

LA COMIDA COMO SUSTITUTO DEL AMOR

Cuando estás mal con la comida estás mal con el amor. Esto suele venir de la infancia y de las relaciones con la madre, pues mamá es la primera proveedora del amor, y vale la pena revisar qué pasaba allí. Puede haber muchas preguntas que den respuestas clave: ¿te premiaban con comida o te castigaban con la falta de ella ("te me vas a la cama sin cenar"); ¿te sentías insegura o abandonada y necesitabas "hacerte grande" para ser visible o para defenderte?; ¿te sobornaban o callaban con comida?; cuando llorabas por algo, sin saber el motivo, ¿te daban alimento?; ¿te enseñaron, más con los hechos que con las palabras, a llenar los vacíos emocionales con comida y a tragarte las emociones?; ¿con qué comida se te premiaba y con cuál te premias hoy? Y toma en cuenta que, aunque casi todos tendemos a "apapacharnos" con alimentos cuando nos sentimos tristes o enfrentamos determinados problemas, no es lo mismo comerse un chocolate procesado con cajeta, crema y avellana, que elaborarnos un rico postre con cacao orgánico. Entre las dos opciones hay un mundo de diferencia.

Como te he dicho desde el principio de este capítulo, estamos acostumbrados a vincular las muestras de amor con comida e incluso así lo hacemos con nuestras mascotas sin necesidad, porque hay muchas otras muestras de cariño que darles. Podemos alimentarnos a nosotras y a los demás de una manera más consciente y responsable, y también, ¿por qué no?, mucho más gozosa y creativa.

Aprender sobre nuestras emociones y no "tragárnoslas" es un paso fundamental. Si alguien te está lastimando, tienes que aprender a decírselo; igualmente si algo no te conviene. Créeme, habrá formas adecuadas de hacerlo.

LA COMIDA COMO REBELDÍA

A veces, tomémoslo en cuenta, utilizamos la forma de comer para "oponernos a los demás" y a quien acabamos dañando es a nuestra propia persona. Te cuento el caso de una mujer a quien su marido (muy finamente) le decía: "no quiero acostarme contigo porque estás gorda", y ella lo desafiaba yendo a buscar un litro helado y le contestaba: "pues, para que veas, me lo voy a acabar", o si salían a comer, lo desafiaba: "pues quiero otro taco, ¿cómo la ves?". El asunto es que, en realidad, ella no deseaba tener sobrepeso, se sentía infeliz y sufría en el probador de ropa. Creo que estarás de acuerdo conmigo en que buscaba castigar al hombre y la que salía perjudicada era ella. Necesitaban resolver el asunto de otra manera, porque no era un tema de dieta, sino una cuestión de poder y requerían hablar y resolver lo necesario.

Así que llegamos a un planteamiento clave: los problemas de comida se resuelven ordenando la alimentación de una forma creativa; los problemas emocionales se resuelven atendiendo y sanando las emociones.

¿FUNCIONA PROHIBIRTE LOS ALIMENTOS?

Algo más de lo que quiero hablarte es de la inutilidad de prohibirnos los alimentos, pues eso también despierta la rebeldía y seguramente acabarás ingiriéndolos de mala manera y en exceso.

El otro día, una mujer que conozco, que estaba en un proceso de convertirse en vegana, me comentaba: "Fui a una fiesta familiar en donde sirvieron un pastel de chocolate que es tradición. Me serví una rebanada y no sabes qué tristeza me dio, porque me supo empalagosísimo y dejó de ser lo que era. Además, me decepcioné horriblemente de mí, porque me lo comí a pesar de saber que contenía huevo; no soy confiable".

"Bueno –le dije–, calma, por favor, no quiere decir que si te comes un pedazo de pastel tradicional o un taquito vas a ser desterrada de la tierra de los veganos, pues sigues adelante y ya. La comida no tiene que ser una obsesión ni por exceso ni por defecto, no pasa nada.

Oscar Wilde[50] solía decir: "todo resisto menos la tentación", y un terapeuta que conocí, me hacía ver: "¿qué imagen llega a tu mente si te digo: no pienses en tu tigre de ojos verdes?". A veces la mejor manera de librarse de la tentación es caer en ella en un contexto controlado y como una decisión: "Voy a comerme dos tamales, porque estoy pensando todo el tiempo en ellos" (que no es lo mismo que comerse seis tamales mientras te sientes infeliz).

No es bueno vivir con la sensación de privación. No vivas con la sensación de ser prisionera de tus antojos. Tampoco es conveniente tomar el asunto de la alimentación como si fuera una cruzada, sino como un proceso feliz de vida. Si yo te dijera: tienes prohibido totalmente comer tacos, pasteles, dulces, chocolates y carnes, saldrías corriendo a comértelos. No te lances tú en una dieta opresiva y llena de prohibiciones, porque pasaría lo mismo. Hay un buen plan de alimentación para ti.

IDEALIZACIÓN DE LA COMIDA

Un factor más a considerar cuando hablamos de la carga emocional de la comida, es que, posiblemente, tengamos idealizados algunos platillos. Es bueno volver a comerlos alguna vez, a ver si son tan deliciosos como pensamos.

Hace poco estaba en una fiesta en Acapulco donde presentaron una fuente de hielo llena de unos pastelillos con relleno cremosito y de mermelada cubiertos de chocolate que mi esposo adoraba comer congelados en la infancia, y él me preguntó como si yo fuera la juez recién nombrada de la alimentación universal: "¿puedo comerme uno?". Le respondí, "pues si tú quieres comértelo, ¡cómetelo!", lo acompañe por su pastelito y volvimos a nuestra mesa. Luego me hizo otras preguntas: "¿no eran más grandes antes?, ¿no tenían más mermelada o crema adentro?", y añadió: "no me supo rico", "no es como yo lo recordaba". Cedió a su tentación y desidealizó ese recuerdo. Fue un buen experimento, si no se lo hubiera comido en ese momento hubiera pasado días pensando en lo maravillosos que eran y quizás hubiera encontrado la forma de comprarse tres más tarde para compensar el anhelo frustrado.

LA ALIMENTACIÓN DE LA REINA

¡Quedamos en que eres una reina!, ¿cierto? Para conducir un reino se requiere reconciliarse con las propias emociones y saberse en una situación

---

50 Escritor, poeta y dramaturgo inglés (1854-1900), considerado uno de los dramaturgos más destacados del Londres victoriano, célebre, además, por su ingenio y agudeza.

de poder, tomar conciencia del *empowerment* y, si tu cuerpo es tu reino, del *embodiment*. Una reina decide qué le conviene y no va a estar vomitando lo que ingiere ni alimentando con comida la falta de cariño, pues ella encuentra su propia fuente de amor. Dime, ¿quién le va a prohibir a la reina?; ella no siente que nada le es prohibido, sino que toma decisiones sobre lo que es provechoso o no lo es. Ella es el mandatario.

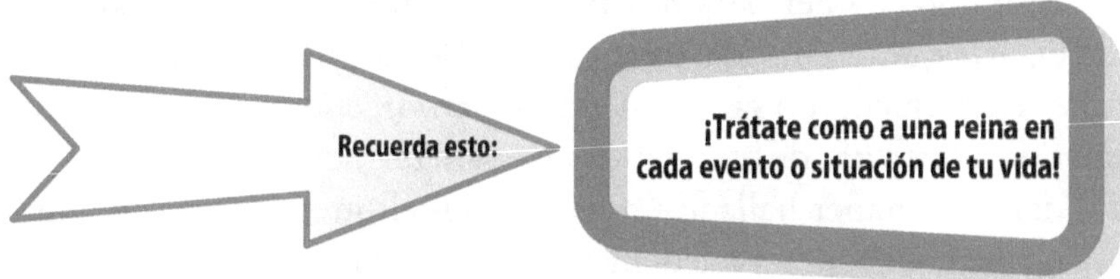

Pienso en una mujer que conozco que come como una reina. Tiene 45 años y lo parece y, al mismo tiempo, es muy atractiva y muy guapa. Va al gimnasio con mucha frecuencia, pues disfruta el ejercicio, pero en ella no existe la idea de dieta como privación; no se entrega al *fast food*[51] ella prefiere los restaurantes *slow food*,[52] y si quiere comer una rebanada de pastel alguna vez, se la come. Le encantan las pizzas y de vez en cuando prepara una deliciosa pizza. Ama la comida y no alienta la idea de que para ser delgada tiene que dejar de comer, pero, la comida no la controla a ella. Tampoco la utiliza para consolarse, porque está empoderada y se le ve el disfrute de la vida. Alguna vez me dijo "yo soy una mujer con curvas y me encantan porque una mujer con curvas es bella aquí y en China". Me dejó muy claro que no sólo tiene una buena relación con la comida sino también con su cuerpo. ¡Es perfectamente entendible, porque ambas situaciones vienen junto con pegado!

DISFRUTAR LA COMIDA Y DISFRUTARTE A TI

Así que, lectora querida, si eres una comedora emocional, bienvenida al club de la Humanidad, pero no tienes que ser por eso una comedora compulsiva infeliz y fuera de control. No está mal que la comida tenga una carga emocional, siempre que estés consciente; tampoco está mal apapachar a los otros con ella, mientras sepas que hay de alimentos a alimentos y que los seres queridos merecen recibir de nosotros lo mejor y no lo peor.

---

51 Comida rápida.

52 Comida lenta. Significa comer con atención valorando la calidad de la comida y teniendo en cuenta la procedencia de las materias primas y el modo de cocinarlas.

Comer es y debe ser un placer, y lo que sí resulta conveniente es encontrar un equilibrio para que sea una circunstancia benéfica a la vez que placentera. Resulta más que posible. Puedes desarrollar una relación sana con la comida, disfrutable, sin que ella te castigue a ti en una vinculación malsana. Te repito: ¡La comida no es el enemigo!, no tiene por qué hacerte engordar ni tienes que sentirte infeliz con ella. Es una maravillosa aliada.

Necesitamos comer para desarrollar plenamente nuestra existencia, y puedo decirte que en mi vida, en la vida de BK, juega un rol importante. Me permite tener un cuerpo sano y fuerte, socializar, enseñar, agasajar a mis seres queridos, disfrutar de otras culturas, cocinar –¡amo cocinar!–. Disfruto profundamente haber hallado un balance en el que alimentarme me hace bien y no mal, y ayudar a los demás a encontrar ese equilibrio. Tener sentimientos no es malo, sino lo más natural y bello del mundo, nos confiere una hermosa categoría como seres humanos, y cuando sabemos que comer tiene una carga emocional y podemos manejar estupendamente la relación intrínseca entre emociones y alimentos, éstos se convierten en nuestros amigos y en nuestro combustible vital. ¿Quieres comer así?

CAPÍTULO 6

¿POR DÓNDE EMPIEZO?

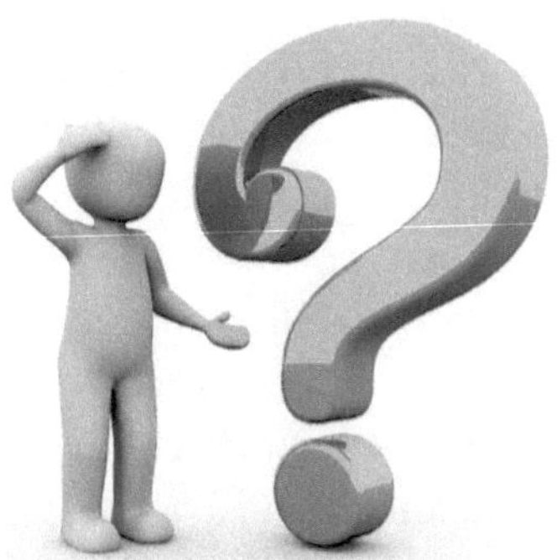

Estoy segura de que después de leer los capítulos anteriores estarás deseosa de comenzar el extraordinario proceso de transformación que implica quererte y convertir tu cuerpo en parte de ese amor de manera que puedas disfrutarlo, sentirte orgullosa de él y saber que es fundamental para tu salud, bienestar y, ¿por qué no?, para la imagen que anhelas tener.

Es muy frecuente que la primera pregunta que me plantean las personas que anhelan iniciar este proceso sea: ¿por dónde empiezo? Déjame decirte que es un excelente cuestionamiento, porque el término "empezar", significica que se está dispuesto a seguir adelante.

¿ES BUENO COMENZAR POR UN DETOX?

Una petición que también me plantean al inicio de la consulta es: "Quiero empezar por un DETOX", es decir, por un proceso de desintoxicación en que se deja de lado la ingesta de cualquier sustancia tóxica. Se trata de depurar el cuerpo y no es algo que se haya inventado de manera reciente, pues ya antiguamente se hacían ayunos de diversa índole para beneficiar al organismo.

La cuestión consiste en qué clase de alimentos conviene ingerir en un DETOX. No estoy en contra de ellos, y yo misma publiqué un DETOX gratuito en mis redes sociales y miles de personas me siguieron durante un mes en el que ingerimos combinaciones realizadas con ingredientes orgánicos para generar un efecto de limpieza que permitiera la absorción de vitaminas, antioxidantes y minerales.

En la actualidad varias compañías del ramo ofrecen un conjunto de jugos prensados en frío que tienen un promedio de 1,200 a 1,400 calorías diarias. Debo decirte que algunos de estos procesos pueden llegar a ser realmente costosos.

El asunto a considerar para saber si necesitas empezar por un DETOX o no es conocer cuál es tu objetivo, porque si lo que quieres es depurar tu sangre, tu hígado y tus riñones, un DETOX estaría muy bien y se requeriría seguir el proceso por lo menos durante 20 ó 30 días, ya que una semana no basta para generar una verdadera desintoxicación; sin embargo, si tu propósito es adelgazar, no te los recomiendo.

Te estarás preguntando por qué. Pues porque vas a pasarte casi un mes a base de azúcares, sometida a un proceso altamente diurético, y ya sabes que el agua se repone muy pronto. No estarás comiendo alimentos sólidos, por lo que posiblemente te encuentres en una situación emocional y física de carencia alimenticia. Y lo peor es que si no se han instalado nuevos hábitos (y resulta prácticamente imposible hacerlo tomando puros jugos), cuando se acaba el proceso, la persona puede saltar a consumir espaguetis y hamburguesas, debido a que la carencia puede haber provocado frustración y deseo de comer alimentos "prohibidos".

No sabes cuantas veces he oído: "pero cuando acabe mi DETOX iré por uno tacos o un pastel a tal o cual lugar". Además, hay DETOX comerciales que contienen aditivos como endulzantes o saborizantes, por lo que te recomiendo que si vas a echar mano de algún DETOX comercial, revises muy bien sus componentes, ya que sería absurdo desintoxicarse con ingredientes que intoxican.

Cuando mis clientes me plantean su deseo de comenzar por un proceso de desintoxicación, yo les pregunto: "A ver, ¿por qué quieres hacer DETOX?".

Quiero decirte que mis DETOX duran como mínimo 22 días y todos implican comer alimentos sólidos; lo que se evita en ellos es ingerir comida procesada, esto es, todo lo que sale de una bolsa, de una lata o de una caja, porque no se consideran comestibles frescos, a diferencia de alimentos como pescado fresco, huevo de verdad, frutas y verduras, por ejemplo.

Siendo así, el DETOX es un éxito: el vientre se desinflama, la piel brilla, se recupera la energía, se quita la celulitis y se depuran los órganos, entre otros beneficios.

Te habrás dado cuenta a estas alturas que no estoy en contra de los procesos de desintoxicación, pero deben utilizarse cuando sean convenientes y no obligadamente para comenzar un cambio importante en lo que se refiere a la alimentación y al cuidado de ti.

Ninguna renovación de carácter vital se logra en ocho días, sino que es y debe ser gradual, porque estás entendiendo lo que necesitas, lo que te hace bien, lo que te produce gozo, y te empiezas a dar cuenta de que no estás condenada para siempre al círculo vicioso que implica hacer dietas extremas, rebotar, hacer más dietas que rayan en el sacrificio, engordar de nuevo... y bajar, subir y bajar, lo cual ha parecido ser hasta ahora el destino de las personas que, por la circunstancia que sea, han acumulado peso.

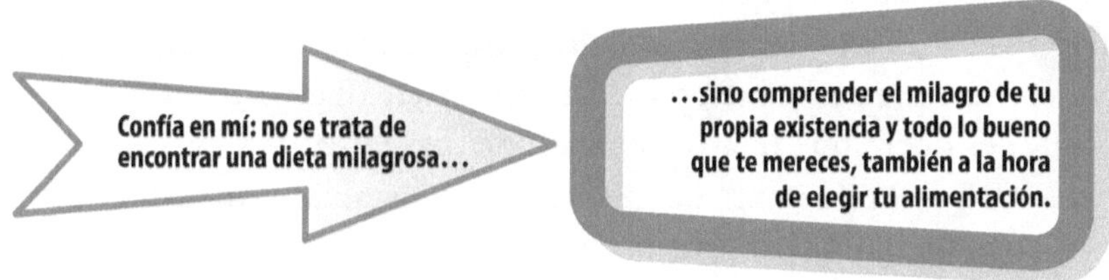

Te estoy hablando de recuperarte en salud, energía y bienestar (y ese bienestar implica, entre otras cosas, permanecer con fluidez y facilidad en el peso adecuado para ti).

Hay una broma que tiene muchísimo de cierto y que se aplica a las personas que comienzan una dieta: "No digas que quieres perder peso, pues si lo pierdes, puedes volver a encontrarlo". Y es cierto, si, por ejemplo, "pierdes un anillo" no estás tranquila hasta que lo encuentras. Conmigo no se trata de perder peso, sino de encontrarte en todo tu esplendor y, vuelvo a repetirlo, es cuestión de desarrollar hábitos gozosos que habrán de acompañarte toda la vida. Por eso no es necesario que "bajes kilos como loca" en unos días, porque estamos hablando de un cambio persistente y duradero, no de una dieta milagrosa que raya en el sacrificio y que, muy probablemente, fallará el mes próximo con la consecuencia de que encuentres el peso que perdiste.

ESTO ES UN ESTILO DE VIDA NO UNA DIETA MILAGROSA

Y, como se trata de encontrar un nuevo estilo de vida no tienes que pensar en bajar en dos semanas el peso que se generó durante muchos años. Créemelo, si empezamos por modificar hábitos tu manera de vivir cambiará convenientemente y podrás ir disfrutando cada paso del camino y no solamente la meta final. Yo voto por conseguir cambios graduales con total eficacia, en lugar de exigirte: "sacrifícate, castígate, deja de comer, baja 10 kilos en 15 días, y adiós, *bye,* hasta la próxima". Escúchame, puede lograrse, yo lo he hecho y me siento muy feliz con ello, verdaderamente dichosa.

Cuando las personas acuden a mi consulta, les hago una dieta totalmente personalizada y siempre les dejo tres tareas. Por ejemplo, una de las tareas que dejo para un mes puede ser "tomar más agua", "hacer ejercicio durante treinta minutos tres veces a la semana", "comer una ensalada como entrada de tus alimentos", "tomar un baño caliente antes de irte a dormir a una hora prudente", "experimentar un platillo nuevo", "visitar un restaurante específico" o "hacerle algunas preguntas a tus seres más cercanos". Y, así sucesivamente, cada vez que vienen conmigo se encontrarán con tres tareas, en algunos casos especiales y dependiendo del reto personal; si alguna de ellas no se cumple en un mes, pasa a formar parte del trío que solicito el mes siguiente; es decir, que una vez convenida una tarea, se repite hasta que se cumple; esto es importante porque estamos instalando un estilo de vida y las personas tienen que ir agarrando condición, poco a poco, pero consistentemente.

Un plan alimenticio eficaz no es rígido ni hecho en serie. Por ejemplo, si para una persona es importante comer postre es perfectamente posible optar pos postres más sanos y tal vez comer un postre más elaborado el fin de semana, quizás un día en que salga a comer con la familia. No se trata de morirte de hambre ni de caminar kilómetros con las botas de siete leguas[53], sino de trazar sólidos y hermosos *baby steps,*[54] porque estamos hablando de renovar el estilo de vida.

Hay personas que me dicen: "no, BK, no sirvo para esto" y yo les respondo: "no te preocupes, no aprendiste a caminar en cinco días, poco a poco; un día empiezas a sentirte ligera, con más energía, sin deseos de comer alimentos dulces; una noche comienzas a dormir mejor; en otra ocasión se te facilita dejar las grasas o cambiar la leche entera por otro tipo de leche (tal vez de almendras o de coco); con un poco de práctica, llegas a amar el ejercicio, porque compruebas lo bien que te hace sentir. Te lo aseguro, existe un plan de avance muy apropiado para ti.

¿EN CUÁNTO TIEMPO?

Esa es la pregunta del millón que todos me hacen: "¿en cuánto tiempo voy a bajar?", "¿cuándo voy a tener un cuerpo perfecto?, "¿cuándo voy a usar talla 0?" (ya sabes, la bendita obsesión por la talla 0).

---

53 Con las que el ogro perseguía a Pulgarcito en el cuento del mismo nombre de Charles Perrault. Se llamaban así porque permitían al ogro dar saltos gigantescos que abarcaban, precisamente, siete leguas.

54 Pasos de bebé.

Y yo les respondo: "¿cuánto tiempo te queda de vida?, pues se trata de iniciar un proceso de aquí a ese tiempo, depende de ti, no de mí, de la disciplina que tengas, de si haces trampa o no; cada quien va a su ritmo."

Cierta vez una chica que fue a consulta me pidió: "¿Me puedes mostrar tu abdomen?". Le contesté: "no voy a hacerlo y no tiene nada que ver con la forma de mi abdomen; no lo voy a hacer porque no es bueno para ti compararte con nadie, no te compares con tus amigas, no te compares con las actrices de Hollywood, no te compares tampoco conmigo". Mi objetivo era motivarla y no lo contrario. Así que añadí: "No tengas prisa por ser como alguien más y lograr lo que otros han logrado porque te puedes desesperar o sentir frustrada. Lo importante es hacer un cambio en tu estilo de vida, que te relajes, disfrutes el camino y goces tanto el trayecto como el objetivo. Si te diriges a las montañas en coche, o a algún lugar que te gusta, no vas en la carretera con los ojos cerrados, sino disfrutando el paisaje. Eso es lo que hace maravilloso el viaje y no sólo el destino final. Sucede lo mismo con la recuperación de tu cuerpo, quizá tú vas lograr un abdomen más bello que el mío, pero lo lograrás con el tiempo necesario, sin necesidad de presionarte reloj en mano y sin compararte con otros".

También es importante que tomes en cuenta tu verdadera disposición a comprometerte contigo sin echarle la culpa a los demás. La prisa, te lo digo, no es una buena acompañante.

Una persona que atendí se pesaba todos los días a las siete de la mañana (aprovecho para decirte que, de hecho, no es aconsejable pesarse todos los días, pues el cuerpo puede tener variaciones, por ejemplo de carácter hormonal o por retención de líquidos, entre otras cosas, mucho más el cuerpo femenino), y diariamente me llamaba por teléfono a esa hora para decirme: "Rebeca, estoy subida en la báscula y no he bajado ni 100 gramos, como si yo fuera la causante. Durante el proceso pude darme cuenta de que seguía detalladamente el plan alimenticio que le había diseñado, excepto por una circunstancia, la ingesta de alcohol y, amigas queridas, el alcohol tomado diariamente y en determinadas cantidades, sube mucho de peso.

Así que, volviendo a nuestro tema, no te metas prisa y no te compares con nadie. La propuesta gozosa de este libro es que te encuentres contigo de la mejor manera posible, de ahora y para siempre. Acuérdate de varios refranes que enuncian verdades muy ciertas:

◊ *"Qui va piano, va lontano."*[55]
◊ "Vísteme despacio que llevo prisa".

---

55 "Quien va despacio llega lejos."

◊   "Poco a poco se hila el copo".

◊   "Vete despacio y llegarás a palacio".

Claro que no te hablo de una lentitud desapegada y poco comprometida, como si te hallaras en el limbo en vez de en un decidido programa de encuentro con tu persona y con el cuerpo que quieres. No me refiero a la lentitud indolente, lánguida y somnolienta propia del abandono, sino a un avance vivaz, acompasado, creativo, vigoroso, eficaz y disfrutable. Muy distinto, ¿no te parece?

Cuando digo que no corras o que no tengas prisa, me refiero específicamente a que no alientes expectativas ilógicas, irracionales ni dañinas.

Muchas personas vienen a mí con la meta de bajar "diez kilos en un mes" y sí, es muy tentador pensar que puede lograrse. De hecho no es imposible si se tratara de una persona mórbidamente obesa con mucho peso que perder o si se fuerza el cuerpo a un ritmo totalmente nocivo y se pone a la clienta en riesgo de no poder conseguirlo por el nivel absurdo de demanda que representa, el cual puede conducirla derechito a experimentar la consecuente frustración que propicia comer de más, o "rebotar" y subir de peso en un intento tanto físico como psicoemocional de recuperarse de la agresión recibida.

Además, piénsalo bien, no es un buen discurso interno de crecimiento, amor, respeto y auto aceptación, pues es como si dijeras: "Puesto que me he dedicado a descuidarme, detestarme y amarme poco, ahora no merezco sino castigarme exigiéndome 10 kilos en un mes; sólo así demostraré quién soy. Mi fantasía tiene que hacerse realidad. De modo que vigilaré la báscula y haré lo que sea para bajar kilo y medio diariamente (¿¡cómo?!), y si al quinto día veo que sólo baje 500 gramos, me daré cuenta de que no vale la pena y volveré a lo mismo de siempre. No hay remedio para mí, así que me comeré todos los pasteles que quiera". ¡Pufff!

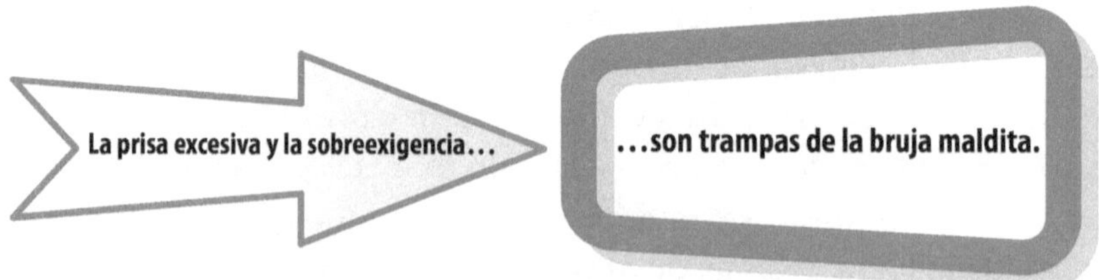

Déjame explicarte que no es sano bajar dos kilos y medio por semana, ya que metabólicamente se estaría perdiendo agua y masa muscular, y queremos que una dieta no acabe en un deterioro de brazos, piernas, rostro y cuerpo en general, sino en un enriquecimiento, bienestar y buena apariencia. Así que, salvo casos excepcionales de sobrepeso extremo, lo que resulta conveniente para una mujer adulta de 25 años para arriba es, realmente, bajar un kilo semanal. Un hombre podría bajar un poco más de peso porque tienen un metabolismo diferente y no están diseñados para guardar grasa en el cuerpo a causa de la maternidad; en cambio, las mujeres guardamos más grasa que los hombres y lo hacemos durante más tiempo (como dice una amiga mía cuando le hago ver esta característica de los hombres: "¡los odio!", aunque aquí, entre nosotras, no me parece que sea verdad). Sin embargo, tampoco para ellos es adecuado pretender bajar 15 kilos en un mes si estamos hablando de una manera ética, profesional y saludable.

No te preocupes, es sin prisa pero sin pausa (un refrán más que añadir a la lista) y muy pronto estarás disfrutando de tu peso meta sin sufrimiento, estrés, angustia y con plena salud y alegría.

Fíjate, un kilo de grasa corporal perdido por semana equivale a 7,000 calorías y para perder más de un kilo a la semana tendrías que estar entrenando tres horas diarias o comer menos de 1,000 calorías al día para provocar un déficit calórico extremo e innecesario. Y con menos de 1,000 calorías no puedes alimentarte bien, pues no hay manera de incluir todas las proteínas, carbohidratos, vitaminas y minerales que requiere una mujer adulta para funcionar con energía, vigor e inteligencia. No necesitamos que por seguir una dieta extrema estés arrastrándote todo el tiempo, haciendo que tus músculos se deterioren, tu piel se arrugue y cuides a tu familia o trabajes en tu profesión con poca capacidad hasta para pensar.

Imagínate que incluso a personas que están inmóviles, por ejemplo, en coma, los médicos les indican una dieta por suero de 1,200 calorías diarias. Es lo mínimo que se requiere para que el cuerpo, aun en situación de inmovilidad, conserve sus funciones básicas, para que el corazón lata, para que la sangre circule, para que los pulmones respiren y para que las neuronas hagan las sinapsis requeridas.

Por eso yo no hago ni recomiendo dietas de 600 ó 700 calorías. Y no las promuevo por dos razones: no son saludables y no son sostenibles. Los cambios de estilo de vida tienen que ser forzosamente sostenibles, si no, no funcionan y sólo colaboran a que la persona vuelva a engordar. Te pongo un ejemplo, si yo, con mi nivel de actividades y de compromisos decido (¡Dios me libre!) ponerme una dieta matadora de 600 calorías, tomar diuréticos para tener la fantasía de mayor baja de peso, hacer tres horas de ejercicios y fustigarme continuamente porque me comí una cucharada de arroz, dime,

¿cómo podría sobrevivir en un estado de salud y de buen funcionamiento psicoemocional desde el que pueda tomar buenas decisiones y establecer relaciones sanas con los demás? No te dejes convencer de seguir una dieta así y, sobre todo, no te pongas a ti misma un régimen que no puede producirte sino daño y desaciertos.

Hace poco, una clienta me decía muy angustiada: "Es que no tengo fuerza de voluntad (¡vaya, la frase bruja por excelencia tratando de tomar el mando otra vez!), así que si no aprovecho el primer mes para bajar 10 kilos, después seguramente no podré lograrlo". Y cuando me decía esto encogió su cuerpo como sintiera un gran dolor, mientras su rostro expresaba infelicidad y desvalimiento. Sentí pena por ella y muchas ganas de ayudarla.

Observas la trampa de esta afirmación, ¿verdad? Esta mujer de 30 años estaba buscando bajar de peso desesperadamente, pero seguía considerándose a sí misma, a la par, un ser deficiente, sin fuerza, sin respeto y carente de amor y de confianza en su persona. A lo mejor lograba perder unos kilos, no sé si diez, a costa de su salud, pero inevitablemente, volvería a encontrarlos a muy corto plazo. No es eso lo que deseo para ti, ni para nadie, porque ninguna persona se merece un trato así.

Pude trabajar con ella y, ahora, un par de meses después, es una mujer preciosa que tiene para sí y para los demás, un gran caudal de amor. Y, por cierto, hizo las paces consigo y consiguió el cuerpo que quería. De más está decir que no se siente ni mínimamente en riesgo de que la "fuerza de voluntad" no le alcance para seguir adelante. Puedo decirte con orgullo que ha disfrutado cada milímetro del camino y no sólo la meta de los 10 kilos, porque descubrió que simplemente se trata de seguir viviendo en bienestar y salud todos los días de la vida.

Yo no soy una "hace flacos" ni una "baja gordos" a costa de lo que sea, como ciertos profesionales que he conocido (con un título de médico colgado en la pared) que para bajar a sus clientes, les prescriben un anorexígeno en la mañana, otro en la tarde, un antidepresivo, un antiansiolítico y una fuerte pastilla para dormir, pues ¿cómo iban a conciliar el sueño los pacientes después de toda esa alteración química irracional? Yo soy una *Health Coach,* una asesora en salud y de estilo de vida.

Si diseño para ti un buen plan alimenticio, obviamente vas a perder peso y no vas a volver a encontrarlo, pero tu programa será parte de un todo que contemple tu estado emocional, tu estado físico y tu salud.

El 95% de las personas que vienen al consultorio, acaban bajando de peso, no estarás en riesgo de no lograrlo por el hecho de que me rehúse a ponerte una "dieta matadora"; al contrario.

Curiosamente puedo decirte que también mis familiares y amigos han acabado bajando de peso. Un buen amigo me dice: "tú eres como el hoyo negro[56] de la salud, todos los que gravitan a tu alrededor acaban comiendo zanahorias, manzanas y tomando agua. Al menos todos los vasos de agua de fresa que me tomé en tu fiesta, son cervezas cuyas calorías no tengo dentro, nos atrapas y nos inspiras.". Tengo que decir que ser "el hoyo negro de la salud" es de los mejores y más lindos halagos que recibido.

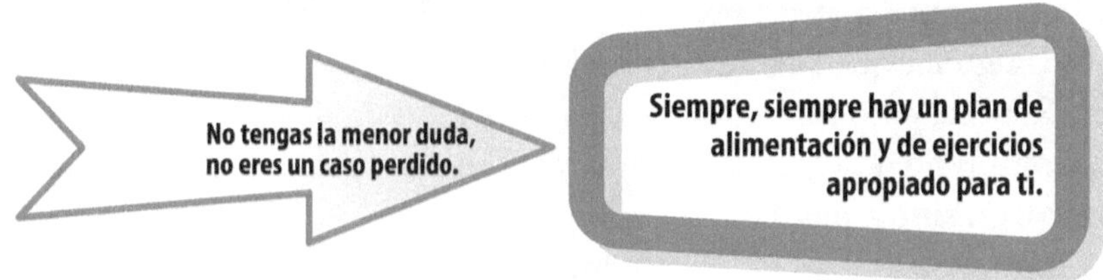

ERES LO QUE HACES, NO LO QUE DICES QUE HARÁS

Si abrazas la salud, la energía y el bienestar, tú también acabarás inspirando a los otros alrededor, porque la gente que inspira es la que hace lo que dice que va a hacer. De hecho, eres lo que haces, no lo que dices que haces.

En el caso de las mamás, necesitan predicar con el ejemplo, porque si eres mamá no pretendas que el niño acepte el brócoli mientras tú te estás comiendo cuatro quesadillas, dos tacos y un refresco de cola al otro lado de la mesa. Recuerda que el ejemplo habla más fuerte que las palabras. Algunas mamás responden (y en realidad se trata de una excusa): "Yo crecí, ya no estoy en desarrollo como ellos" o expresan: "yo le digo a mis hijos 'tú te comes lo que te mando porque soy su madre', y no admito réplica".

Como puedes haberte dado cuenta, en lo anterior hay una buena carga de incoherencia, y para hacer las paces con nosotras y, desde luego, para lograr el cuerpo que queremos, necesitamos trabajar en la coherencia, porque llena de sentido la vida y nos hace personas más felices y capaces de sostener situaciones de bienestar.

También eres lo que haces es por ti y por aquellas personas que dependen de que tú las quieras y las guíes. Es por ti y por los demás.

---

56 Un agujero negro u hoyo negro es una región finita del espacio en cuyo interior existe una concentración de masa lo suficientemente elevada para generar un campo gravitatorio tal que ninguna partícula material, ni siquiera la luz, puede escapar de ella. http://es.wikipedia.org/wiki/Hoyo_negro

Te comento lo anterior, porque yo necesito trabajar con la persona que verdaderamente eres, con la persona real, la que se enfrenta a situaciones reales y no piensa que puede avanzar basándose en metas irreales y dañinas. Es muy bonito fantasear, sí, pero a veces muy peligroso Claro que me gusta que la gente venga motivada o que inicie su reconciliación consigo y con su cuerpo desde la motivación y no desde el desánimo, pero quiero recordarte que no es lo mismo estar motivada que alentar metas y formas de solución que no corresponden a la realidad.

Una persona motivada dice: claro que voy a bajar y a sentirme muy a gusto con mi cuerpo, así que le voy a entrar con ganas y haré lo que sea necesario el tiempo que sea preciso, porque YO LO VOY A LOGRAR. En cambio, alguien que se apoya en la fantasía suele expresar: "A ver cómo le haces, Rebeca, pero tengo que bajar veinte kilos en dos meses".

¿Comprendes la gran diferencia y cómo esta incide en los resultados no solo a corto, sino a mediano y largo plazo?

Como *Health Coach*, ciertamente, es mi trabajo y mi pasión desarrollar todas las herramientas para que logres tus metas. Puedo decirte: "vamos a hacer un *brownie* de tales características (como expliqué en el capítulo anterior) para que puedas sustituir el pan" o "te gusta cenar postre, así que voy a enseñarte a preparar un *smoothie* tipo natilla y vas a quedar contenta y muy satisfecha". Lo que no voy a hacer y espero que tú tampoco hagas es diseñarte una dieta criminal de 600 calorías.

No se trata de hacer magia, aunque los resultados finales puedan parecer casi mágicos. Por ejemplo, hay personas que me dicen: quiero bajar de peso, dejar de fumar y mejorar mi tiroides. Y a mí, como su guía, me toca lograr que pueda materializarlo. ¡Claro que se puede!, aunque no todo al mismo tiempo, tenemos que priorizar y escoger lo que es mejor y más necesario lograr en una primera instancia. Por eso también, ante un posible cúmulo de malos hábitos, pido a la persona que elija sólo tres para cambiar mensualmente. Paradójicamente no vamos a detenernos por elegir tres hábitos en lugar de nueve, sino a avanzar más rápido.

Parte de la curación de alguien que ha subido de peso es reconciliarse con la comida y no establecer una guerra permanente con ella, porque como ya te he explicado desde los primeros capítulos, **la comida no es el enemigo** y, ciertamente, no necesitamos vivir en una situación obsesiva con respecto a ella.

Te cuento algo que sucedió hace un mes. Fui con mi familia a celebrar mi cumpleaños y de postre pedí un pastelito individual al que le pusieron una velita, pues, como ya te he dicho, es excelente celebrar que nacimos, vivimos y cumplimos un año más de vida, y qué mejor manera de hacerlo que apagando las velitas del pastel. Y puse un video en las redes sociales.

Debo decirte que se armó un revuelo: "¿Ese postre es de verdad?", preguntó alguien (no iba a celebrar mi cumpleaños soplando la vela en un pastelito de plástico, ¿no es cierto?). Y otra persona le respondió: "Seguro que después tiró el pastel a la basura". Alguien más añadió enseguida: "La comida no debe tirarse". ¡Altooooo! Así que tuve que aclararles a todos: "Era mi cumpleaños y me comí cuatro pastelitos en un fin de semana; no corrí peligro por esto, porque yo amo mi cuerpo, sé cuidarme consistentemente y si como algo fuera de serie ocasionalmente, no voy a perjudicarme para nada.

De ahí la importancia de desarrollar buenos hábitos y, en lo que se refiere al cuidado de tu cuerpo, partir del amor y no de la desconfianza. Ten la seguridad, el peso no se recupera por lo que ingieras en un día, ni se ni se pierde en un día, eres lo que haces la mayor parte del tiempo.

Observa la diferencia: quien se pone metas extremas dictadas por su falta de confianza, su miedo y su fragilidad, si llega a comerse cuatro pasteles un fin de semana, se sigue derechito comiendo más, pero quien cambia de hábitos puede ser que alguna vez coma algo más de lo habitual, pero luego, sigue en su proceso de "ser quien es", con seguridad y coherencia. Nada se habrá perdido.

Es por eso que prefiero animar a las personas a que se pongan metas realistas tanto en la ingesta alimenticia, la baja de peso, el ejercicio y la elección de tallas; prefiero que se decidan por metas a corto plazo y fáciles de lograr, pequeñas victorias que las conducirán al éxito y a la certeza de que son dueñas de su *empowerment* y de su *embodiment*. Las metas extremas no conducen al empoderamiento sino al fracaso y al a depresión, y son las que producen frases como las siguientes: "No puedo deshacerme del peso por más que hago". Hay mujeres que han llegado a decirme: "BK, es que yo nací para ser gorda".

¡Pues nada de eso, nadie nace para ser gordo, o enfermo, o vivir la vida derrotado! Todo puede atenderse de la mejor manera y lograr buenos resultados. Siempre que un ser humano necesita ayuda, hay una manera de dársela que no se mide rígidamente con una cinta métrica. Uno tiene que decir: "¿qué es lo que requiere esta persona para lograr lo que está buscando?" y encontrar la manera de brindarle precisamente el tipo de apoyo que necesita en tiempo y forma.

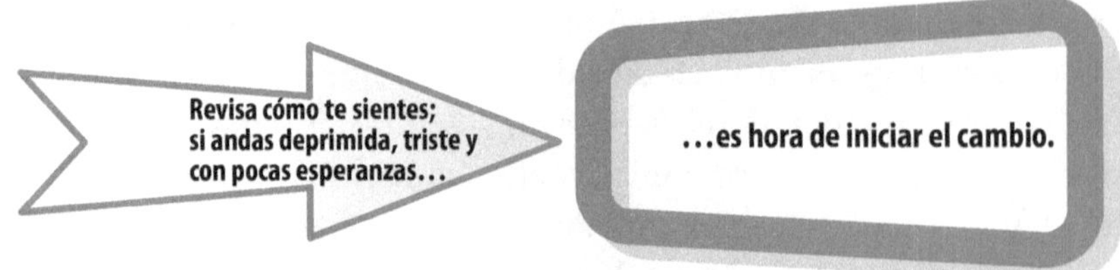

Para ilustrar lo anterior, te cuento el caso de una señora muy espiritual que conocí en el gimnasio. Experimentaba un gran conflicto por el hecho de comer animales y se sentía muy culpable por eso. Como sabes hay distintos grupos de personas que no comen productos de origen animal, desde carnes hasta quesos, leche, huevos, etcétera. Pueden ser, por ejemplo, vegetarianos, lactovegetarianos, ovolactovegetarianos, veganos, crudiveganos, flexivegetarianos y frutiveganos. Pues bien, ella pasó drásticamente de comer carne a ser totalmente frutivegana y el paso fue muy drástico, como lanzarse a correr un maratón sin entrenamiento. Empezó a sentirse mal y a engordar, pues el proceso no sólo no estuvo bien diseñado, sino que no estuvo diseñado en absoluto, partió de la buena fe de la persona, pero no contó con la información y el ritmo necesarios.

Un día me contó todo lo anterior en el gimnasio y añadió: "Tuve que volver a comer carne y me siento muy infeliz y culpable por eso".

Ella no sabía que yo era *Health Coach,* pero por algún motivo, como diría mi amigo el que me califica de hoyo negro, gravitó hacia mí. Le expliqué que el cambio fue demasiado radical y la ayudé a encontrar un plan de acción. Primero le propuse ser ovolactovegetariana: "puedes comerte unos molletes con queso, por ejemplo" y a través de varios meses la fui entrenando para ser vegana y recortar los lácteos de su dieta regular, le di clases de cocina vegana y la enseñé, entre otras cosas, a preparar queso vegano. Tras un tiempo siendo vegana, fuimos experimentando las posibilidades de que fuera crudivegana y frutivegana sólo algunos días al mes.

Aprovecho para decirte que puedes ser lo que tú quieras en lo que respecta a la forma de comer, pero hay que saber cómo para conservar la salud y estar en condiciones óptimas. Al consumir solamente verduras y frutas crudas es más difícil sentirse satisfecho y, además, no contamos con proteínas, que son absolutamente necesarias. Hay que aumentar alimentos que produzcan proteína como cacahuates, pongamos por caso, que además incorpora grasa a la dieta, que también es necesaria en determinadas cantidades.

Como conclusión, se sintió fantástica comiendo comida vegana y ha bajado 25 kilos. Ella practica la meditación y su gran meta era dejar de comer no sólo animales, sino quesos de origen animal. Lo ha logrado y se siente feliz de poder conservar su salud y al mismo tiempo vivir "la vida de Luz" que le es tan importante. Está siendo coherente consigo y la veo feliz.

Te cuento lo anterior porque no hay una "dieta universal" y pienso que no nos toca a los demás juzgar los motivos de las otras personas al decidir una forma de comer. Hay para todos, el asunto es tomar buenas decisiones al respecto.

LA IMPORTANCIA DE CREAR HÁBITOS

De acuerdo con su definición: "Un hábito es una práctica habitual y continua de una persona, un animal o una colectividad". Y está de más decirte que podemos desarrollar hábitos malos y buenos. Por ejemplo, lavarte los dientes tres veces al día después de comer es algo benéfico, pues mantiene tu salud dental; en cambio, cenar diez tacos al pastor antes de irte a dormir con frecuencia, sobra decirlo, no resulta nada conveniente. Pero déjame darte una espléndida noticia: los hábitos no son una condena de por vida, pueden cambiarse, pues nadie ha dicho jamás que porque tengas un hábito debas sostenerlo toda la vida.

Desde mi experiencia es mejor modificarlos por las buenas que por las malas, ya que si en nombre de la "bruja fuerza de voluntad", sacamos un látigo y decidimos quitarnos una costumbre muy arraigada de un día para otro, nuestra parte rebelde dirá "aquí estoy yo", echará todo a perder y no necesitamos eso. Si tienes un mal hábito, seguramente lo fuiste adquiriendo y consolidando día tras día. Salvo casos excepcionalmente peligrosos, no tenemos que terminar con él en 24 horas, sino irle bajando poco a poco "el volumen" e irlo sustituyendo, también paulatinamente, por una nueva práctica positiva y disfrutable para ti. Es bueno acometer el cambio estableciendo pequeñas tareas y, no lo dudes, tendrás éxito.

Déjame contarte la historia de Angélica que había ido subiendo mucho de peso. Hablando con ella me di cuenta de que tenía un hábito. Antes de llegar a su oficina, pasaba a una conocida cafetería que tiene servicio en el coche y pedía un café de tamaño extragrande con crema batida. Tan era un hábito que hasta los fines de semana, cuando no tenía que trabajar, sacaba el coche e iba por el café en cuestión.

Como sé que a un hábito no se le puede "eliminar" en un día, le propuse que comenzara a pedir su café habitual en tamaño pequeño (porque el hábito, en realidad, no era tanto lo que tomaba, sino la costumbre de pasar a la cafetería por su "regalo"); por eso lo primero que hice fue realizar una pequeña "modificación" a su hábito (recuerda los *baby steps,* empezar por pequeños pasos), así que no iba a decirle: "deja de ir a la cafetería o mejor pide un té verde con limón alcalinizante". Empezó a bajar de peso y se sintió muy contenta y orgullosa por eso. El segundo paso para "destronar" el viejo hábito fue que empezara a pedir un café sin crema y que hiciera una parada en un parque cercano a disfrutarlo. Transcurrido un tiempo, bajarse en el parque y caminar unos minutos entre los árboles representó un mejor hábito para ella y ya no se detenía en el camino a comprar el café. Asimismo, le encontró el gusto a caminar y comenzó a hacerlo más tiempo durante los fines de semana. Aquí tienes una historia que puede darte la idea de cómo cambiar tus hábitos negativos.

Te propongo que a continuación hagas una lista de tus malos hábitos con respecto a la comida y la salud. Empecemos por ahí. La lista, aprovecho para comentarte, tiene 10 casillas. No es que no puedas poner algunos más (o algunos menos si es el caso), pero toma en cuenta que muchas personas tienen la tendencia a extremar su autocrítica y escribir 35 hábitos, algunos que, francamente, no tienen la mayor trascendencia como: "pido un pastel de queso con zarzamora cada vez que voy a comer con mi tía Luchita cada dos meses", no es útil. Esto resulta obsesivo y francamente puede conducir a la frustración sin necesidad, así que prioriza, sé concreta y elige aquellos hábitos que verdaderamente interfieren y que, solucionándolos, obtendrías los resultados que deseas.

MALOS HÁBITOS QUE INTERFIEREN CON MI SALUD Y CON EL HECHO DE TENER EL CUERPO QUE QUIERO
1.
2.
3.
4.
5.
6.
7.
8.
9.
10.

Bien, pues aquí tienes un buen panorama para empezar. Ahora prepara otra tabla y procede a realizar la conversión de hábitos negativos a positivos. Te pongo un ejemplo de carácter general para que tengas una idea de lo que vas a hacer.

Ejemplos:

HÁBITOS NEGATIVOS	HÁBITOS POSITIVOS
Despierto y lo primero que hago es tomar un café con el estómago vacío.	Despierto y tomo un té verde o agua tibia con limón. Dejó el café para después del desayuno o para medio día.
Despierto y paso una hora revisando las redes sociales y mandando memes.	Despierto y hago ejercicio o alguna actividad, saco al perro a pasear, riego las plantas.
Pico todo el día totopos, tortillas, papitas y chocolates.	Pico durante el día bastoncitos de apio, de pepino y de jícama.
Llego al trabajo paso a la máquina dispensadora de dulces y comida chatarra antes de llegar al elevador y "me surto" para todo el día.	Llego al trabajo, me encuentro con la máquina dispensadora, la miro de frente, le aviso: "vengo a decirte que hoy no voy a comprarte nada", camino hasta las escaleras, busco un poco de aire fresco.
Me tomo un refresco de 600 mililitros a media mañana.	Tomo un litro de agua todas las mañanas.
Me como una doble barrita dulce de 400 calorías a media tarde.	Me como 10 almendras a media mañana.
Me voy a acostar tarde, se me va el sueño y no puedo dormir.	Antes de dormir tomo un baño con agua caliente y me pongo un gel de aceite esencial de lavanda.
No tomo agua porque se me olvida.	Me escribo varios recordatorios y los pego en distintos lugares para acordarme de tomar agua.

Estos son algunos ejemplos, pero lo más importante es que hagas tu propia tabla y conviertas creativamente tus hábitos negativos en positivos, y recuerda empezar por *baby steps*.

HÁBITOS NEGATIVOS	HÁBITOS POSITIVOS

LOS 21 DÍAS DE MAXWELL MALTZ

¿Has oído hablar de los famosos 21 días para generar un hábito o deshacerte de una adicción?, este término se usa mucho por ejemplo con los alcohólicos en rehabilitación. La primera persona en decir en la década de los 50 que un hábito se formaba tras ponerlo en práctica por lo menos durante 21 días fue Maxwell Maltz. El doctor Maltz era cirujano plástico y se percató de que tras las cirugías, muchos pacientes entraban en *shock* y se quejaban de su nueva apariencia, pues tendían a verse deformados o solían soñar con su aspecto anterior. Este proceso solía durar 21 días, que era lo que tardaban en habituarse. En realidad, el doctor Maltz dijo textualmente,[57] que se trataba de un proceso de entre 21 y 90 días, así que cuando hablamos de establecer cambios, tres meses es una buena meta, pero empezamos planteándonos tres semanas para instalar el proceso.

---

57 Maltz, Maxwell, *Psycho Cybernetics, A New Way to Get More Living out of Life.* Perigee Books, primera edición, 1960; edición revisada, 2015.

Así que una vez establecidas las necesidades de mejoramiento para que puedas tener el cuerpo que quieres, requerimos que lleves a cabo el plan propuesto por lo menos durante 21 días para después permitir que llegues a los tres meses. ¿Por qué empezamos por 21?, pues porque si logramos las tres semanas iniciales, es muy posible que lleguemos a más.

Por su parte, el escritor y periodista Charles Duhigg[58] escribió[59] que para crear lo que él llama "el bucle del hábito", primero debemos ubicar las señales sencillas que ponen en marcha el hábito en cuestión y que parten con altísima frecuencia de ciertos desencadenantes o recordatorios, como, por ejemplo, "en mi casa, cuando estábamos tristes, mi mamá nos compraba helados para animarnos"; después de lo anterior, propone establecer una rutina diferente y escoger una recompensa adecuada para acompañar el ciclo. A esto habría que añadir el cultivo de un ansia, de un deseo fuerte, que alimente el bucle.

Para cambiar un hábito es necesario identificarlo y comprender qué significa para nosotros; también es considerablemente significativo evaluar seriamente si ese hábito vale la pena o si tenemos que pagar por mantenerlo un precio muy alto, tal vez el precio de nuestra felicidad, de nuestra apariencia física o de nuestra salud.

Con respecto a esto último, tengo una buena amiga que estando ya delicada de salud (no preciso el tipo de dolencia para guardar su anonimato), ingería alimentos como queso, grasas saturadas o bebidas alcohólicas. Cuando nos entrevistamos con objeto de hacer un plan alimenticio y de salud conveniente para ella, le dije: "No te resignes, enfoquémonos a recuperar tu salud, no te des por vencida". Iniciamos un proceso de modificaciones al cual fue un poco renuente al principio. Quiero aclarar que yo no suelo insistirle a nadie, porque este tipo de decisiones son algo de carácter muy personal y cada quien debe asumir sus responsabilidades, pero en este caso en especial, por el cariño que le tengo y la gravedad de su condición, me permití insistirle. Me decía: "¿Y si me da hambre?, ¿y si quiero un chocolate?, ¿"y si mi esposo quiere ir a comer tacos?". Ella es una campeona profesional, pero en lo referente a su salud no estaba teniendo una actitud de campeona, y en su caso literalmente se trataba de una cuestión de vida o muerte. Tras cierto estira y afloja que duró un par de semanas, tuve que hablarle con fuerza: "Pues esperemos que un milagro caiga del cielo y puedas vivir así hasta los 50 años". Esto la decidió e inició un proceso de limpieza

---

58 Escritor, periodista y premio Pulitzer norteamericano, nacido en Nuevo México en 1974.

59 Duhigg, Charles, *El poder de los hábitos*, premio al mejor libro de negocios del año 2012, otorgado por *Financial Times y Goldman Sachs*.

de 21 días. Cada vez la encuentro más relajada y con deseos de instrumentar cambios; empezó a perder peso y tras las tres semanas iniciales, se hizo un chequeo médico y descubrió grandes mejorías; su médico estaba tan sorprendido como ella de los resultados. Después de esas tres primeras y duras semanas estuvo más dispuesta y fue más fácil para mí pedirle que extendiera los cambios por 60 días más, pues mi intención desde el principio fue llegar a los 90 días, ya que estaba consciente de que un caso tan delicado como el suyo necesitaría más de tres semanas. Sin embargo, resultó más estratégico establecer metas cortas. Yo sabía que obtendría resultados y que si lograba que confiara en mí y en ella lograríamos su recuperación. Déjenme confesarles que el día que me comunicó sus primeros resultados lloré de alegría. Para mí, este caso particular sí requería prisa, pues su vida vale la pena y la convencí de ello.

También vale la pena TU vida y tu alegría. Tú también tienes algo por lo que luchar, algo que necesitas abrazar con una actitud de campeona. ¡Necesitamos dar un sí a la existencia, al cuerpo, la mente y el espíritu que nos han sido dados! Es elegir desarrollar nuestra esencia y nuestro potencial y sentirnos contentos y orgullosos de ello. Te lo aseguro, es otra manera de vivir muy diferente a sentirnos prisioneros de nuestros malos hábitos. ¿Qué tanto valor tiene tomarse un café gigante lleno de crema todos los días con respecto a experimentar salud, dicha y plenitud? Se trata de preferir hábitos que nos conducen al bienestar en vez de costumbres dañinas. ¿Qué hábitos escoges tú?

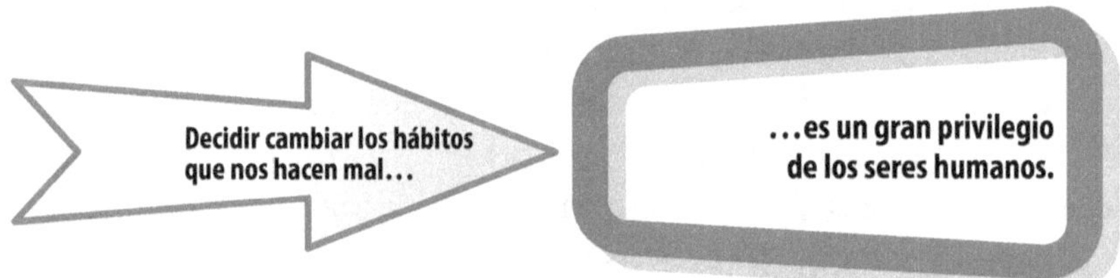

ENTRENARNOS EN NUEVOS HÁBITOS: ¿CÓMO LE ENSEÑAMOS HÁBITOS A LOS NIÑOS?

Para mí, un hábito es una rutina, es decir, **elegir una ruta** e inventar todos los modos creativos para permanecer en ella. Y la mejor manera para enseñarnos a aprender buenos hábitos es la misma que la que utilizamos para transmitir a los niños las rutinas que queremos que aprendan. Si entras a la Red encontrarás mil imágenes que ilustran cómo enseñarles a los niños rutinas. Si eres mamá, te los sabrás de memoria: "Después de comer hay que lavarse los dientes", "vamos a bañarte antes de dormir", "las nueve es la hora de irse a la cama", "voy a leerte tu cuento de la noche", etcétera. Y si no eres mamá, podrás recordar situaciones parecidas de tu propia infancia. Todo el que está a cargo de un niño sabe que lo peor para que éste tenga un sueño regular es dejar que un día se duerma a las nueve, otro a las 10 y otro a las 11 de la noche, pues no sólo se perjudicará al niño en el establecimiento de rutinas de descanso, sino que mamá no podrá nunca ocuparse de sí.

Las personas que logran establecer hábitos saludables, como hacer ejercicio y practicar deportes, logran sus metas porque tienen rutinas específicas. Por ejemplo, yo me levanto en la mañana y no dudo siquiera en si voy a hacer ejercicio, no sólo porque me encanta sino porque para mí ya es un hábito. Entonces me despierto, me pongo en pie y me pongo la ropa adecuada que preparé el día anterior según el tipo de ejercicio que voy a hacer para no perder tiempo por la mañana. Te cuento lo anterior para sugerirte algo que me parece muy importante: una vez establecido lo que te conviene (y de un muy buen terapeuta aprendí algo fundamental: tienes que saber distinguir entre lo que quieres y lo que te conviene, porque no siempre es lo mismo), ya no le des vueltas, pues hay una parte de la mente que resulta de gran ayuda, por ejemplo, la que dice: "quiero bajar cinco kilos y recuperar mi tono muscular", pero hay otra que es muy tramposa: "Y si lo dejo para mañana, hoy no me siento bien, parece que va a llover, total por un día no va a pasar nada, ¡qué flojera!". Así que si has decidido ejercitarte en la mañana, no te sientes cinco minutos en la cama a deshojar una margarita: "¿iré o no iré?", nada de eso, párate, ponte los tenis y ¡AL ATAQUE! Necesitamos crear una reacción automática.

Cuando una persona no puede dormir y acude a una clínica del sueño, no le dan pastillas para dormir, sino que la ayudan a crear nuevas costumbres, sencillas pero altamente eficaces: "báñate antes de dormir", "una vez que te dispongas a hacerlo, apaga la luz", "no leas libros que estimulen tus deseos de estar despierto" (como podría ser el caso de libros de misterio, que mantienen al lector en vilo para llegar al final y ver quién es el asesino), "no utilices teléfonos celulares, computadoras o *ipads* cuando sea tu tiempo de entrar en el sueño porque todas esas luces e informaciones interfieren el buen hábito de dormir", "no tomes estimulantes después de las cinco de la tarde", "acuéstate todos los días a la misma hora". ¡Y se obtienen muy buenos resultados! Por lo general, se trata de volver a lo básico: a los niños no les vas a prender la tele a la hora de dormir, no los vas a dejar jugar con su trenecito eléctrico, sus muñecos de pilas o menos con su celular ni los vas a dejar llenarse de azúcar en la noche.

Tengo una clienta con problemas de sueño e hicimos varias estrategias como las anteriores. Ella entendió de manera tan perfecta el concepto de entrenarse a sí misma como se les enseña los hábitos a los niños, que fue a una tienda para bebés y se compró una lámpara de estrellitas, como las que se ponen en el cuarto de los pequeños, que aporta una luz apenas suficiente para que no tengan miedo a la oscuridad, pero que en realidad es calmante; he de reconocer que fue idea suya y me pareció fantástica porque dio muy buen resultado.

Empieza por programar tus horarios, poner el despertador a cierta hora, por lo menos los primeros 21 días deja tu ropa preparada y todo listo para tu desayuno. Es una buena manera de empezar el cambio. Establece los pasos a seguir, en principio de lunes a viernes o de lunes a sábado y te das unos "permisitos" el domingo (no "permisotes", para que no eches a perder tus logros), pronto los nuevos hábitos se habrán instalado; es cuestión de echarle un poquito de ganas y después te darás cuenta de que vas logrando lo que quieres.

PRIORIZA Y ESCOGE

A la hora de empezar a crear los nuevos hábitos que te llevarán a tener el cuerpo que quieres y a sentirte bien de salud, acuérdate de lo que te he dicho: prioriza y escoge. Puede lograrse todo, pero no necesariamente al mismo tiempo. Como he dicho anteriormente, en el consultorio yo les pido que elijan como máximo tres hábitos y les doy cuatro semanas para cambiarlos. Resulta importante poner fechas límite, porque eso nos permite dar seguimiento.

Además, quiero decirte que no es preciso que comiences por lo más difícil; escoge lo que, a tu juicio, puedas realizar más fácilmente, tal vez primero lo más sencillo, pues así puedes irte por partes e ir dando lugar a tu empoderamiento, que te hará mucho más factible enfrentarte con mayor efectividad a los hábitos que resulten verdaderamente perniciosos.

Acuérdate, primero empoderamiento, después empoderamiento y enseguida, empoderamiento, es el camino que te llevará al *embodiment*.

Y si escogiste un hábito a cambiar en abril y no lo lograste, continúas en mayo. ¿Me preguntas por qué puse entonces una fecha límite? Porque la fecha te marca un camino, un escalón, te impulsa al logro, pero no es una condena. Es muy importante que te des la oportunidad de ir a un buen ritmo, con disciplina pero con amor y flexibilidad. Piensa en los atletas que ganan medallas de oro en las Olimpiadas, también tuvieron que empezar poco a poco, entrenarse, ponerse fechas y cambiar sus costumbres; no logran la medalla al día siguiente de que se les ocurrió comenzar. Así que sigue adelante, pronto te veré en lo más alto del podio de premiaciones con tu medalla de oro al pecho y un excelente cuerpo, tu propio cuerpo y no el de alguien más, un cuerpo por el que sientes un gran amor.

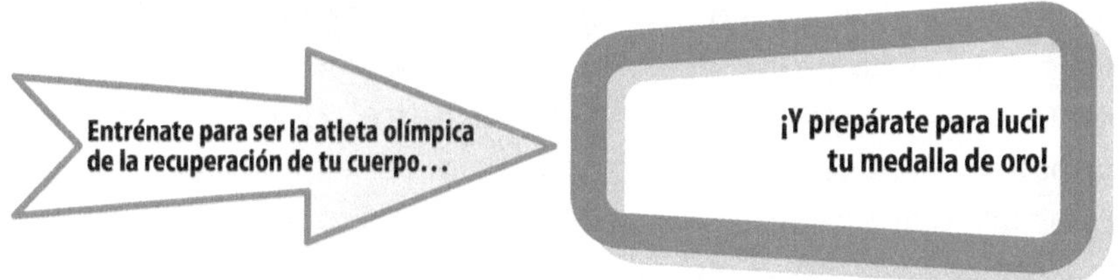

A mí me gusta mucho y me parece muy útil que la persona tome conciencia de por qué va a cambiar el hábito que ha elegido; que se pregunte: "¿Por qué es malo para mí?" o "¿por qué me perjudicaría no hacerlo?". Pues cuando uno encuentra las razones concretas, tendrá mucha mayor motivación. Pueden ser respuestas, por ejemplo, como "necesito modificar mi ingesta de grasas porque quiero bajar el colesterol", "voy a tomar mucho menos café, para cuidar mi sueño", "requiero ingerir alimentos que mejoren mi circulación porque tengo várices".

Así que ahora mismo, toma la columna de "Malos hábitos que escribiste más arriba, medita lo que consideres preciso y llena la columna de "por qués" que encontrarás a continuación.

HÁBITOS NEGATIVOS	¿POR QUÉ LOS QUIERO CAMBIAR?

Toma en cuenta, asimismo, que es importante comunicarle a quienes nos rodean tus propósitos. Si vives con tus papás, tu pareja, tus hijos, unas amigas o si simplemente compartes casa y refrigerador con alguien, ellos tienen que saber tus propósitos para que no te lleguen con una caja de conchas y te digan: "mira te traje tus panes favoritos". Es bueno informarles y hacerlos tus cómplices y solicitarles su colaboración. No estás sola en la vida y es muy útil sentir el apoyo de los demás, pues todo se facilita. Pero, ojo, si por cualquier razón no te apoyan, recuerda que te tienes a ti misma.

Otra razón muy importante para avisar a los demás que estás en un cambio de hábitos es que los haces tus testigos y pasan a formar parte de tu red de contención. Avisar a los otros es establecer una regla. Es como cuando usas el anillo de compromiso que acaban de regalarte: das un aviso a quienes te rodean de que estás comprometida.

PLANEAR Y ORGANIZAR ES ABSOLUTAMENTE ESTRATÉGICO

Aunque es un tema que desarrollaremos más ampliamente en el capítulo que sigue, desde ahora quiero decirte que para lograr no sólo un cambio de hábitos, sino cualquier cosa en la vida, es preciso planear y organizarse.

Muchísimo más útil que obsesionarse con contar las calorías sería conveniente hacer una planeación adecuada: qué vas a comer, cómo obtendrás proteínas, carbohidratos, grasas, minerales y vitaminas en la justa medida para ti, qué tipo de plan alimenticio te sería útil seguir de acuerdo con tu forma de comer, tus gustos, tus costumbres y tus actividades, qué ejercicio podrás realizar que te aporte energía y conserve tu cuerpo en buen estado físico, qué hábitos necesitas modificar, qué apoyo requerirías recibir. Planear, como su nombre lo indica, quiere decir tener la mayor claridad posible sobre un plan de acción integrativo que te sirva ahora y siempre con los ajustes necesarios.

A una buena planeación, debe seguir la organización, que significa disponer todo lo necesario en tiempo, espacio, suministros y requerimientos. Implica ir al súper o al mercado, tener las provisiones adecuadas y convenientes, y cocinar lo necesario o entrenar a alguien que te cocine siguiendo tus parámetros.

Una clienta me decía como excusa para no seguir la alimentación que habíamos convenido: "Es que por lo general no hay nada que comer en casa, trabajo mucho y no me da tiempo de ir al súper, entonces me compro una torta de camino". Ella acostumbraba dormir los domingos hasta las once de la mañana, así que le pedí: "levántate a las diez y ve al súper; así podrás tener todo lo necesario en la semana"

Para seguir un plan alimenticio es importante que siempre tengas algo de comer en tu casa, manzanas, lentejas, frijoles, lo que sea. Cuando cocino siempre dejo una parte y la congelo. Te sugiero que hagas lo mismo, así te evitarás la tentación de pasar por un burrito y tendrás alimentos de calidad a la mano, en tu propio refrigerador. Y, ¡ojo!, ¡no es lo mismo congelar algo que tú preparaste que comer comida congelada del supermercado! Por supuesto que amo comer la comida recién cocinada por mí, pero tener alimentos congelados en tu refrigerador es como si tu congelador tuviera escrita la siguiente leyenda: "rómpase en caso de incendio".

CUIDADO CON EL AUTOSABOTAJE

Toma en cuenta que una buena organización puede abatirlo. Cuando vayas al supermercado no compres tentaciones. Tengo una conocida que siempre habla de bajar de peso y no lo consigue, pero tiene una alacena en su casa llena de cajas de chocolate de diversas marcas y características; es muy fácil que en un momento de tentación acabe allí. Así que nada de galletas en la alacena, pasteles congelados, palomitas de microondas, pastelillos, panes dulces, donas y barritas que se anuncian como dietéticas y que no lo son ¿Qué hacen todas esas cosas en tu casa? No organizarse es una forma de autosabotaje, disfrazado, pero muy potente.

También es necesario que te organices con respecto al tema de la actividad física y no lo dejes en segundo lugar ni lo lleves a cabo casualmente, cuando tengas tiempo (porque seguramente no tendrás tiempo nunca). Cuando hablábamos del ejercicio y de lo conveniente que le resultaría, una señora me decía: "Yo juego tenis". "Muy bien, ¿cuántas veces fuiste esta semana?", le pregunté. "Un día, es que luego me invitan mis amigas a tomar café o mi hijo quiere que lo lleve a comprar calcetines nuevos y cosas así", respondió. "Entonces no es tu prioridad –le hice ver–, ocasionalmente juegas tenis, pero no lo haces como un deporte". No es lo mismo la intención que la acción. Ella tiene la intención de hacer ejercicio y ha apartado la cancha para todos los días a las cuatro de la tarde, pero no ha decidido hacerlo, porque es algo que puede abandonar a la menor provocación. Le recomendé que cambiara de hora e hiciera ejercicio en la mañana. Esto, si te es posible, resulta muy conveniente, porque sirve para echar a andar la máquina y se activa el metabolismo. Además, pase lo que pasare durante el día, ya está hecho. Hay que saber distinguir entre una mala y una buena organización.

LA ORGANIZACIÓN Y LOS ENTORNOS TÓXICOS

Al hablarte de la organización quiero referirme también a que tomes en cuenta los entornos tóxicos. Un cliente que ha hecho todo un trabajo para llegar a su peso, aprender a comer, cocinarse comida sana y hacer ejercicio, empezó a salir con una muchacha y tenía sus dudas sobre si era alguien de quien podría enamorarse o no, pero decidió darse la oportunidad de conocerla mejor; sin embargo, sucedió algo que le hizo tomar la determinación de no volverla a ver. Una vez fueron al cine y tuvieron que dejar el coche algo lejos; ella se quejó bastante de la distancia a recorrer y le dijo: "Por eso no he querido ir a Europa, para no tener que caminar". Fue una frase muy informativa, que le hizo pensar: "he aprendido a hacer deporte y a cocinarme mis fajitas de portobello, a disfrutarlas y a alejarme de amistades cuyo único entretenimiento era reunirse y tomar alcohol, y pienso que si me vínculo con ella su poco afecto por el ejercicio podría representar un sabotaje para mí en el futuro. No voy a perder lo ganado, pues el que se va a perjudicar soy yo". Debo confesar que primero pensé que era una postura un poco radical, pero al final me pareció un punto válido, cada quien se conoce a sí mismo y sabe sus límites; este chico me dijo: "yo soy una persona influenciable, asique tengo que escoger a la gente con la que me relaciono". Me queda claro que hoy su prioridad es su estilo de vida y su salud sobre todas las cosas y está en busca de una pareja que, lejos de sabotearlo, lo apoye.

Tenemos que tomar en cuenta que el sabotaje no siempre proviene de nosotros. Pueden existir personas en nuestro entorno que, por la razón que sea (inseguridad, celos, envidia, inconciencia) no quieren que sigamos adelante con nuestro *embodiment*.

Una muchacha a quien acompaño como *Health Coach* decidió dejar de fumar con todo el esfuerzo que esto significaba para ella. En cierta ocasión el marido (que estaba totalmente enterado de su propósito y al cual ella le había pedido que para ayudarla no fumara dentro de la casa) le dijo: "¡Ay!, mira, encontré tus cigarros" y le puso la cajetilla enfrente, lo que dio pie a que ella se fumara un cigarro. Aquí puede verse claramente quién es el saboteador. Le pedí que se sentara a hablar con él y le explicara de nuevo lo importante que era para ella dejar de fumar, el esfuerzo que estaba poniendo para lograrlo y que le pidiera una ayuda más proactiva dejando a lado los sabotajes.

Otra clienta que había empezado con mucho éxito un plan para dejar ir el peso que ya no le correspondía, pues cuando comenzamos pesaba 100 kilos y medía 1.60 centímetros, tenía un novio que le llevaba con frecuencia una caja de donas. Cuando habló le pidió que no lo hiciera, él le dijo que le encantaba gorda y que no quería que adelgazara. Aunque nunca suelo tomar partido sobre si una persona debe o no quedarse junto a alguien en función de adelgazar y sentirse bien, hay hechos que hablan por sí mismos y que aportan datos suficientes para que uno se haga preguntas serias sobre su presente y su futuro. Esa respuesta de su novio la enfrentó a tomar una decisión, pues pensó que si se planteaban seguir una vida juntos ella ya no estaría segura de poder confiar en que él tomara en cuenta sus necesidades.

Hay casos, desde luego, que resultan mucho más complejos. En una ocasión vino al consultorio una señora muy bonita que quería bajar de peso y a la que alguien la había referido conmigo. Cuando le pregunté que comía me respondió: "es que a mi marido le gusta comer y me pide cosas como chicharrón prensado en salsa y tortitas, y yo como lo que cocino para él". Indagué si estaba felizmente casada y entendí que no se sentía bien y se hallaba muy deprimida. Profundizando más, comprendí que vivía situaciones de violencia y alcohol, y que dos de sus hijos tenían problemas muy serios. Le sugerí que fuera a terapia, pero me respondió: "ya lo he hecho y siento demasiado dolor". Ella trabajaba en la pastelería del esposo, donde picaba todo el día y se tomaba doce cafés diarios. Como es lógico no iba a sugerirle que hablara con él o que se separara, pues, por lo menos en ese momento, no era una situación viable.

Pensé: "de nada sirve que le haga una dieta perfecta", tengo que adaptarme a su realidad y establecer el mejor plan posible. Como método terapéutico para comenzar, le pedí que escribiera en unas hojas todo aquello que le dolía, de lo cual se sentía arrepentida, enojada o culpable, así como cualquier cosa que le generara aflicción y ansiedad, aunque se tratara de algo tan simple como "no tengo jitomate". Esta terapia se llama *Morning Pages*[60] y fue descrita por Julia Cameron[61] en uno de sus libros.[62] Es una terapia de desahogo (y desahogarse es también un simbolismo de deshacerse de peso). Se trata de escribir y escribir en las mañanas todo lo que cruce por la mente hasta que ya no se tenga deseos de seguir. Por lo general, la técnica implica guardar las hojas y revisarlas a los dos meses para comprobar el crecimiento que se ha tenido, pero en su caso, para no arriesgarla, le pedí que las quemara. Le hice un programa sencillo de alimentación en el cual reduje el café y aumenté alimentos crudos. Vamos avanzando paulatinamente, porque en este caso era preciso priorizar la situación emocional.

---

60 Páginas matutinas.

61 Julia Cameron es una profesora, novelista y poeta norteamericana, nacida en 1948 en Illinois, E.U.A.

62 Cameron, Julia, *The Artist Way,* 1992, edición corregida y aumentada en 2011.

A veces hay personas que están inmersas en entornos tóxicos y no se dan cuenta de ello. Es bueno que estés atenta y que valores qué hacer ante individuos que no quieren verte progresar y que te ofrecen violencia, drogas, alcohol o comida en exceso. Tal vez sea necesario separarse de alguna o algunas de esas personas.

Así me sucedió con una conocida. Ella tiene sobrepeso y, mientras más hacía yo las paces con mi cuerpo, ella se mostraba más enojada y displicente conmigo. Cuando íbamos de compras juntas se enojaba por su peso, pero si yo le decía: "ven a hacer ejercicio conmigo", se molestaba mucho, hasta que un día me dijo que me había convertido en alguien muy aburrido, y paulatinamente, dejamos de frecuentarnos. Sigo queriéndola y pienso que las dos nos tenemos mucho cariño; sin embargo, ahora estamos pasando por etapas distintas, ambas muy respetables porque no tienes por qué dejar de querer a una persona que tiene un peso o hábitos distintos a los tuyos. Siempre la consideraré una persona muy divertida, pero yo entendí que ella tenía un conflicto que no era en realidad conmigo y que yo no podía pagar las consecuencias.

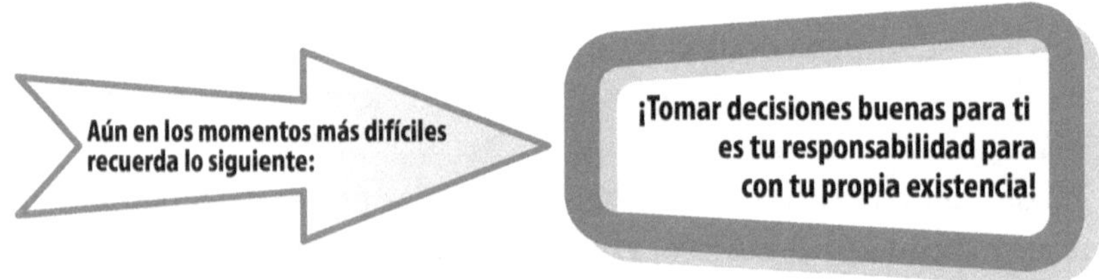

En resumen, cuando crecemos tanto en lo físico, como en lo emocional y lo espiritual, vamos aprendiendo a respetar a todos, pero a alejarnos de personas tóxicas, entornos tóxicos y situaciones tóxicas.

LANZARSE DE LLENO A LA FASE DE REALIZACIÓN

Después de planear y organizar lo necesario para tu proceso de cambio, lánzate de lleno, con entusiasmo y autenticidad a la etapa de realización. En este punto tengo varias recomendaciones que hacerte:

◊ Hazlo a tu ritmo sin compararte con los demás, pues compararte con otros te llena de frustración y le baja volumen al disfrute. Se trata de transitar por tu propio camino y lograr tu triunfo personal y no de ganarle a nadie en una competencia absurda. Por favor, nunca jamás compares tu cuerpo, tu inteligencia, tus habilidades con las de otros. Cuando comparas tiendes a criticar y a juzgar y la única que se martiriza y sale malparada de ese proceso eres tú. Nunca te digas: "No llegaré a tener un cuerpo como el de ella".

Piensa en un grupo de atletas listas para correr. Cuando dan el banderazo su único objetivo es empezar la carrera con todas sus fuerzas, habilidades y estrategias. En el momento en que comenzaran a decirse frases brujas como: "ella es mejor que yo", "tiene las piernas más largas", estarían en franca desventaja.

Tampoco disfrutarías de tus amistades si andas pensando que su casa es más grande, su vestido más bonito o sus hijos más inteligentes. Una actitud así impide disfrutar de las relaciones con otros y de tus gustos, realizaciones y méritos.

El reto es personal, de ti para contigo, no se trata de si tienes tres centímetros más de cintura que tu mejor amiga, ni dos kilos menos. Cada contexto es distinto, incluso biológicamente. Los diferentes cuerpos vienen de historias metabólicas y biológicas diferentes. Pon la atención en ti.

◊ La segunda recomendación es, en realidad, mi secreto: NO TENGAS PRISA. Disfruta y aprende; disfruta del trayecto y la meta llegará por añadidura.

◊ Encuentra tus propios automotivadores, pregúntate con ahínco: "¿cómo me motivo, de dónde saco mi entusiasmo, qué me mantiene enfocada?".

Me han preguntado tantas veces de dónde se obtiene la motivación que he dedicado tiempo a pensar en la respuesta: Nunca viene de los otros, sino de uno mismo. Es imposible pedirle a alguien más por mucho que te quiera (tu mamá, tu novio, tu jefe, tu esposo): "Motívame, carga conmigo". Mantenerte motivada es tu trabajo. Por ejemplo, en mi caso, yo amo hacer ejercicio, amo comer bien; a mí me sirve mucho tener siempre metas a corto plazo, y si no aparecen tan claramente, yo las provoco: "va a ser mi cumpleaños en cuatro meses, quiero cumplir un año más de vida sintiéndome sana y saludable", "iré a la playa en dos meses, quiero correr en la arena y estar en forma", "me voy a hacer unos estudios médicos y deseo que salgan bien, tendré especial cuidado con la alimentación", "voy a usar un vestido nuevo que compré y quiero que se me vea fantástico", "voy a descargar en mi teléfono tal canción que oí en la radio para escucharla mientras hago ejercicio y que sea placentero".

También me mantengo motivada estudiando, leyendo, inventando recetas. Me satisface poder ayudar a las personas y disfruto mucho cuando vienen al consultorio y me dicen que les cambié la vida (aunque sé que, en realidad, ellas se las cambiaron con mi colaboración). Y también tengo metas a largo plazo, claro está: "Quiero ser una adulta mayor que se mantenga bien y pueda caminar 20 cuadras con facilidad". Siempre estoy buscando motivadores. No voy a esperar que mis padres, mi esposo y mi hermano me motiven toda la vida, porque eso no sería motivación verdadera.

Como *Health Coach* no tiendo a tomar de la manita a las personas y decirles: "¡ándale, cómete tus vegetales!", sino que busco ayudarlas a encontrar sus propias razones para comer mejor y las conduzco a valorarse, amarse y respetarse. Piensa lo siguiente, si pones tu fuente de motivación en otros y dices: "quiero gustarle más a mi novio, por eso voy a adelgazar", y él te sale con que "me gustas más llenita", podrías desplomarte con facilidad. En cambio, si pones la motivación en tus necesidades y requerimientos profundos, en tu amor por ti, estarás en buenas manos: las tuyas propias.

Siempre se lo digo a todos: "Nadie te conoce como te conoces tú y por ende nadie puede motivarte como te motivas tú".

¡CUIDADO!, ¡TRAMPA A LA VISTA!

Y, por favor, ten cuidado con la gran trampa del autosabotaje: prefiero cuidar de los demás que de mí.

No hay ninguna ley que diga que si cuidas a otros no puedes cuidarte a ti, ¿verdad? O que si tienes hijos o marido tienes que abandonarte. ¿Dónde está escrito eso? El problema es que nos han enseñado a ser mujeres abnegadas y que nos han educado a sacrificarnos en vez de a comprometernos y a amar incondicionalmente, tanto a los demás como a la propia persona.

En latín, *sacrifitium,* habla de un acto de homenaje u ofrenda que se le realiza a una divinidad con la intención de rendirle tributo, y se refiere a darle muerte a un ser humano o a un animal (innecesariamente, por cierto). Sacrificarse por otros implica una semántica pesada y se refiere a algo que te duele hacer, que es horrible. Así que cuando te digas: "No puedo ocuparme de mí, porque tengo que sacrificarme por...", pregúntate ¿qué es exactamente lo que estás sacrificando y cuál es la divinidad a la que le ofreces el sacrificio? Te aseguro que descubrirás que no es preciso asumir ese peso (literal y metafórico) en función de nadie más. Puedes amar, que es una palabra que tiene un contexto muy positivo. Si amas a una hija querrás darle el ejemplo de una madre que se ama también a sí misma. Amarse uno y amar a otros no tienen que ser conceptos ni realidades oponentes, sino al contrario: "porque me amo, te amo y porque te amo me amo".

En cambio, escucha qué mal suena: "porque te amo me sacrifico", ¿estás segura de que te gustaría decirle esto a tus seres queridos, a tu familia? De hecho, cuando alguien dice algo que implica "quiero a todos menos a mí", tendríamos que pensar qué sucede con su autoestima y su autoaceptación y si está utilizando a los otros para evadirse de su propia responsabilidad consigo con una especie de agenda oculta.

Aquí no hablamos de sacrificio sino de amor, respeto y aceptación, tanto por aquellos que te rodean como por ti. Bríndales a tus seres queridos el hermoso regalo de tu plenitud, de tu dicha, de tu salud y de tu bienestar.

Ahora ya sabes por dónde empezar, ya has dado los primeros pasos. Vamos juntas a seguir descubriendo creativamente todo lo bueno que hay para ti.

Capítulo 7

Aliméntate con amor

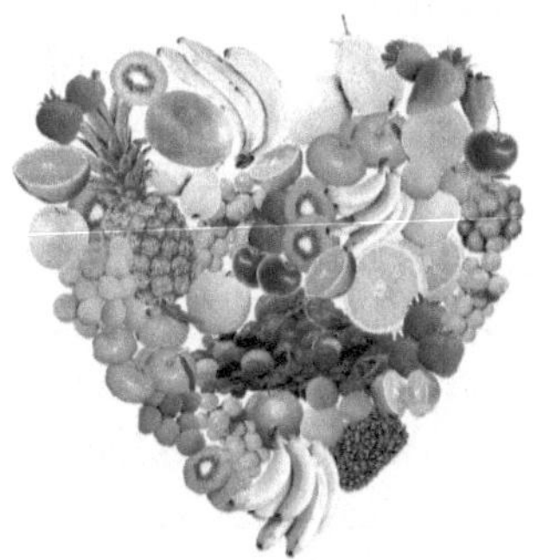

Estoy segura de que has comprendido la gran diferencia que existe entre alimentarte con amor o comer desde el autodesprecio, el autocastigo y el rechazo por ti. Ya sé que has decidido ser una reina en todos los aspectos de tu vida, también en el que tiene que ver con la alimentación, pues esta aporta nada menos que el soporte necesario para tu energía, tus logros y tu bienestar.

Un pensamiento que vale la pena tener presente cuando decidimos alimentarnos como una reina, es el que nos lleva a recordar que comer bien es un lujo. ¡No me malentiendas!, recordar lo anterior no quiere decir que la comida deba costarte mucho dinero y que sólo compres cosas difíciles de encontrar, importadas o caras; al contrario, muchas veces se trata de ingerir alimentos sencillos, totalmente al alcance de la mano, pero hacerlo desde una conciencia de esplendor, bienestar, coherencia y sentido de la propia valía. Como he dicho varias veces a lo largo de este libro y de las redes sociales: "¡Ojoooo!, pasar hambre y comer como pollito, no se vale. Tenemos que alimentarnos con amor".

Resumiendo, es preciso que comas lo que te apetece, lo que tu cuerpo quiere y necesita, pues no es lo mismo "zamparte" un mango congelado de pie en la cocina, que comerte uno fresco como *snack,* servírtelo en un plato e irlo saboreando en pequeños bocados como la soberana que eres. ¿Y no cuesta más verdad?, casi seguro cuesta menos. También implica hacerlo con un sentido de merecimiento, divirtiéndote y con el orgullo de saber que estás cuidando ese templo maravilloso que se llama cuerpo y que te permite sostener tu existencia con la alta calidad de vida que produce una buena nutrición. Realmente no he visto a nadie que abra una bolsa de botana en forma de churritos fritos desde la más honorable majestad; es algo que se come rápido, tal vez caminando por la calle de manera casi vergonzante y sin pensar en la salud y en el bienestar duradero. Y cuestan más que una deliciosa, roja, perfecta y hermosa manzana.

Por supuesto, una reina también se da tiempo para comer y no lo hace en la oficina mientras escribe en la computadora ni obtiene el alimento de una máquina expendedora cuando el niño está en su clase de patinaje. No me imagino a la reina Isabel comiendo de pie en la cocina ni ingiriendo papitas fritas en el coche mientras se dirige a la catedral de Westminster.[63]

Piensa que somos los únicos integrantes del reino animal que podemos escoger qué comer, cuándo, dónde y cómo hacerlo. A las jirafas no les queda de otra que consumir las hojas de los árboles de acacia que quedan a su altura y los orangutanes tienen limitada su dieta a hojas y frutas, cortezas e insectos. Nosotros podemos hacerlo de manera diferente; tal vez con música, en un ambiente grato y en una mesa puesta de manera placentera.

Nadie nos obliga, por supuesto, a utilizar cubiertos de plata ni vajilla de porcelana francesa decorada con filo de oro de 24 quilates, sino que con lo que tenemos en casa o lo que está a nuestro alcance podemos cuidar el estilo, pues, como decía una amiga, a quien alguien que la criticaba por vestirse bonito estando embarazada, "el estilo es lo último que se pierde". No es un eslogan ni un tema de estatus, es una situación de apapacho, de amor propio; yo siempre les digo que de la vista surge en amor y es importante que te guste lo que ves en el plato; es por eso que trato de que mi comida sin falta se vea apetitosa, bonita, decorada... No resulta lo mismo comer en la mesa con los tuyos, que echarte bocados mientras friegas los platos, porque, te lo vuelvo a repetir, eres una soberana y no la esclava de tu familia. También es importante que ingieras lo que te gusta, lo que se te antoja, sanamente, de una manera agradable y cómoda.

Algo muy importante es que te alimentes con conciencia, dándote cuenta de que tu energía y tu salud son prioritarias, que el ritmo de tu metabolismo lo es, que la relación con tu cuerpo tiene que ser amorosa y creativa. Saborea los alimentos en lugar de tragarlos, pues hay personas que en vez de comer devoran los platillos con tanta rapidez que no los disfrutan y parece que necesitan atragantarse con desesperación como si les fueran a quitar la comida.

---

63 La abadía de Westminster es una bellísima iglesia gótica anglicana que se localiza en Londres, al lado del palacio del mismo nombre.

Cuando tienes un compromiso o te alistas para irte al trabajo, seguramente te miras al espejo para saber que tu pelo, tu arreglo y tu ropa están bien. Lo vuelvo a repetir, no es vanidad, es amor. Te invito a que hagas la siguiente prueba, coloca un espejo delante de tu lugar en la mesa, tal vez un día en que estás a solas, y come como sueles hacerlo. Puede ser una experiencia interesante y muy provechosa, y estoy segura de que te llevará a tomar algunas decisiones sobre tu forma de alimentarte.

Recuerdo que alguna vez leí una anécdota que me parece hermosa. San Luis, rey de Francia le preguntó a un niño delante de sus maestros en qué reino de la naturaleza podía ubicarlo. Como sabes, los humanos pertenecemos al reino animal, pero al pequeño le dio pena decírselo al monarca y le respondió: "al reino de los cielos". Te cuento esta historia para decirte que podemos comer con un estilo tan bello como si fuéramos angelitos en vez de orangutanes.

RELACIÓN ENTRE CONCIENCIA Y FORMA DE ALIMENTACIÓN

Por lo general, las personas que engullen la comida y la degluten prácticamente sin verla ni saborearla, utilizan la ingesta alimenticia como un fallido paliativo de sus emociones no resueltas. Así que para comer como una reina y tener la figura que deseas, necesitas tomar conciencia de tus emociones y de cómo lidiar con ellas, tal como te decíamos en el capítulo anterior.

Vuelvo a repetírtelo porque es un tema fundamental en lo que respecta al mensaje de este libro; asegúrate una y otra vez de que no estás llenando vacíos emocionales o tratando de "sofocar" tus emociones no integradas ni resueltas por medio de la comida. Busca maneras de sortear y resolver los problemas emocionales de formas que no tengan que ver con comer: escribir tus pensamientos, hablar con un terapeuta o con un amigo, salir a caminar, recibir un poco de luz solar que sube los niveles de serotonina y dopamina, estimula la producción de vitamina D y nos relaja; también podrías cantar, bailar, incluso gritar o pegarle a un cojín. Conozco a personas que tienen problemas familiares o con el jefe y se inscriben a clases de box o natación para liberar energía negativa. Es absolutamente prioritario tomar conciencia de que no se debe comer por ansiedad ni por tristeza, y si eso no queda claro, vuelve a echarle un vistazo a los capítulos anteriores.

Las horas de comida son para nutrirnos, para llenarnos de la energía propia de los alimentos, para disfrutar lo que nos gusta, no para anestesiarnos hasta quedar medio muertos con todo lo que sea masticable aunque le falte una molécula para ser plástico. Es como si alguien quisiera vestirse e insistiera en meter la cabeza en los zapatos que son para proteger los pies; son dos elementos que no corresponden entre sí. Igual sucede con el tema al que nos referimos: no se pueden sanar las emociones con comida; es imposible, al contrario, tal comportamiento complica la situación, pues la persona nunca se sentirá más feliz por más incontrolada y desesperadamente que coma, y luego se sofocará con la pena y la culpa que le produce un conflicto de silueta.

Para tener la figura que quieres es preciso entrar en contacto contigo y con tus necesidades. Pregúntate qué te hace falta para sentirte plena y en paz, hazlo con honestidad, con sabiduría, con sensibilidad hacia ti y vas a darte cuenta de que la respuesta es muy poderosa y que te abre múltiples puertas y caminos.

Algunas personas que van a verme para bajar de peso insisten en decirme que están bien y sólo necesitan perder cinco kilos. Como comprenderás esto no puede resultar cierto, pues todos los seres humanos estamos en proceso de crecimiento, necesitamos entender algo y pasar a la esfera de las resoluciones. Cuando me dicen que no necesitan ponerse en contacto con lo que sienten o con situaciones que les están produciendo miedo, estrés e infelicidad, sino que quieren solamente un programa que les permita contar las calorías, les pregunto, por ejemplo, de dónde salen los dolores de cabeza, la ansiedad por ingerir más comida de la necesaria, el insomnio, los atracones, los ataques de ira, la depresión o la apatía.

Desde luego, no los juzgo, pues no es mi tarea, pero sí los invito a que indaguen en su interior con objeto de que puedan rastrear aquellas señales que les permitan liberar la ansiedad. Cada quien tiene sus propias respuestas y sus propias soluciones. El terapeuta o el *coach* son únicamente ayudantes, guías y compañeros de camino.

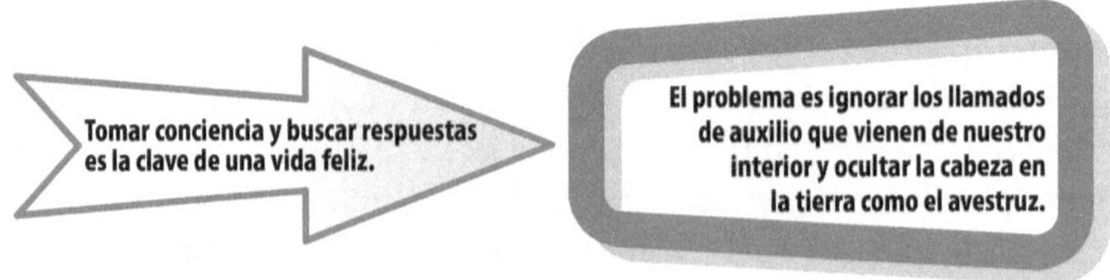

INSTALA TUS NUEVOS RECURSOS

Una vez hecho lo anterior, el siguiente paso es el de instalar tus nuevos recursos; es decir, tus nuevos hábitos, el amor propio, el *empowerment* y el *embodiment.* Es acoger el enreinamiento, ejercer tu poder, mantener a la bruja maldita bajo control y no permitir que te esté hablando al oído, permanecer fuera de los entornos y los ambientes tóxicos, y recordar que siempre puedes decidir usar tu varita mágica, que eres tú misma, para cambiar las cosas. Mantente motivada y consciente de tus emociones. La comida es tu amiga, no te traiciones con ella.

¿ALIMENTOS MÁGICOS?

Ahora se ha puesto de moda hablar de alimentos mágicos o *superfoods*. Y muchas personas piensan que si los consumen ellos harán todo el trabajo, que si toman agua con limón o té verde en la mañana, van a bajar 15 kilos, o que si comen arándanos a raudales no van a envejecer nunca jamás por los antioxidantes que contienen.

Te invito a cambiar esta forma de pensar, pues la verdadera magia está en ti y saber esto hará una inmensa diferencia en todo proceso alimenticio o de crecimiento en que te encuentres involucrada.

Desde luego, son muy buenos alimentos, te los recomiendo y los incluyo en mis planes alimenticios, siempre que recuerdes que la gran diferencia en todo proceso de crecimiento es tu despertar y que todo depende en realidad de ti. Por maravillosas que sean las almendras, si te comes medio kilo al día sin control, puedo garantizarte que no habrá magia, ya que cualquier fruto seco que se consuma a puños te hará subir de peso, pues son densamente calóricos y sus calorías provienen de la grasa, así que hasta media taza resultaría un exceso. Como sabiamente dice mi mamá: "Todo puede convertirse en un gran beneficio o un veneno dependiendo de la dosis".

Los *superfoods* están cargados de nutrientes, de manera que los puedes utilizar con sentido común en pro de tu beneficio para mejorar tu salud y subir tu nivel energético. Hay quienes afirman que son siete, otros que se trata de ocho o de once, pero quiero que tomes en cuenta que cualquier alimento que no esté procesado y venga de la naturaleza, es un *superfood,* como sería el caso de una manzana, que contiene gran cantidad de vitaminas y minerales. De hecho, un mango o una naranja pueden considerarse *superfoods,* así que no tienes que limitarte por fuerza a unos cuantos, exóticos y difíciles de conseguir. Utiliza tu sensibilidad, tu inteligencia emocional, tu gusto y tu capacidad de información para decidir qué comes.

Los que están establecidos "oficialmente" son, por ejemplo, el *hemp* o cáñamo, al cual, por su alto contenido en proteínas y omega 3, se le atribuyen poderes para limpiar el hígado; también los *goji berry*, a causa de su notable eficacia antioxidante; después del cacao y el té verde son de los alimentos que más antioxidantes aportan.

Claro que si haces como una de mis clientas, que llevaba una bolsa de gojis al cine y se la devoraba toda, estarías echándote mil calorías de puros carbohidratos en un momento. ¡Ojo con las medidas! El té verde, por ejemplo, otro súper alimento, es excelente, pero si se abusa de él aporta gran cantidad de cafeína, así que una taza o dos en la mañana o a medio día es bastante, pero si eres sensible a la cafeína o a la teína no se te ocurra tomarlo antes de irte a dormir.

Puedo recomendarte también la lúcuma, una fruta alta en betacaroteno que produce mucha energía y se utiliza para endulzar como sustituto del azúcar; la chía, que contiene más omega 3 que el salmón y aporta antioxidantes y fibra a la dieta (recuerda tomarla siempre con algo de líquido, pues de tomarse seca se expande y forma un tapón en el esófago o el tracto digestivo). Añade también la maca, energético natural, anticancerígeno y antidepresivo que fortalece el sistema inmunológico y aumenta la fuerza y los niveles de resistencia, ya que es promotor de estamina[64] y testosterona[65] ideal para deportistas y para mujeres que inician su menopausia; sin embargo, si estuviéramos hablando de una mujer con problemas hormonales, tendríamos que tomar muy en cuenta que puede subir la testosterona y bajar los estrógenos consumida en exceso. Una vez más, todo depende de la dosis.

Puedes ingerir también otros *superfoods* como la espirulina; constituye una de las mejores fuentes de proteína vegetal que existen, además de que aporta calcio, potasio, zinc, manganeso, vitaminas A, B y C, así como fitonutrientes, al igual que todo lo que es verde. No olvides el cacao, altísimo en antioxidantes, vitaminas, magnesio, hierro, vitaminas B3 y B6; es un gran antidepresivo natural, potencializa la absorción de otros nutrientes, aunque en dosis significativas puede funcionar como vasodilatador.

Mi recomendación es que pruebes alimentos especiales como los anteriores que pueden hacerte mucho bien y ser perfectos para ti, pero no te límites ni sientas que tienes que ir a determinadas tiendas a comprar sin ton ni son una cantidad de alimentos que pueden ser o no ser adecuados para ti, ni que "es tu penoso deber" llenar tu alacena de *superfoords* para ser saludable y bajar de peso. Vuelvo a repetirte, toda la comida natural que no esté procesada, a la cual no le agregaron saborizantes ni conservadores, puede

---

64 Sustancia producida por el cuerpo que está relacionada con muchas funciones del sistema nervioso, así como con el latido cardiaco, la diuresis y el control del sueño.

65 Hormona sexual masculina segregada principalmente por los testículos, aunque se encuentra en menor cantidad en la corteza suprarrenal y en los ovarios; tiene efectos morfológicos, metabólicos y psíquicos.

ser igual de buena que los llamados súper alimentos, como sería el caso del coco, las almendras, las espinacas, las manzanas y las naranjas.

Una clienta me decía de la moringa, que contiene hierro, proteína, vitamina C y muchísimo más calcio que varias tazas de yogur: "me sabe asquerosa, no la resisto". Pues opta por otra cosa, no se trata de torturarte con la comida.

Descubre tu propio sentido del buen comer; a lo mejor un día andas baja de ánimo y suspiras por un helado de chocolate, pues adelante; o se te antoja una copa de vino que, como bien sabemos, contiene resveratrol,[66] no pasa nada. El problema radica en el abuso, ya que si comes helado de chocolate o tomas vino todos los días, tu disminución de peso, tu autoestima y percepción de ti misma, así como tu bienestar general pueden verse afectados. Comer lo que te gusta es un acto de estabilidad emocional; hacerlo en exceso resulta precisamente todo lo contrario.

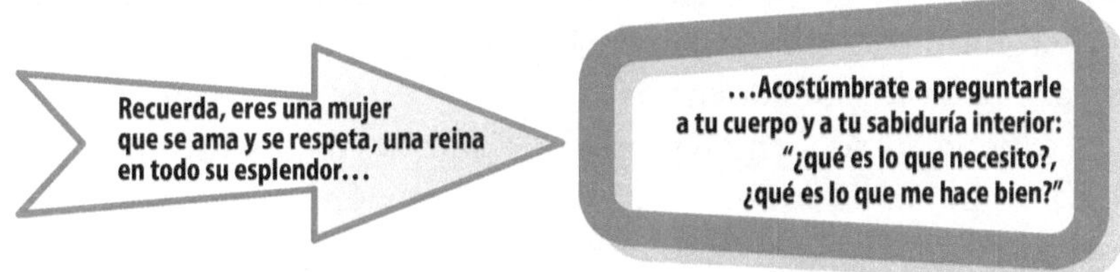

TU PROPIA DIETA, TU PROPIO EQUILIBRIO

Si no te gusta la moringa, pero sí las naranjas, haz de éstas tu fuente de vitamina C; si eres diabética y no es bueno que consumas naranja, entonces prueba con la moringa. No hay dietas perfectas, cada quien necesita requerimientos específicos.

Si algo he aprendido a través del proceso de crecimiento personal y profesional por el que he ido atravesando, es que cada quien tiene que encontrar su particular equilibrio. Una dieta óptima para tu prima o para tu amiga, tal vez no lo sea para ti, pues se trata de personas y de sistemas biológicos y emocionales distintos.

Yo lo experimenté en carne propia cuando hice la dieta paleolítica, también conocida como alimentación ancestral, que está respaldada por autores muy serios. En esa época, quiero aclararte, no me la puse yo misma, sino que tuve asesoría que, además de todo, me salió carísima y la seguí al pie de la letra por casi dos años, y mira que cuando te digo que al pie de la letra me refiero a punto y coma, religiosamente; leí varios libros de especialistas

---

66 Compuesto vegetal que tiene propiedades antioxidantes y es capaz de proteger al organismo contra daños que generan un mayor riesgo de padecer enfermedades del corazón y cáncer. Se halla en la piel de las uvas rojas, las nueces, los cacahuates, la granada y el vino tinto.

respetados en el tema y asistí a conferencias con los autores más reconocidos en cuanto a dieta ancestral (paleolítica). Como resultado, subí seis kilos de grasa y, mientras estaba siguiendo ese plan no hubo manera de que los bajara, no hubo rutina de ejercicios que pudiera evitar que yo subiera cada día un porcentaje de grasa; subí casi dos tallas.

Quiero dejar claro que no critico la dieta paleo ancestral, pues resulta benéfica para muchos; he visto con mis propios ojos a personas que bajaron 10 ó 20 kilos con ese tipo de alimentación: Yo misma se la he sugerido a varias personas, pero no funcionó para mí, punto. A mi cuerpo no le venía bien. Además, me repelía comer a la fuerza determinados alimentos como tocino o carne roja, extrañaba desesperadamente poder desayunar avena y detestaba especialmente ingerir chorizo.

Al llegar a este punto, debo decirte que hay un principio que es de total sentido común: si algo no te gusta, difícilmente va a hacerte bien. Y no sólo hablo del sentido del gusto, sino que hay una repercusión hormonal y metabólica que te dice: "por aquí no es".

He experimentado "en mi propia piel" muchas dietas distintas hasta encontrar mi "punto de equilibrio en mi alimentación" y estoy segura de que esto me hace mejor *coach,* porque entiendo a fondo para qué y para quién funcionan, y también puedo ponerme en el lugar de personas muy diferentes que tienen necesidades diversas. He probado, por ejemplo, la Dieta de la Zona, que, aunque no es mi favorita personalmente por la necesidad de "medir" tipos de nutrientes, en general me resulta muy equilibrada. También he probado ser crudivegana y, aunque respeto las creencias y opiniones de los demás, pienso que el crudiveganismo no es para mí; el par de semanas que lo lleve a cabo experimente un frío tremendo, así como lo lees, me sentía helada todo el tiempo, y no me imagino en invierno comiendo puras cosas frías o a temperatura ambiente, incluyendo hasta la sopa, además de incorporar a la dieta un 80% de frutas. Definitivamente no es lo que mi cuerpo prefiere y sé de mucha gente que ha perdido gran cantidad de peso al seguir este tipo de dieta, pero yo no resistía la baja de temperatura ni el dolor de cabeza que me provocaba. Puedo decirte que en mi alimentación hay gran cantidad de alimento vegetal crudo, pero no el 100%.

Te recomiendo que analices y sientas cuál es la dieta adecuada para ti y que busques ayuda para diseñarla si lo consideras necesario. Los planes alimenticios no se pueden imprimir por montón y dárselos a todo el mundo: tienes que tomar en cuenta tu género, edad, condición física, momento de la vida por el que estás atravesando, tu propio contexto, tus gustos y hasta las características geográficas del lugar que habitas. Si vives en Alaska o en un sitio con muy poca luz solar, no te vas a alimentar a base de ensaladas, y si habitas en un lugar donde no se dan las jícamas, no vas a pagar 10 dólares por una pieza, sólo porque a una amiga le sugirieron en México que consumiera como *snack* de la tarde un plato de esta leguminosa.

Igualmente, lo que pudo funcionar bien en una etapa de la vida puede no resultar conveniente a otra edad. Es muy diferente la dieta que puede seguir una mujer en la menopausia, una joven embarazada, una adolescente, una persona deprimida, otra muy friolenta, un hombre o una mujer. Necesitas encontrar ese equilibrio que te hace sentir fantástica. Si tu forma de comer no logra lo anterior, me parece que tienes que cambiarla. Descubre tu propia dieta.

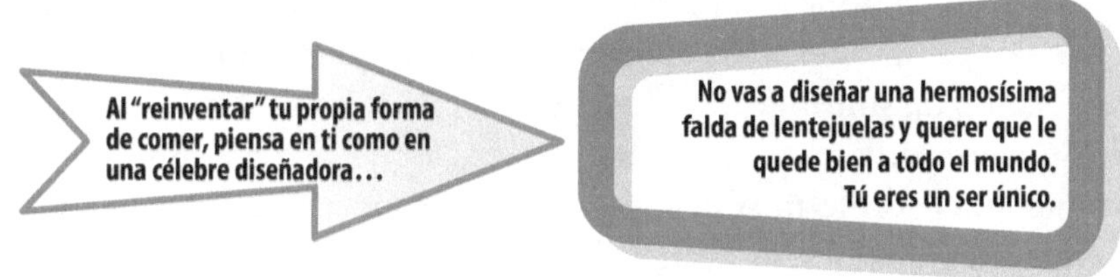

LA REINA, LA SABIA Y LA MAGA, TODO EN UNO

Consulta tu propia sabiduría. Cuando te has decidido a entrar en un proceso de amor y de respeto por ti, cuando te has abrazado a ti misma y has ido integrando tu sombra, encontrando tu luminosidad propia y diagnosticado los hábitos negativos, estás más que lista para consultarte sobre qué es lo que necesitas comer, cuándo, cómo y en qué cantidad.

Al diseñar tu dieta, indaga quién eres tú, lo que requieres, lo que te gusta y lo que te mereces. Pregúntate: ¿qué alimento me hace mal?, ¿cuál necesito ingerir, porque si no lo hago me siento afectada?, ¿qué me gusta?, ¿en qué cantidades y a qué hora puedo comerlo? Todos sabemos qué nos hace bien. Por ejemplo, un perrito no te come un nuguet, una rata no se come un sobre de edulcorante. ¿Por qué será? Los animalitos no comen lo que les hace daño. ¿Por qué tendríamos que hacerlo nosotros, los humanos? Tenemos que consultar nuestro instinto, nuestra intuición para darnos cuenta de si nos beneficia o nos resulta pernicioso.

También sensibilízate sobre el tipo de vida que llevas, si eres muy activa y haces ejercicio en cantidad o no

Utiliza tu instinto y acumularás cada vez mayor experiencia sobre lo que necesitas decidir al poner en marcha un plan de alimentación y de ejercicios. Irás descubriéndolo poco a poco. Así fue como yo me di cuenta de que las comidas que contienen gluten me hacen mal. ¿Cómo me di cuenta? Pues fue muy sencillo, cada vez que consumía algo con gluten me inflamaba y si lo consumía muy seguido empezaba a padecer colitis. También descubrí que comer cebolla o ajos crudos o asados me provoca gran cantidad de inflamación y gases. No hay que quebrarse la cabeza, no me hice una prueba de sangre para determinar eso, solo puse atención a lo que sentía y a la manera en que reaccionaba mi cuerpo.

Durante mi preparación en Psicología Alimenticia en la Universidad de Psicología de Colorado, cursé una materia fascinante que se llamó "Protocolo de alergias alimentarias" y me di cuenta de que todos las tenemos, no necesariamente al grado de ir a parar al hospital hinchados y sin poder respirar con un choque anafiláctico, como le pasa a algunas personas con el pescado, los camarones o los cacahuates. No obstante si un alimento específico te causa un síntoma por pequeño que pueda parecerte, se trata de una reacción alérgica. Una paciente me comentó que si ella comía manzanas rojas –no le sucedía lo mismo con perones o manzanas amarillas–, acababa hospitalizada. Cualquiera podría decir: "¡Ahhhh!, por una manzana, tan buenas que son". Pues sí, son magníficas para casi todos menos para ella. No hay que desestimar el tema de las alergias y te pido que te fijes en lo que no te viene bien o te causa algún efecto desagradable o problemático por pequeño que sea.

Hay muchísimos niños alérgicos a la leche de vaca y al huevo, y los obligan a ingerirlos "porque es bueno para el crecimiento", aunque tengan cólicos, reflujo, dolores de estómago, inflamación, diarrea u otros síntomas negativos.

Por ejemplo, quizá debido a un incidente de mi infancia en que me picaron gran cantidad de abejas, yo no tolero la miel de dichos insectos. Es verdad, pueden decirme: "es una reacción emocional". No lo pongo en duda, pero si la ingiero me da una fuerte picazón en el paladar. Y quiero decirte que, emocional o no, me sucede lo mismo si me pongo una crema corporal que contiene miel sin yo haberme dado cuenta o si me como una barrita natural que esté fabricada con ella, así que, por muy buena que pueda resultar, la miel de abeja no es adecuada para mí.

Obsérvate con sensibilidad y pregúntate: "¿Hay algo que me causa alergia, en pequeña o gran cantidad? Puede ser simplemente algo que cuando lo comes te inflama el estómago, te da comezón, diarrea, dolor de cabeza, colitis, muchísimos gases –como le sucede a muchas personas con la cebolla cruda o el ajo–, nariz mormada, ojos enrojecidos o algo más serio. ¿Por qué tendrías que seguir comiéndolo? Elije tu propia dieta de manera que sea tuya y sólo tuya. Cada quien es diferente.

Como seguramente sabes, hay protocolos de alergia que se realizan por pruebas de sangre. Para mí, sin embargo, el mejor protocolo para diagnosticarlas es el ensayo de prueba y error, de no ser que quede claro que eres gravemente alérgica a las nueces, situación en la que, por supuesto, no nos vamos a poner a probar. Me estoy refiriendo a cuando una persona acude a mi consultorio y me dice "algo me está cayendo muy mal y no sé qué es".

Así lo hice con Alicia, una mujer que experimentaba muchos malestares digestivos y no había podido identificar por qué. No terminaba hospitalizada ni necesitaba una inyección de epinefrina, pero su vida no era grata, porque siempre se sentía enferma. Durante un mes suspendí de su dieta todo alimento conocido como alérgeno: leche y sus derivados (por la caseína y la lactosa), huevo (que causa lesiones en la piel a algunas personas), pescados, mariscos, maní, nueces y frutos secos en general, soya, trigo y todo tipo de comida procesada, debido a los ingredientes secretos que pueden contener y que son especialmente dañinos para los celíacos.[67]

A los 30 días me reportó que se sentía fantástica y que no había experimentado diarrea, cólicos ni gases. Y, entonces, empezamos a introducir en su alimentación uno a uno todos los posibles alérgenos que habíamos quitado. Para una mejor detección le pedí que llevara un diario en un cuaderno. Este proceso de detección puede ser muy rápido, pues algunas alergias se hacen presentes a las 72 horas y otras de manera instantánea.

Si quieres realizar este procedimiento, haz lo mismo que le prescribí a Alicia y, después de los 30 días primeros, ve introduciendo uno a uno durante tres días un alimento, pongamos por caso, huevo, y anota en el cuaderno si hubo o no hubo síntomas, como inflamación, gases dolores de cabeza, etcétera. Después haz tres días de nueva limpieza (es decir, alimentándote como el primer mes) y vuelve a consumir algún otro alimento de la lista de alérgenos que quitamos al principio, por ejemplo, harina de trigo, y vuelve a documentar si tuviste algunas molestias y cuáles fueron. Y así sucesivamente.

En el caso de Alicia pudimos detectar con toda seguridad que era alérgica a las manzanas y a los alimentos de color rojo.

Otras personas, aunque no lo creas, se sienten fatal si toman leche de vaca o lácteos en general, por mucho que les guste. A los bebés que no han dentado todavía les viene bien la leche materna, porque un bebito o un cachorrito tienen que crecer y con pura leche, triplican su peso en los primeros meses

---

67 Personas que padecen de celiaquía, es decir, de reacciones inmunológicas que se presentan a causa de la ingesta de gluten, una proteína presente en el trigo, la cebada y el centeno.

de vida. Esto tiene un sentido biológico: si los mamíferos no creciéramos al nacer, seríamos la presa más vulnerable, hasta para una rata, así que es un momento de la vida en que necesitamos un alimento que nos haga ganar con rapidez tamaño y peso, ¿cuál es?: la leche. Así que dime tú qué conclusión sacas.

A los niños que ya les han crecido los dientes, no les conviene la leche materna (ni ningún tipo de leche de origen animal), pues el azúcar que contiene destruye el esmalte de los mismos; de ahí que las madres humanas o de otras especies, destetan cuando la dentadura se hace presente y a casi todos, creo, nos parece fuera de lugar el caso de esos niños a los que la mamá les da el pecho cuando tienen tres, cuatro o cinco años. "Bástele a cada edad su afán". Además, los humanos ni siquiera tomamos leche producida por nuestra especie; es como si los elefantes bebés insistieran en alimentarse con leche de jirafas o de ovejas.

De modo que toma en cuenta lo siguiente: la leche es para engordar cachorritos y al 85% de la población le causa algún tipo de alergia alimentaria, aunque sea muy ligera. Te sugiero que hagas la prueba, retírate la leche de vaca y los lácteos durante un mes, observa cómo te sientes, y después, vuélvela a incorporar a tu forma de alimentación. Si no te caen bien, ya sabes la solución.

Toma en cuenta, además, que después de los 60 años es más difícil digerir la leche, pues mientras más viejos nos hacemos menos procesamos los azúcares y las grasas. Puedes hacer la prueba y tomar leche de almendras, de soya orgánica o de coco, y fíjate cómo te va con ello.

Una clienta acudió a mí no para adelgazar, sino porque generaba tal cantidad de gases que tenía que dormir en una habitación separada de la de su marido y por más medicamentos que le habían mandado no había encontrado solución. Le pedí que hiciera el protocolo de alergias que te comenté con anterioridad. Era indispensable para determinar qué la estaba matando de indigestión. Ella juraba que los quesos no eran el problema, pero su bitácora de alergias contó otra historia. Le pedí entonces que suprimiera la leche y cualquier alimento que contuviera lácteos o derivados, cosa que en principio no le resultó fácil, pues le encantaban los quesos y las quesadillas. Al mes, regresó conmigo y me dijo: "¡Qué buena es la vida sin gases!". Nunca más volvió a tomar lácteos. Como efecto secundario bajó seis kilos, lo cual en su caso no resultaba necesario, pues era muy delgada, así que durante el siguiente mes introdujimos otros alimentos a su dieta. Ella ganó un poco de peso y, según me dijo, se sentía más bonita en el espejo.

Quiero recomendarte lo siguiente: si es un bebé el que tiene alergias, reflujo o cólicos, como el pequeño no podrá decirte qué le cae mal ni llevar un diario, no lo dejes sufrir sin ayuda, acude rápidamente al pediatra para que le haga una prueba médica. Hoy en día, la mayor parte de los pediatras exploran en cuanto el niño nace su predisposición a la leche y al huevo, pero no está de más que tú estés al pendiente.

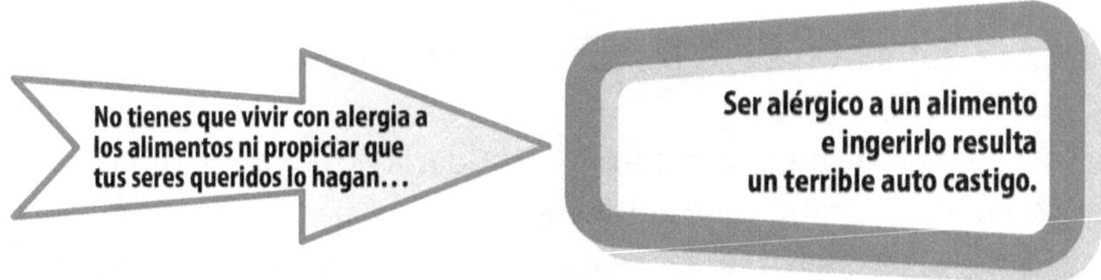

ALIMENTOS QUE NUTREN TU MENTE, TUS EMOCIONES Y TU CUERPO FÍSICO

Hay alimentos que pudiera parecerte que no te nutren como otros, pero que te dan cierta paz. Y es importante reconocerlos. Cuando yo estuve haciendo la dieta paleo ancestral sentía una gran nostalgia por comer avena y esa forma de alimentación no permite granos ni cereales. En cambio, tenía que comer chorizo que no es para nada de mi agrado. Mi BK emocional, ¡necesitaba la avena! Y, más adelante, mientras llevé a cabo la dieta Atkins, baja en carbohidratos y que prohíbe casi toda la fruta, ¡me moría por comerme unas fresas! Así que me di cuenta de que una forma de comer que no me permite incorporar mis plantas y mis vegetales, a mí no me funciona.

Hay alimentos y formas de comer que nutren también tus emociones de manera sana. El café con leche me recuerda a mi abuela, pues ella veía como un acto de amor darme un café con leche; era un apapacho. Hoy en día me tomo un café con leche cuando ando con el ánimo bajo o he llegado muy cansada de un vuelo, en fin, cuando necesito decirme "Bequita, te quiero mucho", aunque lo hago con leche de almendra.

No se trata de convertir todo, mucho menos algo tan personal y nutriente en todos los sentidos como es la alimentación, a un algoritmo matemático: si tiene tantas calorías, aunque te guste está condenado. A mi papá le encanta el tamal en cazuela (plato típico de Cuba de donde es originario); para él es como alma para el cuerpo, le recuerda su infancia y eso también representa un recurso. No se lo va a comer todos los días, pero no hay por qué proscribirlo de su forma de comer y me encanta preparárselo para su cumpleaños.

Se trata de entender qué comida te hace bien física y emocionalmente, cuál te hace sentir empoderada. Aprende a escoger tus alimentos para sentirte en pleno reinado. Eso resulta fundamental para mí, es parte de mi *embodiment,* de mi "enreinamiento", ¿por qué no me voy a dar mi café con leche cuando necesito un cariñito?, es una herramienta. Por eso existe el término *confort food,* comida que te apapacha y te alimenta no sólo física, sino emocional y espiritualmente.

LA DIETA DE CADA QUIÉN DEPENDE DE SUS NECESIDADES

Ya te lo he dicho; de ningún modo soy partidaria de dietas estándar. Hay personas que tienen horarios que representan un caos para el metabolismo y hay que tomar esto en cuenta: gente que trabaja de noche, horarios que implican estar despierto dos días y descansar el tercero, como es el caso de los médicos o los veladores; personas que están sometidas a constantes cambios geográficos y saltos de husos horarios, como las azafatas. Todo esto produce una merma física, y no puede dejarse de lado a la hora de planear la alimentación óptima.

Puedo contarte el caso de un hombre joven con sobrepeso nacido en México que vive en Estados Unidos desde hace 20 años. Trabaja en un área de cómputo y brinda sus servicios cuatro meses en horario nocturno, otros cuatro en horario diurno y así sucesivamente, es decir, cambia de horario tres veces cada año lo cual es todavía peor para el metabolismo y la organización de los alimentos que si tuviera solamente horario nocturno de manera continuada. Cuando trabaja de noche, antes de comenzar sus labores pasa a un restaurante donde pide una baguette enorme con bistec. A medio turno, en la madrugada, se toma un café y una hamburguesa grande con papas. Después, al salir, desayuna huevos a las nueve de la mañana y se va a dormir. Su labor es sedentaria y en el día duerme (lo que ya de por sí no es nada bueno, pues el cuerpo está hecho para dormir de noche cuando no hay luz, y de ello dependen los buenos procesos metabólicos). Entiendo que es una situación de trabajo, pero no toda la culpa es de su horario, pues él no escoge la comida más saludable como pescado, sopa de verduras o te, sino todo lo contrario. Esto agrava considerablemente la situación. Te cuento este caso para ilustrar que cada persona tiene necesidades distintas.

De tal modo que si tú vas a diseñar tu propia dieta o si alguien va a hacerlo por ti, no es para nada conveniente echar mano de cartabones establecidos aparentemente útiles para todo el mundo. Hay que saber cuáles son tus horas de mayor actividad, cuándo necesitas mayor energía, qué te conviene comer a determinadas horas, qué te beneficia o te hace daño, si tienes alguna enfermedad a tomar en cuenta como es el caso de diabetes, hipertensión, alergias, hígado graso o problemas renales, cuáles son tus herencias genéticas... También deben considerarse situaciones de carácter emocional como si estás triste, si enfrentas ataques de ansiedad, si te sientes sola o si tienes determinados hábitos nocivos a superar. Además de algo muy importante a lo que voy a referirme a continuación.

LA COMIDA TE TIENE QUE GUSTAR

De ninguna forma tienes que comer algo que no te gusta o que no deseas, pues el mundo está lleno de comidas sanas y saludables. Tal vez te suceda como a una de mis clientas, a quien no le gustan las espinacas, pero sí las acelgas y la lechuga. ¿Entonces por qué tendría que comer espinacas? Si odias el chayote, no lo comas, tienes la posibilidad de elegir las papas, los camotes o las zanahorias, entre otras opciones. Si no te gusta la carne, como es mi caso, hay otras alternativas para incorporar proteína: la quinoa, las lentejas, el *hemp* y los frijoles. Eres libre para elegir y tener además el cuerpo que quieres y la salud que necesitas.

Una de mis clientas, una chica de 24 años me decía hace poco con una alegría genuina: "BK, por primera vez en mi vida estoy disfrutando la comida, además quedo satisfecha y no estoy pasando hambre".

El sentido del gusto es fundamental para que un programa alimenticio tenga éxito. Y si involucra otros sentidos, mejor, como el de la vista, pues no es lo mismo ver en el plato hojas verdes, jitomates rojos, cebolla morada y zanahorias, que servirse tres hojas de lechuga sin condimentar.

Diviértete con la comida, abre tu mente al tomillo, el perejil, el orégano, la paprika y el clavo, el jengibre y la cúrcuma, o a la albahaca, que da ese maravilloso toque italiano; incorpora diferentes texturas, aprecia la suavidad de un puré de camote amarillo, tan sano, o la sorpresa crujiente de la zanahoria rallada, los pimientos crudos en cuadritos o una tostada sin grasa, la estructura esponjosa de una cebada bien hidratada; haz que comer sea para ti una experiencia de los sentidos, que se vea bien en el plato, que huela rico, como los frijoles de la olla. Las comidas más famosas son las que huelen sabroso: italiana, hindú, mexicana o criolla. El olor tiene mucho que ver con que la comida te guste.

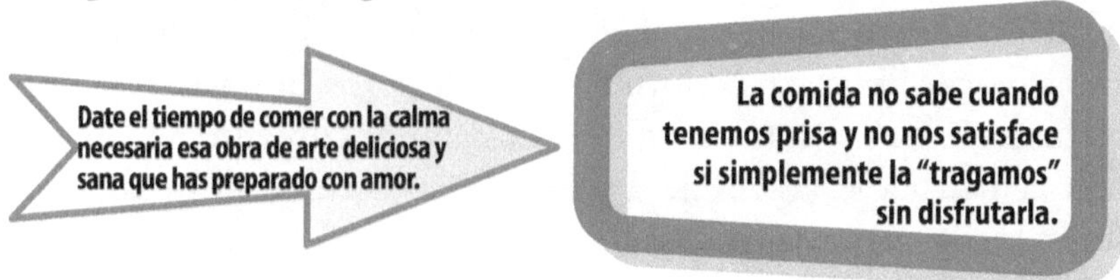

EJERCE TU SABIDURÍA DE REINA

No dejes que te pongan una dieta que odies, como una conocida, quien desde su infancia rechazaba la carne, aunque era costumbre en su casa comerla. Además, venía de una familia de raíces españolas donde se comían porciones enormes y se acostumbraban guisos como el caldo gallego, la fabada y las frituras. Al fin se hizo vegetariana cuando tuvo edad para decidir qué iba a comer por sí misma, pero, desde la adolescencia empezó a enfrentar problemas de peso y sus padres la llevaron a un médico que le indicó comer ¡todos los días! consomé de pollo y carne asada con lechuga, además de indicarle porciones muy reducidas. Detestaba la carne roja, así que tenían que cocinársela a punto de quedar quemada. "Resistió" esa dieta seis meses y adelgazó, pero volvió a engordar. Cada cierto tiempo seguía otro plan alimenticio y bajaba, pero nadie le había hecho descubrir que podía comer lo que le gustaba, incluso en buenas porciones si se trataba de comida sana y rica, y que era mejor no "pasar hambre", de forma que si ingería seis comidas al día en vez de tres totalmente insípidas, desagradables y restringidas, su metabolismo se haría más ágil, ella no tendría una constante sensación de penuria y de que "iban a quitarle el bocado de entre los dientes", lo cual crea mucha ansiedad. Fue ya en su edad madura cuando descubrió esto con mi ayuda; ha bajado de peso y todavía me expresa lo feliz que se siente de haber descubierto al fin su forma propia de comer que la hace feliz.

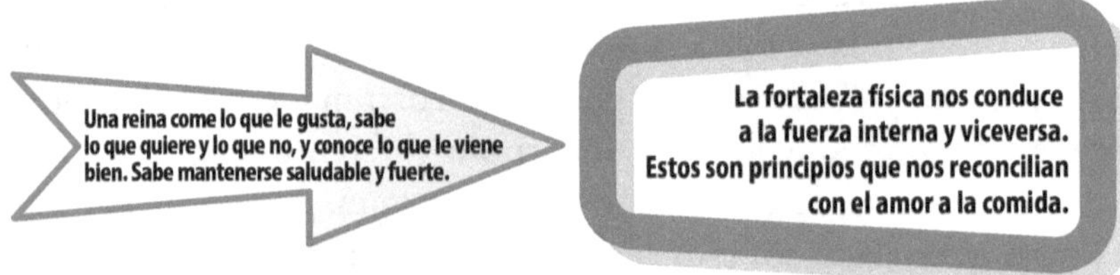

TOMA EN CUENTA TU BIORRITMO

Te habrás dado cuenta de que no todas las personas manifiestan el nivel más alto de energía a la misma hora. Jean Guitton,[68] en su espléndido libro *El trabajo intelectual,*[69] afirma que tenemos diferentes ritmos corporales e intelectuales. Hay quienes, como yo, despertamos a las seis de la mañana y tenemos deseos de irnos de dormir a las 10. Otros, al revés, se despiertan con esfuerzo a las 8 y, con suerte, se encuentran totalmente activos a las 10, pero de la mañana. A las dos de la madrugada se sienten gloriosamente despiertos y les da por arreglar cosas. Y, según afirma Guitton, existen "los fe-

---

68 Guitton, Jean, filósofo y escritor francés (1901-1999).

69 *El trabajo intelectual,* Ediciones Rialp, Biblioteca del Cincuentenario, Barcelona, 1999.

lices a toda hora", que pueden despertarse temprano y dormirse tarde, pues requieren menos horas de sueño.

Igualmente, hay quienes tienen mucho apetito en las mañanas y otros podrían no desayunar, lo que, aprovecho para decirte, resulta totalmente desaconsejable, pues es necesario realizar todas las comidas del día para no hacer que el ritmo del metabolismo se vuelva lento, lo que obstruye el adelgazamiento. Así que tu plan alimenticio ideal tiene que tomar esto en cuenta.

Una de mis clientas tiene que hacer un gran esfuerzo para desayunar y no "conformarse con un café" como lo hacía antes, así que diseñé para ella un licuado con leche de coco, avena, cacao o algarrobo y proteína de hemp, y le pedí que sólo después de haberlo tomado se preparara su café, pues no es bueno que lo primero que reciba el estómago al iniciar el día sea cafeína porque, siento decírtelo, es un gran irritante, además de que el café es diurético y deshidrata. Ella ha notado una gran diferencia en sus niveles de energía en la mañana y mucha menor ansiedad por andar picando en la noche.

Lo mismo sucede con el ejercicio; algunas personas lo prefieren al iniciar el día y otras en la tarde después de salir del trabajo.

Date un tiempo para identificar los horarios en que tus niveles de energía están más altos o más bajos, tienes más apetito y tu cuerpo requiere de una más abundante y planeada alimentación, y de acuerdo con ellos organiza tus comidas. Eso sí, no te saltes ninguna. Lo ideal, es que no pases hambre; verás que esto produce un cambio maravilloso en tus niveles energéticos y anímicos. Ahora bien, cuida la calidad y la cantidad de la comida, siempre de acuerdo con tu gusto, pues no es lo mismo comer dos *snacks* chatarra, que una manzana ó 10 almendras ni tampoco es igual comer una buena porción de ensalada preparada deliciosamente que unos chilaquiles o unos tacos al carbón antes de irte a dormir. Recuerda que el sentido común, como se dice a veces, el menos común de los sentidos, es una buena guía para ti y que consultar tu sabiduría profunda, funciona.

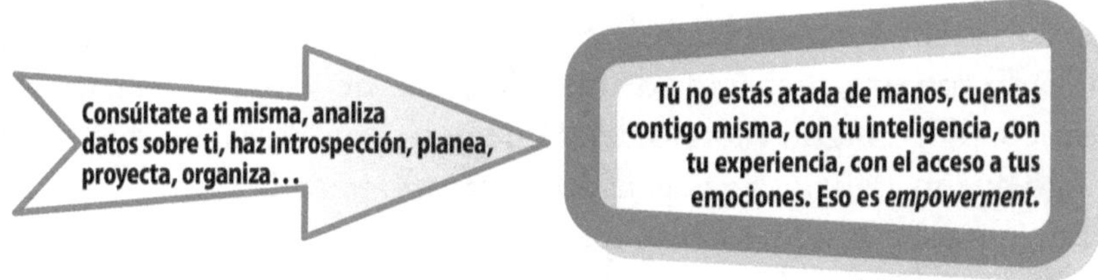

Tener acceso a los tu propia base de datos personales, te dirá si en la mañana te basta un *smoothie* o no. Necesitamos averiguar a qué hora del día tienes más hambre y a qué hora te gusta entrenar o hacer lo que fuere. Yo soy muy mañanera, puedo cocinar todo para dos días antes de entrenar o paso al súper a las siete de la mañana y a las 9:30 ya fui al gimnasio, hice dos horas de ejercicio y regresé. Pero si tú tienes un ritmo nocturno, de nada serviría que planearas hacer ejercicio a las siete de la mañana y llegaras arrastrándote literalmente al gimnasio, pues sería nadar contra corriente y en un tiempo récord entraría en acción el autosabotaje. Tampoco me vayas a pedir que vaya yo a levantar pesas a las siete de la noche, porque eso no va a pasar. En la noche no cuenten conmigo para hacer ejercicio y eso que lo adoro, me encanta y me produce placer. Se trata de hacernos una pregunta sencilla: "¿A qué hora tengo más ganas de moverme y de ejercitarme?", y actuar en consecuencia.

Igual pasa con la alimentación. Recuerda, hazte preguntas sencillas y directas y conéctate contigo: "¿En qué horario necesito comer mayor cantidad de alimentos?". Esto te llevará de la mano a una indagación más: "¿Qué tipo de alimentos me serán mejores en cada una de mis seis comidas y en qué cantidad? Te digo lo anterior por si no tienes acceso a un *coach*. Tú puedes convertirte en tu propio *coach*. Deja de guiarte por lo que todos dicen: "un desayuno copioso y casi nada de cena", "no comas carbohidratos por nada del mundo", "suspende la fruta porque tiene azúcar".

No podemos vivir nuestra vida por cartabones, sino por decisiones: Es preciso reflexionar: "tiendo a tener el azúcar alta y los mangos son muy dulces, pero bien puedo comer una pera o una manzana", "tengo que enfrentar una mañana llena de retos: preparar a los niños, llevarlos a la escuela, trabajar e ir al supermercado antes de recogerlos, llegar a la casa y preparar la comida para mañana; no puedo sostener todo ese ritmo con una taza de café y unos cereales dulces en el desayuno". Se trata de optar por lo que te conviene y te hace bien, y también tienes margen para elegir lo que te gusta: "me encanta el chocolate, en lugar de prepararme una malteada dulce, elegiré cacao sin azúcar que me da energía, me aporta antioxidantes y voy a endulzarlo con una cucharada de miel de agave, deliciosa y con bajo índice glicémico. ¡Por ningún motivo dejes que se te cierren las puertas, siempre hay algo bueno, delicioso y adecuado esperando por ti!

Pregúntate constantemente quién eres y qué te gusta: ¿a qué hora se te da mejor cocinar, oír música, leer un libro, descansar, dormir? Eres tu propia dueña.

Con objeto de ayudarte, te pongo aquí un sencillo cuestionario:

1. ¿A qué hora estoy más despierta y con un más alto nivel de energía?

2. ¿En qué horario me conviene planear la comida más fuerte del día y por qué?

3. ¿En cuál comida puedo incorporar una porción de carbohidratos sabiendo que voy a necesitar la energía que producen?

4. ¿Cuál sería el horario óptimo para mis comidas y mis *snacks* de acuerdo con mi ritmo de vida?

5. ¿Qué alimentos sanos y gratos para mí debería contener mi comida más fuerte?

6. ¿Qué alimentos sanos y gratos para mí deberían contener mis otras dos comidas?

7. ¿Qué tendría que evitar en cualesquiera de esas tres comidas?

8. ¿Cuál no sería un *snack* saludable para mí?

9. ¿Cuál sería un *snack* sano para mí? (piensa en dos al día, uno entre desayuno y comida y otro entre comida y cena).

10. ¿Qué hábito negativo debo suprimir y por qué puedo sustituirlo?

¡Perfecto!, vamos avanzando para que elijas tu dieta ideal, y sea ésta la que fuere, acuérdate del hermoso ritual de comer:

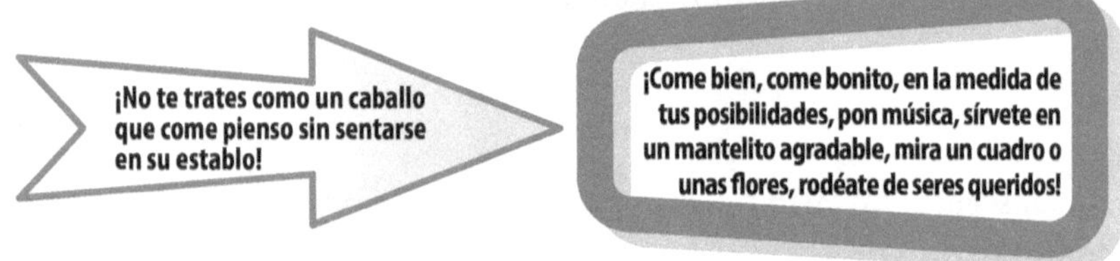

¿CUÁL DE ESTAS DIETAS TE "HABLA AL OÍDO"?, ¿CUÁL ES PARA TI?

Te invité a contestar el cuestionario anterior para que puedas saber con mayor facilidad si uno de los regímenes famosos que voy a mencionar a continuación te hace "click", aunque yo soy sobre todo partidaria de que cada quien diseñe la suya propia, sea personalmente o con la ayuda de un experto.

De todas formas, mira cuál "te hace ojitos", pues será una guía para ti. Son dietas que yo experimenté en carne propia y tengo la suerte de haber tomado entrenamiento directamente con sus autores:

La dieta paleolítica:

Popularizada por el gastroenterólogo Walter L. Voegtlin en los años 70, ha sido retomada y adaptada por varios autores, entre los que destaca Mark Sisson. Fue este último, autor del libro *The primal blueprint,*[70] quien me convenció de intentarla, aunque, como te dije con anterioridad, no fue un plan adecuado para mí. Se basa en el concepto de seguir el sistema alimenticio propio del hombre de las cavernas y es también conocida como dieta de la Edad de Piedra. Se centra en el uso de alimentos disponibles en el período Paleolítico y se compone especialmente de carne, pescado, frutas, verduras, frutos secos y raíces, mientras que excluye los productos lácteos, sales, gra-

---

70 Sisson, Mark, *The primal blueprint, Primal Bluepint* Publishing, E.U.A., 2009.

nos, cereales, azúcares refinados, aceites y legumbres, y suprime todo consumo de gluten. Muchos celíacos han encontrado buenos resultados con ella.

Dieta de la Zona:

Propuesta por Barry Sears,[71] quien establece que por cada gramo de grasa consumida, comamos también dos gramos de proteína y tres gramos de carbohidratos. Está construida con tres macronutrientes y sugiere una muy sencilla forma de medir las porciones con la propia palma de la mano. Suelo usarla mucho con los principiantes, pues lo primero que tengo que lograr es que conozcan la manera de lograr equilibrio en sus platos.

Dieta cetogénica:

Esta dieta fue propuesta por Rusell M. Wilder[72] en 1921 quien la usó para tratar la epilepsia, y más tarde resultó ampliamente popularizada por Robert Atkins[73] en 1972. Con principios muy parecidos se le conoce también como "Dieta Atkins", "Método Grez"[74] o "dieta cetogénica". Muchos han seguido estos lineamientos que coinciden en una dieta prácticamente alta en proteínas y grasas, y muy bajas en carbohidratos, de manera que no se consumen más de 20 gramos de estos al día. Desde mi punto de vista puede resultar muy útil para personas carnívoras y con alta necesidad de ingesta alimenticia. Sin embargo, la recomiendo solamente en casos especiales y por tiempos determinados, por el riesgo que implica un consumo continuado de grasas en el organismo humano y en los órganos vitales como corazón, páncreas, hígado y riñones.

Raw Diet o dieta crudivegana

Propuesta por David Wolfe,[75] autor del libro *Superfoods: The Food and Medicine of the Future,*[76] se trata de una dieta vegana basada en súper alimentos

---

71 Sears, Barry, (1947), investigador estadounidense del Instituto Tecnológico de Massachusetts y de la Facultad de Medicina de Boston, Bioquímico y Doctor en Medicina. Además de sus múltiples trabajos científicos y médicos, ha publicado varios libros, entre los que destacan *La revolucionaria dieta de la zona*, Editorial Urano, 2004. En este libro involucra sus estudios sobre los ecosanoides, súper hormonas que controlan los sistemas corporales y casi todas las funciones vitales. Es un libro práctico para estar "en la Zona", es decir, en ese sitio de la salud alimentaria en el que el cuerpo rinde al máximo con un esfuerzo mínimo.

72 Wilder, Rusell, M, médico estadounidense (1885-1959), investigador y autor, de más de *A Primer for Diabetic Patients*, publicado por primera vez en 1921, y *Clinical Diabetes Mellitus and Hyperinsulinism*, publicado en 1940.

73 Robert Coleman Atkins (1930-2003) fue un médico y cardiólogo estadounidense conocido por ser el autor de la llamada dieta Atkins, dieta basada en el consumo de alimentos ricos en proteínas y baja en glúcidos.

74 Desarrollada por el ingeniero chileno Pedro Grez, que llegó a pesar hasta 120 kilos antes de bajar de peso con este método y que saltó a la fama con su libro *Los mitos me tienen gordo y enfermo*, Edit. Vanesa Plaza, Chile, 2015, donde plantea una revolucionaria forma de perder peso que, según ha asegurado, no es una dieta, sino un estilo de vida que atribuye todos los problemas de salud al exceso de grasa que se produce un alto consumo de carbohidratos.

75 David Wolfe, nacido en Estados Unidos en 1970 es experto en súper alimentos, vegetales, longevidad, salud y belleza y ha publicado varios libros al respecto.

76 *Superfoods: The Food and Medicine of the Future,* North Alantic Books, EUA, 2009.

y en formas crudas de alimentación: frutas, vegetales, semillas, nueces y gramíneas crudas fermentadas, como las lentejas. Esta forma de alimentación nos asegura una alimentación totalmente natural. Beneficia la piel, el rejuvenecimiento, el funcionamiento hormonal y la salud, limpia el organismo y erradica el problema de estreñimiento.

Dieta McDougall

En 1983 John A. McDougall,[77] médico y autor norteamericano, escribió *The McDougall Plan* y, más tarde, en 2012, *The Starch Solution*. Especialista en tratar enfermedades degenerativas, McDougall ha desarrollado una dieta basada en plantas, frijoles, arroz, alta en carbohidratos y baja tanto en proteínas, como en grasas y gluten. En el segundo de estos libros, el doctor McDougall y su esposa Mary, experta en cocina, explican cómo una dieta rica en almidón puede llevar a perder peso, aumentar la energía, sentirse satisfecho y mejorar la salud significativamente o revertir males como diabetes, artritis y problemas cardiovasculares.

El plan de Perlmutter

Otra dieta muy interesante es la desarrollada por David Perlmutter,[78] famoso neurólogo y neurogastroenterólogo, que escribió el libro *Cerebro de Pan.*[79] Este libro trata sobre "la devastadora verdad sobre los efectos del trigo, el azúcar y los carbohidratos" que debilitan el sistema inmunológico y promueven la aparición de enfermedades neuronales degenerativas como el Alzheimer. En su obra describe también los beneficios de dejar los lácteos y la comida procesada.

Éstas son las principales dietas que contienen propuestas dignas de tomar en cuenta o que están en boga en los tiempos que corren. Como te dije con anterioridad, he experimentado todas por tiempos extendidos y tengo mis opiniones en pro y en contra de cada una. Resulta importante notar que en ninguna entra la comida frita, empanizada, los chocolates en exceso, los pasteles y las papitas fritas, y todas coinciden en que mientras menos comida procesada se consuma, muchísimo mejor.

En este momento estoy siguiendo el plan de McDougall y quiero decirte que me siento fantástica.

---

77 John McDougall, médico y autor norteamericano nacido en 1947.

78 David Perlmutter es un famoso neurólogo y gastroenterólogo norteamericano que nació en 1954 y tiene su sede de trabajo en Florida.

79 *Grain Brain*, David Perlmutter Kristin Loberg. En español, Cerebro de Pan está publicado por Editorial Grijalbo.

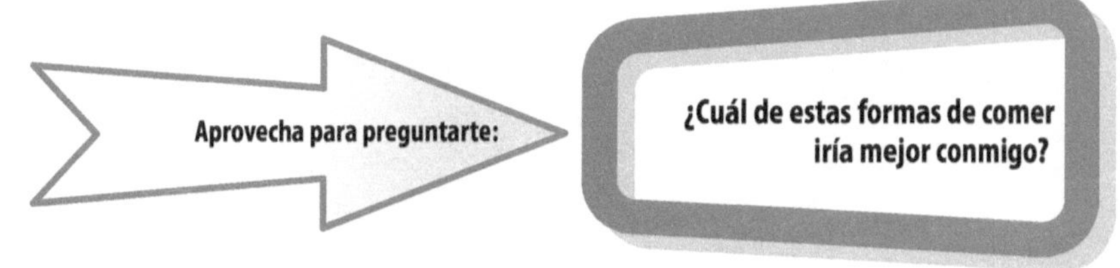

¡ENAMÓRATE DE TU DIETA!

Sí, amiga, considera todas, infórmate, indaga cuál crees que te iría mejor, pero mi recomendación sobre todas las cosas es: elige una que te haga bien y que disfrutes, pues tal vez la ideal no sea ninguna de las anteriores, sino la que tu cuerpo y tu sabiduría te indiquen. Y desconfía de todas las dietas extremas que propongan soluciones mágicas como: "sólo ingiere arroz con plátanos durante un mes y bajarás 10 kilos". ¡Por favor! Yo tengo un régimen alimenticio que me hace feliz, me agrada sobremanera y mantiene mi energía en el más alto nivel.

Enamórate de tu régimen alimentario ideal, elabora el tuyo propio, oye a tu cuerpo, toma en cuenta tus gustos, tu biorritmo, tus horarios, tu tipo de trabajo, tu origen, tus requerimientos de salud y nunca te arrepentirás. Habrás encontrado la forma de reconciliarte contigo, lograr el cuerpo que quieres y bailar a tu propio ritmo. ¡Así se hace!

CAPÍTULO 8

BK HEALTHY LIFE, *COACH* DE REINAS

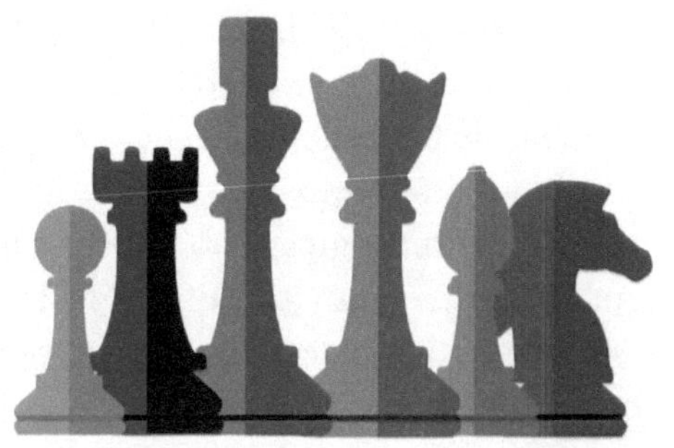

A lo largo de este libro he venido hablando sobre cómo convertirte en reina, de la importancia que tiene que desarrolles el amor por la totalidad de tu persona, del auto respeto y el disfrute de tu existencia, no sólo como una oportunidad extraordinaria que se nos da al concedernos la vida, sino como la posibilidad de lograr una figura maravillosa.

Te he hablado del *empowerment* y al *embodiment,* y también te he trasmitido mi profunda convicción de que una reina es perfectamente capaz de orientar hacia sí misma sus esfuerzos creativos en cuanto a estos temas se refiere a fin de encontrar una forma de vivir espléndida y llena de sentido. Es desde allí desde donde puede amar y servir a los demás con toda su potencia, con lo mejor de sí misma.

Enfrentar las frases brujas con que solemos castigarnos innecesariamente y saber manejar de forma positiva la carga emocional de la comida, han sido otros temas relevantes. Así como la importancia de alimentarte sanamente y elegir un tipo de alimentación personal, totalmente apropiado para ti.

Te hago el resumen anterior porque estoy segura de que a estas alturas de la experiencia que ha ido representando leer este libro y haber ido tomando decisiones en el camino, ya has asumido de lleno tu condición de reina y te has ido beneficiando de mi asesoría como *coach*. Ahora me dirigiré concretamente a orientarte de forma muy específica en lo que a alimentación se refiere para que tengas la vida saludable que toda soberana desea para sí.

RECOMENDACIONES PARA UN ESTILO DE VIDA SALUDABLE

Como primer paso, déjame compartirte lo que yo suelo llamar "la regla de oro":

1.   <u>Come cosas que no salgan de un envase, una bolsa o una caja:</u>

O, dicho de otra manera, que no tengan publicidad, portadas que inducen a comer lo que no nos conviene, etiquetas o tablas nutricionales y de contenido. Es verdad que podrías decirme: "Bueno, un plátano tiene pegada una etiquetita". Claro que no me refiero a esas que suelen ser códigos de precio o indicar el lugar de procedencia", sino a etiquetas que nos hagan comprender que el producto que vamos a comernos ha sido procesado, manipulado o "enriquecido" vayan ustedes a saber de qué manera.

Hay personas que se sienten muy tranquilas de leer una etiqueta que diga "150" calorías, sin darse cuenta de que están ingiriendo conservadores, añadidos dañinos, colorantes y sustitutos de cualquier índole. No se trata, acuérdate, de contar calorías, sino de <u>saber</u> qué significa comer sanamente.

Déjame contarte algo que me sucedió hace unos días. Ahora estoy muy contenta con una alimentación basada en plantas o popularmente conocida como dieta vegana, pero también compro comida para mi esposo y otros miembros de la familia que no llevan ese mismo tipo de alimentación. Así que estaba en el súper y vi un empaque de hamburguesas de salmón. "De Alaska", decía. Como quizá sepas el salmón salvaje de Alaska es considerado el mejor, especialmente si se le compara con el salmón de piscifactoría o granja,[80] pues es mucho más sano, su carne resulta mucho más magra y tiene un hermoso tono rojizo; también resulta ser el de más alto contenido de Omega 3 y Omega 6.[81] Pues para no hacer el cuento largo, en principio pensé que esas hamburguesas preparadas, según el envase, con salmón de Alaska, podrían ser una buena opción. No obstante, como siempre acostumbro, y te sugiero que tú también lo hagas, antes de comprarlo revisé el contenido que venía especificado en letras pequeñas por detrás. Además del salmón, el cual ya dudo que proviniera de Alaska, las hamburguesitas incluían ¡25 ingredientes más!, entre los que puedo enumerar, por ejemplo, secante, harina, huevo, glutamato monosódico y pan molido. En resumen, no eran lo que parecían y resultaban bajísimas en proteínas. Claro que no las compré, pues mi familia no se merece comer eso.

---

80 Para recibir los beneficios que aporta el pescado para la salud, se recomienda evitar consumir aquellos que provengan de piscifactorías o granjas acuícolas, pues se les considera alimentos transgénicos (que han sido creados o manipulados artificialmente mediante ingeniería genética) con mucho menores grados de omega y una menos saludable proporción entre omega 3 y omega 6. Por lo mismo, se sugiere eludir en lo posible consumir salmón del Atlántico, ya que, por lo general, proviene de granjas acuícolas.

81 Diversas investigaciones científicas indican que comer pescado graso como el salmón una o dos meses por semana, aumenta la esperanza de vida y reduce en un 35% el riesgo de morir a causa de enfermedades cardiovasculares.

¡Esa es la trampa de las etiquetas!, si compras algo empacado en fábrica, puedes acabar comiéndote sólo Dios sabe qué. Así que la regla de oro es: ¡no comas alimentos empacados y con etiquetas de fábrica! Recuerda, nada que provenga de una bolsa, de un envase o de una caja, pues no resulta lo mismo consumir una papa al horno o preparada en una freidora de aire, que comer papitas fritas de bolsa o de empaque, algunas de las cuales no tienen nada de papa. Esta decisión atraerá por sí misma grandes beneficios a tu salud y a tu belleza corporal.

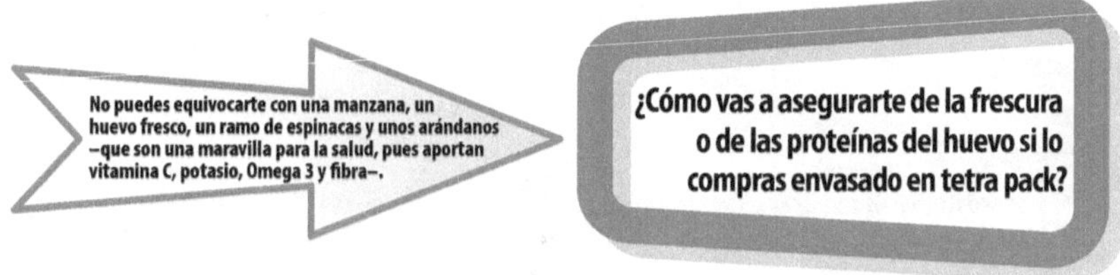

2. Evita alimentos o bebidas venenosos

O que hemos dejado de considerar venenosos, pero que lo son, como el tabaco, el alcohol, las grasas trans o el glutamato monosódico, por citar de momento sólo algunos. Este último se ha comprobado que es completamente adictivo y contribuye a la pérdida de memoria y al desarrollo del cáncer, además de que despierta un apetito voraz. ¡Consulta las etiquetas y verás cuántos alimentos empacados lo incluyen! Y no solo eso, algunas personas lo compran en frasquitos-salero y se lo adicionan a sus recetas con fe y entusiasmo. ¡Nooo!, por favor.

Tampoco te recomiendo el aspartame, que ha sido fuertemente vinculado con el desarrollo de Alzheimer a temprana edad, por ejemplo a los cuarenta años. Ni el uso de colorantes artificiales. Hay libros enteros que explican lo nefastos que pueden resultar. Por ejemplo, el amarillo 6, que se usa a mansalva en cereales para niños, repostería, pastelitos y galletas envasados, así como en gelatinas, ciertas bebidas e incluso en cosméticos, puede causar, según se ha documentado en pruebas científicas, reacciones graves de hipersensibilidad y proliferación de tumores en las glándulas suprarrenales. El rojo 14, también llamado eritrosina,[82] que incluso en 1990 la FDA,[83] lo reconoció como un cancerígeno tiroideo, ha sido prohibido en cosméticos y medicamentos, pero se sigue usando en salchichas, cerezas marrasquino,

---

82 **La Eritrosina o Rojo No. 14** es un colorante sintético que se utiliza ampliamente en la industria alimentaria para darle color a pastillas, chicles, gomitas, bebidas, pasteles, dulces, helados, botanas, preparados de frutas para panaderías, suplementos alimenticios y fármacos. Este compuesto organoyodado ha sido relacionado con la aparición de cáncer de tiroides en estudios con ratas.

83 *Food and Drug Administration:* Administración de Medicamentos y Alimentos o Administración de Alimentos y Medicamentos de Estados Unidos.

algunos productos horneados y caramelos. Es verdad que podrás consultar en el envase si un alimento contiene este tipo de aditivos, pero para mayor seguridad, ahórrate comprar cosas que tengan etiquetas, pues a una manzana o a las cerezas frescas no les van a introducir eritrosina. Evita también la comida congelada, que tan solo por su propio proceso, ya ha perdido muchas de las características que la frescura le concede.

Ni te imaginas todo lo que ganarás y ganará tu familia con el hecho de que los empacados salgan fuera de tu alacena y de tu lista de compras. ¡Además, ahorrarás también en lo que a dinero respecta!

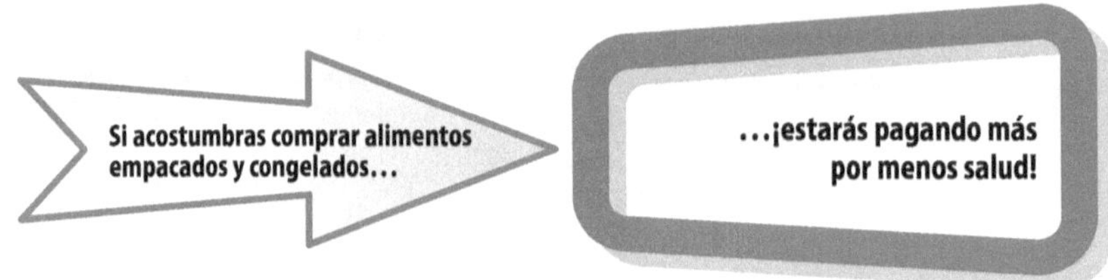

3. Muévete con frecuencia

Aunque debido a su importancia, retomaré este tema más adelante, desde ahora puedo decirte que lo que no se usa se oxida, por maravilloso que sea. El Ferrari más hermoso del mundo, construido totalmente a mano, si tiene 15 años sin usarse, puedes estar segura de que ya tiene pegados los engranes e inutilizadas gran cantidad de piezas significativas. Toma en cuenta que también nosotros somos máquinas exquisitamente construidas y si pasamos el tiempo acostados viendo televisión, llegará el día, antes o después, en que queramos movernos y se nos dificulte o nos encontremos impedidos. No estoy hablando de que te inscribas mañana en el gimnasio más caro de tu localidad si no puedes o no quieres hacerlo. Puedes moverte en infinidad de maneras, sea con ejercicios estructurados propios para realizar casa o con un plan de movimientos aparentemente sencillos que te resultarán sorprendentemente útiles.

4. Levanta objetos pesados y camina con ellos en las manos

Este tema se vincula, naturalmente con el anterior. No tienes que levantar pesas si no quieres, pero puedes cargar las bolsas del súper hasta el auto, levantar el garrafón de agua, mover los sillones para limpiar debajo, hacer ejercicio utilizando bolsas de frijoles o de arroz como pesas antes de guardarlas, colocar las bolsas o cajas más pesadas, pero de uso frecuente, en la parte alta del clóset, realizar ejercicios de muslos y piernas mientras lavas los platos, encerar los muebles, barrer tu propio patio. ¡Es increíble la forma en que nos vamos haciendo sedentarios! ¿Cuánto te pueden pesar tres bolsas de fruta o qué tan significativo esfuerzo es caminar 25, 50 ó, mejor aún, 100 pasos desde el supermercado hasta tu vehículo?

Necesitamos mover nuestro cuerpo con vigor, entusiasmo y energía. Nos hemos acostumbrado malamente a realizar movimientos como si fuéramos tortugas sólo capacitadas para ir de la computadora a la cocina o al garaje. No saques el coche para ir a dos o cinco cuadras. No tomes un transporte si puedes aprovechar para caminar 10 calles. Aprovecha para ejercitarte. En realidad nos movemos demasiado poco. Nuestros papás, nuestros abuelos se movían mucho más, caminaban, montaban bicicleta, se desplazaban a pie hacia donde necesitaban realizar compras, caminaban por el parque, iban al jardín a recoger unas flores o a sembrar algunas plantas, o cuando salían de su trabajo para comer caminaban a algún restaurante que fácilmente les quedaba a siete u ocho cuadras.

La inmovilidad física desacelera el metabolismo y le manda al cuerpo ¡y también a la mente! la orden de permanecer estáticos y de no usar las reservas de energía almacenada. Y esta desaceleración del metabolismo, créemelo, no tiene que ver necesariamente con la edad. Hay muchas personas mayores que han mantenido su cuerpo joven porque han conservado "encendido" su metabolismo. Te invito a que consultes en la red la gran cantidad de abuelas y abuelos deportistas que levantan pesas, hacen gimnasia olímpica, corren y nadan a los 70 y a los 80 años, ¡y están muy bien de salud! No es que tengas que correr un maratón mañana, pues para todo tenemos que irnos entrenando y se deben tomar en cuenta, por supuesto, las recomendaciones del médico que puede sugerir lo que es bueno para nosotros, pero estoy segura de que salvo casos absolutamente excepcionales ningún médico te recomendará el reposo y la inmovilidad absoluta. Es más, aún en casos de insuficiencia cardiaca, se solicita a los pacientes que caminen media hora diaria.

Es fácil decir que el metabolismo se va desacelerando con los años, que no tenemos condición y que movernos nos cuesta trabajo, pero también resulta una excusa. Es como si nos pusiéramos un letrero al cuello que dijera: "no cuenten conmigo para vivir, he elegido envejecer en malas condiciones".

Esto puede parecer obvio, pero quiero volver a repetirlo: el metabolismo se desacelera porque nosotros lo desaceleramos con nuestras decisiones conscientes o inconscientes. Claro que si tenemos un trabajo que implica estar todo el día delante de una computadora y no hacemos nada para compensar dicha inmovilidad, se hace lento, pero esto sucede porque no buscamos una forma de mantenemos activos. Así que, sea cual fuere la edad que tengas, levántate con frecuencia, muévete, sigue usando tus músculos. Mientras más activo te mantengas, tu sistema muscular te responderán mejor, tu piel brillará y tus mecanismos cerebrales permanecerán alerta y despiertos.

5.   Agita tu corazón de vez en cuando

¿A qué me refiero?, a que actives la sangre que se encarga de transportar oxígeno a todo tu cuerpo, a los músculos y al cerebro. Haz ejercicios cardiovasculares. Son aquéllos en los cuales la actividad representa un estímulo para el sistema cardiovascular y que aumentan la frecuencia cardiaca a un nivel en el cual todavía podemos hablar. Fortalecen el corazón, los pulmones el sistema óseo, combaten la depresión y el estrés, además de que tonifican el cuerpo, mejoran el sistema muscular y queman calorías. Una de mis clientes que es una mujer muy seria, profesional y experta en su profesión, es también, ¿quién lo diría?, una buena bailadora. Me cuenta que desde que era joven siempre le ha gustado bailar. Ella sintoniza los canales de música en su televisión, elige algo movido y ¡a bailar se ha dicho! durante una buena media hora por lo menos cinco veces a la semana. Te lo garantizo, nadie puede sentirse deprimido después de media hora de entrarle con gusto al baile.

Así que ya sabes, no tienes que comprarte la elíptica más completa que encuentres o endeudarte con una caminadora o una compleja bicicleta si no te es posible o si ni siquiera te gustan. ¡Cuántas bicicletas nunca se usan y acaban como perchas para ropa¡ Basta con hacer lo que te guste y esté a tu alcance: salta la cuerda o simula que lo haces, nada si tienes acceso a una piscina, camina en el parque o alrededor de tu casa a un ritmo constante o hazlo adentro de tu vivienda, en el mismo lugar, sin necesidad de salir; practica saltos de tijera, haz zumba, sintoniza videos de ejercicios, realiza *kick boxing* con vigor, aunque le pegues al aire o a un cojín si no cuentas con una pera de boxeo. Éstas son algunas sugerencias entre otras muchas y pueden resultar muy divertidas. Recuerda que cuando hablamos de la oxigenación y de ejercicio cardiovascular, estamos implicando también activar la generación de endorfinas y adrenalina y mejorar el estado de ánimo y las ganas de vivir. Sentir nuestro corazón agitado es saber que estamos vivas.

Como en todo ejercicio te sugiero calentamiento y enfriamiento. Empieza poco a poco y ve aumentando la intensidad y, cuando vayas a terminar, realiza algún ejercicio de relajación, como inclinarte y mover los brazos suavemente hacia adelante o hacia atrás o, si has estado bailando, hazlo unos minutos con música más suave. No se trata de que abuses de ti hasta quedar rendida sin poder caminar una semana, mi querida reina, se trata de que te beneficies y disfrutes el ejercicio, de que lo ames o aprendas a amarlo y a servirte de él.

No obstante, toma en cuenta de que, hagas lo que hagas, sea que decidas acudir a un gimnasio, a un entrenador personal o crearte tu propia rutina de ejercicios, cualquier cambio de estilo de vida para mejorar tu salud y tu cuerpo, no puede dejar fuera la actividad física.

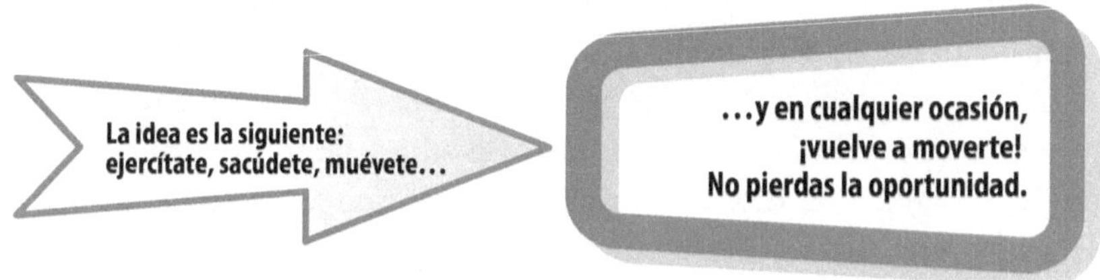

6. Duerme lo suficiente

Este tema forma parte de mis 10 recomendaciones más significativas, aunque es tan importante, que lo trataré más ampliamente hacia el final del capítulo. Lo cierto es que difícilmente podemos hablar de buena salud, excelente metabolismo o buen estado físico si no duermes bien. Dormir es tan importante como comer adecuadamente e, inclusive, más importante que ejercitarse, porque cuando dormimos nuestro cuerpo se recupera y se regenera.

El insomnio y el estrés son amigos íntimos y cómplices malévolos. Está comprobando que la falta de horas de sueño es equivalente a estar borracho, para manejar, trabajar, vivir la vida. Te habrás dado cuenta de que tras una noche sin dormir, padeces una especie de cruda y te sientes poco atento, mareado, con hambre (y no precisamente de vegetales, sino de carbohidratos), con sed (muy frecuentemente ni siquiera de agua) y, en general, con una gran resaca física. Y aquí aprovecho para hacerte una recomendación, no vayas a ejercitarte si no has dormido y esta recomendación es tan válida como decir que no manejes cansado y sin haber tenido tus horas adecuadas de sueño, pues te pones en gran riesgo, y también a los demás.

Imagínate lo que hacen con su cuerpo y con su mente las personas que duermen mal y poco día tras día. Y no solo se trata de dormir ocho horas, sino de en qué momento se duermen dichas horas.

Como sociedad, podríamos decir, que hemos perdido muchas de las buenas costumbres vinculadas con el descanso y eso termina por resentir la salud de manera significativa, incluyendo hipertensión arterial, depresión, ansiedad y riesgos de infarto. En cambio, un sueño nocturno adecuado implica regeneración celular, vitalidad, buen ánimo, concentración, agilidad de pensamiento, tolerancia, serenidad y buena salud. Así que te recomiendo planear una buena rutina de sueño, saber que la cama se utiliza sólo para dormir o descansar y no para ver televisión o "pegarte" al celular o a la computadora o para comer. Igualmente te sugiero no tomar estimulantes en la noche, o ingerir comidas pesadas, ejercitarte por lo menos tres o cuatro horas antes de irte a dormir, cuidar de que tu cama y tu colchón estén en buenas condiciones y de que cuentas con la comodidad necesaria para entregarte al sueño (como por ejemplo, no pasar frío o tener sobre ti miles de objetos que te impiden acomodarte a gusto) y mantener horarios estables, de modo que no te acuestes media semana a las diez de la noche y otra media semana a las dos de la madrugada, pues tu sueño tenderá a desorganizarse.

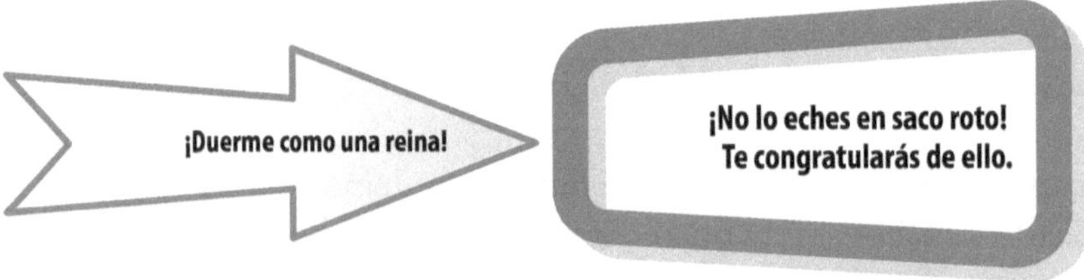

7. Juega, llama a tu niña interior

Por favor, no conviertas tu plan de salud y de tener el cuerpo que quieres en un ejercicio militar donde a toda hora te encuentres bajo las órdenes de tu padre crítico látigo en mano. Disfruta, disfruta y disfruta. Esta es otra regla de oro. Diviértete con el ejercicio, ten momentos de esparcimiento y de diversión, haz cosas lúdicas, porque el cuerpo y la mente necesitan conectar su capacidad de entusiasmo.

Toma clases de baile, juega al ajedrez o a diversos juegos de mesa, haz solitarios, date el gusto de hacer jardinería si tienes jardín o de crear jardines verticales en tu patio, cultiva tus hierbas de olor o tus jitomates. Teje, como una amiga que nos surte de bufandas todas las Navidades, pues, además de que le encanta el tejido y satisface su creatividad con hermosos diseños, mantiene ágiles sus dedos que tendían a no tener buena circulación. Otra se inscribió en clases de carpintería y está armando ella solita un módulo de diversión para sus niños en el patio trasero. Dibuja, haz *collages* decorativos, forma rompecabezas, realiza manualidades, toca guitarra, pinta tu casa, límpiala y déjala como "tacita de plata" (pero por gusto, no por obligación u obsesividad), haz *rappel,* toma un curso de mecánica automotriz, en fin, hay mucho a lo que tu niña libre interior puede entregarse con júbilo y entusiasmo. No es posible que no tengas una actividad que te haga gozar, y observa que nada de lo que he descrito anteriormente, implica pasarse horas delante de una pantalla; ya tenemos bastante de eso.

Conforme somos adultos, olvidamos *hobbies* e intereses que, sin embargo, si escarbamos un poco, todavía significan mucho para nosotros. Tal vez sin saber por qué hemos ido dejándolos de lado y entonces la vida se va convirtiendo en "tengo que hacer". ¡Es hora de cambiar eso! Cuéntame, ¿qué vas a hacer tú?

ANTIGUOS HOBBIES O INTERESES QUE QUIERO RECUPERAR	ACTIVIDADES NUEVAS QUE DESEO PROBAR AHORA

Recupera tus intereses o adquiere otros nuevos, es parte de la alegría de vivir y la necesitamos para cuidar nuestra salud y tener el cuerpo que siempre deseamos.

8. Recibe un poco de Sol

Es verdad que el Sol y sus efectos en los seres humanos han recibido en los últimos tiempos muy mala publicidad, y se dice que el exceso de exposición a los rayos ultravioletas puede causar determinados males, como quemaduras, inflamaciones, alergias y otros daños e inclusive lesiones cancerígenas. Pero, amiga, fíjate en las palabras "exceso" y un poco". No te estoy diciendo que te asolees en las horas de mayor intensidad solar. Te estoy recordando que la exposición al Sol es fundamental para los seres que habitamos el planeta Tierra, personas, animales y plantas, y promueve y permite la supervivencia.

Tomar el Sol de 15 ó 20 minutos al día produce endorfinas y serotonina, favorece nuestros estados de ánimo, contribuye a mejorar el sueño y previene las enfermedades cardiovasculares. No sé si sepas que los países que reciben menor exposición al Sol por sus características geográficas, cuentan con un índice mayor de depresiones y suicidios, y eso sucede porque, en invierno la gente tiende a deprimirse. Los ingleses dicen que el clima los mantiene de mal humor. Y una muchacha rusa que conocí me dijo: "en Rusia no sonreímos porque hace mucho frío, la gente se deprime con la neblina, con la lluvia". Y es cierto, un jardín soleado te llena de energía y te dan ganas de hacer cosas. Recuerda, tomar el Sol eleva los niveles de serotonina, puedes ponerte bloqueador solar, pero es importantísimo que te dé la luz del día. Tus huesos se fortalecerán, pues el Sol es la mejor fuente de vitamina D, fundamental para la fijación del calcio, prevendrá determinadas enfermedades de la piel como el acné, aumentará los glóbulos blancos que combaten las infecciones y elevan la eficacia del sistema inmunológico, mejoran la calidad del sueño al producir melatonina, previene algunos tipos de cáncer, equilibra el sistema cardiovascular y, ¡ooojo!, contribuye a disminuir el exceso de grasas por su acción en el metabolismo.

Te habrás fijado que personas que trabajan en tiendas departamentales o en la noche, a quienes no les da la luz del día, tienen problemas de piel, depresiones, tristeza y, en algunos casos, problemas metabólicos. Los seres humanos necesitamos la luz del día, y hasta un frijolito que ponemos a germinar en un tubo de laboratorio morirá si no le da el Sol.

¿Sabías que cada vez que te expones al Sol tus huesos se van fortaleciendo? A pesar de que pueda parecerte que no te llega literalmente hasta los huesos, sus rayos UV promueven la producción de vitamina D en la piel. Como seguramente será de tu conocimiento, esta indispensable vitamina resulta de fundamental importancia para la mineralización ósea y la adecuada absorción del calcio y del fósforo, y no se incorpora a través de los alimentos o las medicaciones, sino que, concretamente nuestro cuerpo es capaz de fabricarla en la piel, aunque para ello <u>necesita de las radiaciones solares.</u> Puedes encontrar miles de productos adicionados con vitamina D, pero esto no quiere decir que resulte la dosis suficiente para tu fortalecimiento óseo ni que sea totalmente absorbible en las cantidades necesarias.

Sin embargo, ¡la Naturaleza te ofrece un gran regalo!: bastan 15 ó 20 minutos diarios de Sol para obtenerla.

Otro de sus beneficios es que mejora el aspecto de la piel; por eso a muchas personas con acné se les recomienda tomar un poquito de sol en las primeras horas de la mañana. Hay quienes viven en países donde hay meses sin sol o personas que cubren turnos nocturnos y se recluyen a dormir en el día que suelen presentar problemas de piel de diferente índole.

El Sol, como te dije al inicio de este capítulo, además promueve el fortalecimiento del sistema inmunológico y aumenta el número de glóbulos blancos o leucocitos, que son las células encargadas de la primera defensa frente a una infección.

De igual modo, se ha demostrado que los niveles de colesterol bajan en las personas especialmente en el verano, pues la luz UV resulta necesaria para metabolizar el colesterol LDL (las grasas "malas", las que se pegan en tus arterias y las obstruyen).

Tomar el Sol el tiempo que te he indicado, mejora la calidad de sueño. Eso se debe a los efectos de los rayos UV en la melatonina que, entre otras muchas cosas, se encarga de regular los ciclos de sueño. En resumen, hay demasiadas buenas razones para tomar 20 minutos de Sol al día y no sólo ingerir vitamina D proveniente de un frasco. Ahora bien, te insisto que se trata de unos minutos diariamente, pues en exceso todo es contraproducente y no necesitas recibir radicales libres en grandes cantidades, sino en pequeñas dosis. Te hago hincapié en lo anterior porque no se trata de que te digas a ti misma: "como no pude tomar Sol en la semana, voy a asolearme cuatro o seis horas el sábado y el domingo y a conseguirme un cáncer de piel o daños en la misma".

9.   Asegúrate de ir al baño con frecuencia

Es increíble la cantidad de personas que padecen estreñimiento, primer síntoma de que el cuerpo no está funcionando como debería. Si te sucede lo anterior, es porque no llevas una dieta no balanceada, de que no te hidratas y de que no te mueves lo suficiente. Hay clientas que llegan a mi consultorio para las cuales resulta natural no evacuar en tres días o ¡hasta en una semana! ¡Imagínate el nivel de intoxicación por el que atraviesan!

Si padeces de estreñimiento, tanto en lo que se refiere a la periodicidad de excreción o si la consistencia de las heces es muy reseca y rígida, toma en cuenta las siguientes recomendaciones:

◊　Toma la suficiente cantidad de agua (anteriormente te he explicado cómo calcular la ingesta óptima. También puedes tomar tés sin teína, como de manzanilla, por ejemplo, y caldos no grasosos.

◊　Ingiere alimentos que contengan fibra soluble, como frutas y verduras, preferiblemente con piel.

◊　Aumenta la actividad física. Camina diariamente y, si es posible, varias veces al día (si tienes un perrito, estará feliz de acompañarte).

◊　Ingiere grasas no procesadas o cocinadas. Por ejemplo, puedes echar a tu ensalada una cucharada de aceite de oliva.

◊　Ejercita y masajea tus intestinos, esto aumenta la actividad peristáltica. Puedes ponerte de pie frente a una mesa, apoyar tus manos en ella y empujar tu vientre hacia afuera y hacia adentro. Es un magnífico ejercicio para evitar el estreñimiento. También puedes darte un masaje durante unos minutos en el área de los intestinos, siguiendo la forma de estos: colon ascendente, colon transverso y colon descendente. El masaje, por cierto, no tiene que ser brusco, sino constante. Se trata de relajar, no de contraer. Y personalmente te recomiendo que adoptes la postura correcta para evacuar, es decir, hacerlo en cuclillas; yo utilizo un banco que coloco justo frente del WC, éste me ayuda a mantener mis rodillas en un ángulo de 30 grados lo que naturalmente ejerce presión en mis intestinos y promueve los movimientos peristálticos. Todos a quienes les he recomendado lo anterior me lo han agradecido.

◊　Evita el consumo excesivo de café, tabaco, bebidas alcohólicas, quesos, especialmente los más secos, y harinas blancas.

10. Usa el cerebro

Ejercita tu mente tanto como tu cuerpo. De igual manera que el cuerpo puede deteriorarse y "oxidarse" por no darle el movimiento adecuado, pasa igual con el cerebro y las actividades de carácter intelectual. Si sólo estás acostada viendo la televisión, pierdes dos oportunidades significativas: ejercitar tu cuerpo físico y mantener tu mente despierta.

Date tiempo para pensar, y no me refiero a pensamientos recurrentes y angustiosos, como ya te he dicho, sino a la introspección y la auto reflexión. También te sugiero que escribas y leas. Ya te he comentado lo valioso que resulta escribir diariamente todas tus preocupaciones como un modo de desahogarlas, de "ponerlas fuera de ti", darles la dimensión que requieren y, potencialmente, solucionarlas. Escríbete cartas personales, post-its con recaditos amorosos, aumenta tu vocabulario, busca libros positivos y de autoayuda, así como cuadernos para dibujar, mejora tu letra con ejercicios de caligrafía, realiza rompecabezas, resuelve retos como sopas de letras, sudokus, crucigramas, acertijos, trabalenguas. Requerimos ejercitar la mente tanto como lo hacemos con nuestro cuerpo.

Necesitamos proponernos llegar a cierta edad con la mente despierta, ya que la senilidad ocurre porque nos vamos aletargando, dejamos de usar la cabeza, no solucionamos las emociones, sino que las adormecemos a través de la evasión. Todo esto nos conduce a la falta de interés en la existencia.

Seguramente hay muchas cosas que quieres hacer a las que no les has dado el tiempo. Encuentra las que son valiosas para ti, ya sea porque van a representarte una ventaja competitiva, como aprender otro idioma, pongamos por caso, o porque simplemente ¡te gustan! Acuérdate, no es lo mismo vivir la vida dormida que despierta.

Estos intereses pueden ser múltiples: estudiar algo, inscribirte en cursos, tal vez gratuitos, reunirte con personas que se dedican a alguna actividad y socializan, entrar a un taller de escritura, volver a la escuela, jugar juegos de mesa, aprender un nuevo pasatiempo, inscribirte en clases de corte y costura, etcétera. ¡Los recursos pueden ser infinitos y responder a sueños, intereses e ideas muy personales que te enriquecerán; no los eches de lado!

Además de estas diez recomendaciones, voy a insistir en ciertos temas importantes. Ya sé que, de una forma o de otra, he ido tratándolos a través de este libro. No obstante, me parecen tan significativos que no puedo dejar de profundizar en ellos en este capítulo *"Coach* de reinas".

LLEVA A CABO ACTIVIDAD FÍSICA

Todos los expertos en salud y cualquier tipo de médico y profesional de la salud concuerdan en que la actividad física resulta esencial para conservar y mejorar la salud y para prevenir enfermedades, cualquiera que sea la edad que tenga la persona. Nadie puede negar que la actividad física propicia la prolongación de la vida y la calidad de la misma, y que contribuye considerablemente a aportarnos "larga vida en buenas condiciones" haciendo posible que lleguemos a ciertas edades logrando ser autosuficientes. La actividad física promueve la irrigación de sangre y la oxigenación de las células, en general.

El ejercicio y la actividad que aporta, produce beneficios físicos, lo cual ya es bastante para reconciliarte contigo y lograr el cuerpo que quieres, pero, además, provee singulares ventajas psicológicas y sociales.

Entre los beneficios de carácter fisiológico, el ejercicio cardiovascular reduce el riesgo de padecer problemas cardiovasculares por presión alta y evita o reduce la diabetes y la obesidad, mientras que la actividad anaeróbica[84] fortalece los huesos y aumenta la densidad ósea. Especialmente las mujeres nos vemos beneficiados con él, porque si nos descuidamos podríamos tender a la osteoporosis. Déjame decirte que también fortalece el sistema muscular, y recuerda que el corazón es un músculo.

En lo que se refiere a beneficios psicológicos, no hay duda de que la actividad física mejora el estado de ánimo y siempre se prescribe cuando la persona tiene estrés crónico, ansiedad o depresión y, por supuesto, se ha comprobado que aumenta la autoestima y la autopercepción que se tiene de sí.

Yo estoy segura de que todas mis lectoras han experimentado esa profunda sensación de bienestar después de una sesión de actividad física, ya se trate de bailar, subirse en una elíptica, hacer zumba, correr y caminar, entre otras. Aunque experimentemos cierto cansancio, se recibe un bienestar profundamente psicológico. Hacerse "dueña" de una misma y saber que "podemos" hacer determinadas actividades, indudablemente contribuye a construir el tan deseado *empowerment.*

Y si hablamos de beneficios sociales, las personas que se unen a un club, un gimnasio, una clase de baile, un grupo de corredores en el parque, un conjunto de paseadores de perros (hay parques para ello), experimentan una sensación de pertenencia que aumenta la *autonomía* y la integración social. Está comprobado, por ejemplo, que los niños con Síndrome de Down y algunos tipos de autismo se ven claramente beneficiados cuando realizan actividades físicas con otras personas desde algo más estructurado como nadar hasta algo más sencillo como encestar un balón o, dependiendo de la edad, meter una pelota en un bote a cierta distancia. Y, si vamos a ello, una amiga que durante largo tiempo ha dado cursos para empresarios, incluyendo a altos ejecutivos, me comenta cómo a todos les gusta determinado ejercicio que implica lanzar aros a postes como formas de competición. Tanto es así que cierto ejecutivo compró su propio juego de aros y lo tiene en su oficina para "relajarse y ayudarse a pensar".

Sin embargo, no excluyas la idea de inscribirte en un *gym* o en un club; los hay desde muy caros hasta con un costo mínimo y conozco algunos de

---

84 El ejercicio anaeróbico es una actividad breve y de gran intensidad donde el metabolismo se desarrolla exclusivamente en los músculos y sus reservas de energía, sin usar el oxígeno de la respiración. Son ejemplos de ejercicio anaeróbico: el levantamiento de pesas, abdominales; cualquier ejercicio que consista de un esfuerzo breve es un ejercicio anaeróbico. El ejercicio anaeróbico es típicamente usado por atletas de deportes de poca resistencia para adquirir potencia, y por culturistas para ganar masa muscular. Los músculos que son entrenados bajo el ejercicio anaeróbico se desarrollan de manera diferente a nivel biológico, adquiriendo más rendimiento en actividades de corta duración y gran intensidad. https://es.wikipedia.org/wiki/Ejercicio_anaer%C3%B3bico

estos últimos que se encuentran en óptimas condiciones. No te limites. Hay personas que tienen pocas habilidades sociales y pertenecer a un club o hacer actividades físicas guiadas les abre las posibilidades de hacer amistades. Es muy valioso realizar actividades con otros seres humanos, aunque pudiera, en principio, tratarse de algo tan sencillo como hablar con quien está junto a ti en la clase de *spinning* o comunicarte con una compañera de esterilla en grupos de yoga.

Hace unas semanas acudí a una fiesta de cumpleaños de una setentañera. Se ve, por cierto, por lo menos 10 años más joven, si no es que más. Su marido, que antes era un gran bailarín, ya no quiere moverse. Estaban en la fiesta sus compañeras de gimnasio, señoras de su misma edad, más o menos. ¡Bueno, no dejaron de bailar ni un minuto! y le sacaron jugo a más no poder al conjunto musical que se había contratado. ¡Así se hace!

Nunca desdeñes desarrollar actividades físicas grupales y toma en cuenta que a temprana edad el hecho de ejercitarse produce la maduración del sistema nervioso y aumenta las actividades motrices y la coordinación; a los niños también les ayuda en cuanto a la mineralización que ocurre en los huesos cuando saltan y corren, así que si tienes hijos pequeños es un buen momento para inducirlos al ejercicio tanto individual como grupal, especialmente si su escuela no satisface totalmente este requerimiento del desarrollo.

Sinceramente, no creo que haya nadie en el mundo que pueda negar los beneficios de la actividad física. Puede ser que a algunos no les guste **o crean que no les gusta,** pero no pueden negar el provecho que conlleva.

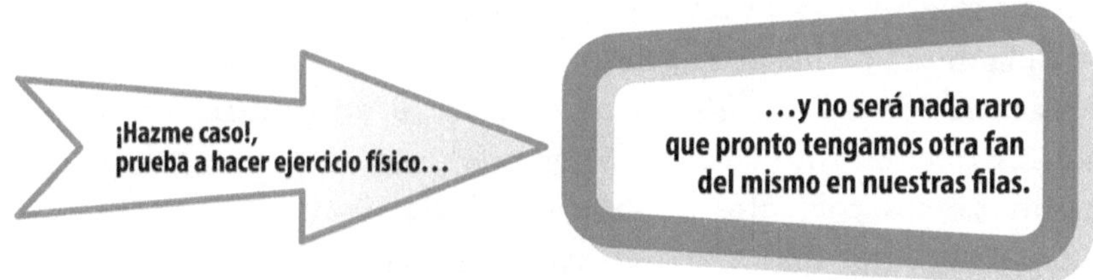

¡A CONSUMIR VEGETALES CRUDOS SE HA DICHO!

Al intentar tener una vida saludable y un adecuado cambio de hábitos, no puede excluirse consumir más vegetales; sin embargo, toma en cuenta que es muy importante que el 60% se preparen crudos, pues resultarán mucho más ricos en nutrientes esenciales, fibra y agua. Además, te asegurarán la posibilidad de comer en mayor cantidad alimentos bajos en contenido calórico, porque no es lo mismo comerte una o dos papitas cocidas que un plato lleno de lechuga, espinacas, jitomates, zanahorias y cualquier verdura que te guste.

Además, recuerda que cuando se someten al fuego los vegetales pierden muchas de sus virtudes revivificantes: vitaminas, minerales, antioxidantes y contenidos nutricionales de primera calidad.

Para el ojo entrenado resulta completamente fácil distinguir a simple vista si una persona ingiere sus verduras cocinadas o crudas: se puede apreciar en la calidad de su piel, en su hidratación, en el brillo de sus ojos, en sus labios, en su cuello, en la salud de todo el cuerpo y hasta en su nivel energético. Piensa, por ejemplo, en un manojo de espinacas: no se ve igual cocido con condimentos y grasa, por ejemplo, que fresco y en todo su esplendor.

Y, amiga, no me hagas trampa como tratan de hacerla algunas de mis clientas. No es lo mismo una papita al vapor que un plato de papas a la francesa llenas de aceite rociadas de queso que no es queso. Además, para colmo, este tipo de papas, si vienen ya cortadas, suelen ser papas de harina. Hablando de trampas, una señora que empezó a acudir a mi consulta, me preguntaba si podía "contarle" como ingesta de verdura ¡la crema de brócoli con queso!

Cuando hablo de comer mayor cantidad de vegetales, hago énfasis específicamente, en consumir vegetales crudos. ¿Por qué? Cuando cocinamos los alimentos está más que comprobado científicamente que las verduras pierden gran cantidad de su alto contenido en vitaminas y minerales.

Y si nos referimos a vegetales que aportan proteínas como es el caso de champiñones, espinacas, brócoli, kale o perejil, también pierden muchas de dichas proteínas, más de la mitad.

Toma en cuenta estos marcos de referencia: los vegetales que se hierven pierden la mitad de sus propiedades. Al vapor, dejan ir sus mejores características entre 25 y 30 % y si se fríen, hasta un 70 % de nutrientes son sacrificados. Así que haz tus planes para comértelos crudos en su gran mayoría y, en algunos casos, cocínalos al vapor no más de 10 minutos.

Asimismo, hay que tomar en cuenta que cuando una verdura pierde su fibra, aumenta su nivel de glucosa. Por ejemplo, una zanahoria grande cruda tiene 11 gramos de carbohidratos, una cocida llegar a tener el doble. Es decir, cuando se le cocina, ¡duplica sus niveles de glucosa o mejor dicho su carga glucémica!, así que no sólo le quitamos su aporte nutricional y su fibra, sino que la convertimos en un alimento mucho menos sano.

Aprovecho para hacer la distinción de que no tenemos que confundir las legumbres y otras gramíneas con los vegetales, pues tienen aportes y funcionamientos nutricionales y energéticos distintos.

Ya he señalado la importancia de ir al baño con frecuencia, pues bien, cuando me encuentro con personas que no pueden hacerlo, estoy segura de que no comen vegetales o los comen cocidos y "disfrazados" (como el caso de la sopa de brócoli) o congelados, pues si los ingirieran crudos no necesitaría tomar cereales de fibra (casi siempre altos en azúcar, harinas o aditivos) ni pastillas de fibra ni cualquier clase de polvos coloreados o sabor naranja ni una terrible purga como aceite caliente en ayunas, ¡válgame Dios! Bastará con vegetales crudos e ingesta adecuada de agua. Te lo repito: ¡no podemos nunca considerar normal dejar de ir al baño al menos una vez al día!

Te cuento el caso de una clienta que, después de haberle diseñado su dieta y de ponerle en letras rojas "consumo de ensaladas y vegetales crudos", me llamó alarmada porque estaba yendo al baño tres veces al día, después de una larguísima época de su vida en que para lograrlo un día sí y otro no (lo cual consideraba normal) tenía que tomar pastillas para el estreñimiento, productos de psillium[85] y linaza, y no lograba resolver el asunto (ella hasta viajaba con su polvo de nopal y linaza para ir al baño). Le respondí: "¡Perfecto!, si comes tres veces al día, es natural que tu cuerpo elimine los desechos precisamente tres veces al día".

Te lo aseguro, en cuanto la ingesta de vegetales crudos aumenta, esos problemas desaparecen.

Además, está el asunto de las cantidades y de cuánto alimento necesitas para saciarte. Si cocinas los champiñones, las acelgas o las espinacas, reducen su tamaño muchísimo. No es lo mismo la sensación de saciedad que te da un gran plato de vegetales crudos que unas cucharadas de verduras cocidas. Así que, por si fueran pocos todos los beneficios que te he ido enumerando en este apartado, consumir vegetales crudos significa comer más comida y estar más saciado.

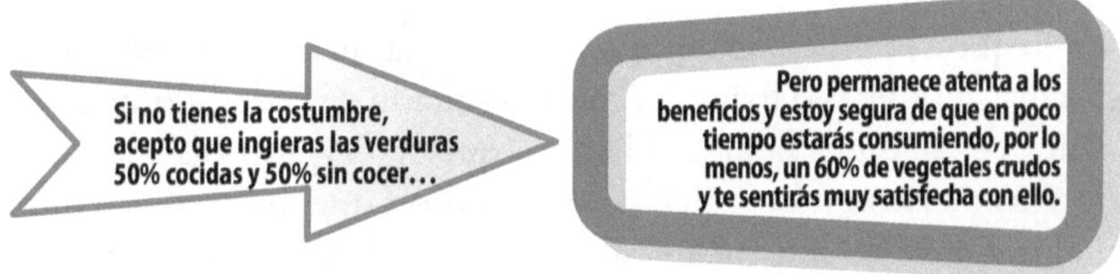

HIDRÁTATE: EL MITO DE LOS OCHO VASOS DE AGUA

Como seguramente es de tu conocimiento, la hidratación resulta vital para todo ser vivo. De hecho, es a causa de la falta de agua por lo que no hay vida en otros planetas, ya que todos los seres vivos de este planeta necesitamos el líquido vital.

---

85 Laxante suave.

Acuérdate de que las personas somos agua en un altísimo porcentaje, de acuerdo con nuestra constitución orgánica y celular, y que nuestras conexiones cerebrales óptimas tienen lugar a través del agua que existe en nuestro cerebro. La composición física, orgánica y celular de un bebé requiere de un 80% de agua; un adulto de un 70 % y un anciano de un 50% (de ahí que su piel se vea arrugada y muchas veces los percibamos como pasitas).

Sin embargo, puedo decirte que muchísimas personas no consumen agua de acuerdo con sus verdaderos requerimientos. Gran cantidad de clientas me dicen: "es que tomo agua cuando me da sed". Y yo les respondo: "entonces es que ya estás deshidratada", pues no estaríamos sedientas si nuestro organismo contara con la hidratación necesaria.

Existen muchos síntomas que señalan deficiente hidratación, además de sentir la boca seca. Tal vez percibas un olor desagradable proveniente de tu aliento o un antojo inmoderado de dulces, galletas y caramelos (y lo único que necesitas es tomarte uno o dos vasos de agua en vez de lanzarte a la dulcería más cercana). También puede ser que experimentes calambres musculares, tirones y hasta desgarres si tus músculos no están bien hidratados. Otro síntoma infalible es un dolor de cabeza que no se quita ni con tres aspirinas, lo cual significa que llevas uno o dos días bebiendo muy poca agua. Asimismo puedes experimentar cierta confusión mental, problemas de memoria y mareos. O bien, puede presentarse un pertinaz estreñimiento, porque si comes fibra, pero no hay en el organismo agua para diluirla y acompañarla en su proceso de tránsito y excreción, vas a generar heces duras que no pueden ser expulsadas.

Otros datos a tomar en cuenta son el olor y el color de la orina, pues mientras más agua tomes, esta presentará un color más claro y un olor mucho menos penetrante.

En lo que a la situación anímica se refiere, las personas pueden volverse mucho más inquietas o irritables como resultado de la deshidratación.

Ahora bien, todos hemos oído decir que es obligatorio tomar ocho vasos de agua diariamente. Si algo he aprendido es que todos somos distintos e, igual que necesitamos planes alimenticios diferentes, lo mismo sucede con la cantidad de agua a tomar. Existen fórmulas que nos pueden precisar cuál es nuestro caso, ya que no requiere la misma hidratación una persona de 110 kilos que otra cuyo peso es de 52. Los expertos en la materia proponen una fórmula que me parece muy adecuada y que consiste en dividir entre 16 el peso del cuerpo en libras y eso te dará la cantidad de vasos de 250 mililitros (una taza aproximadamente) que deberías consumir. Si tienes dudas de tu peso en libras, consulta un convertidor en la red o pésate en una báscula que marque las dos mediciones. En mi caso personal, peso 127 libras y si divido esta cantidad entre 16, obtengo la cantidad de 7.9. Mi hermano, con 242 libras, tiene que tomar 15 vasos de 250 mililitros por día. Esta fórmula es la básica, pero, además, por cada hora de ejercicios y de actividad física que realices (la cual, como es lógico, provoca sudoración), necesitas aumentarle a tu consumo 600 mililitros más de agua.

Tampoco tienes que convertirlo en una obsesión y decir no puedo dormirme si no he tomado 10 vasos de agua. Lo importante es que aprendas a escuchar síntomas y que permanezcas razonablemente al pendiente de no sentirte deshidratada. Recuerda que estamos hablando de agua, no de cualquier líquido como café, alcohol, jugos, refrescos, sueros líquidos o sopa. **Agua.** ¡Esa es la clave de la hidratación!

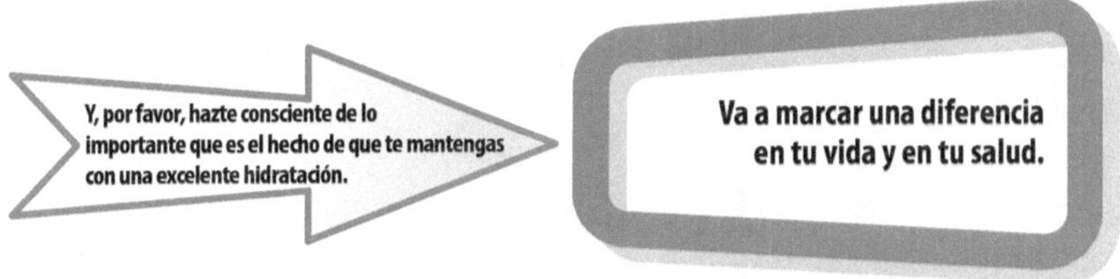

LA MEDICINA PREVENTIVA COMO FORMA DE EVITAR LAS ENFERMEDADES

Estarás de acuerdo conmigo en que es muchísimo mejor conservar la salud que enfermarse. De ahí que me resulte tan importante hablarte de la medicina preventiva y de la forma de relacionarte con tu cuerpo como un importantísimo recurso para estar sana. Así que voy a referirme a varias enfermedades reconocidas médicamente por su vinculación estrecha y directa con la forma de comer y los hábitos alimenticios. Ellas son:

- ◊ Diabetes.
- ◊ Hipertensión.
- ◊ Obesidad.
- ◊ Estreñimiento.
- ◊ Hemorroides.
- ◊ Divertículos.
- ◊ Alergias alimentarias.
- ◊ Muchas de ellas pueden derivar en otro tipo de dolencias como son:
- ◊ Anemia.

◊   Problemas del sistema inmunológico.

Podemos añadir también enfermedades carenciales como las que se producen por la falta de algún nutriente en la dieta: vitaminas, minerales o proteínas. Un ejemplo muy claro es la...

◊   Desnutrición.

Y resulta mucho más frecuente de lo que seguramente te imaginas encontrarnos con personas que son obesas y están a la vez impresionantemente desnutridas, pues comen en exceso puras frituras, grasas y carbohidratos, así que fácilmente pueden también presentar anemia y avitaminosis.

Igualmente, en el caso de los celíacos[86] se pueden presentar algunas formas de desnutrición, como anemia, falta de peso, desarrollo lento o poca estatura, pues el gluten desgasta las vellosidades del intestino y evita la absorción de otros nutrientes.

De más está decirte que tener buenos planes alimenticios y de salud en general pueden evitar de plano muchas de estas afecciones. Y ese sería nuestro principal objetivo.

¿PUEDE CURARSE MI ENFERMEDAD?

Sin embargo, es posible que al leer estas líneas te encuentres enferma de algo. Y es muy común y natural que las personas pregunten si las enfermedades se pueden revertir.

Desde luego es un tema médico e incluso psicoemocional de mucha envergadura y existen múltiples opiniones y casos documentados a favor y en contra a la hora de responder si alguien puede curarse o no.

En lo personal, yo pienso que sí hay enfermedades reversibles, dependiendo de la enfermedad y de los esfuerzos que la persona que la padece esté dispuesta a hacer, pues revertir una afección seria requiere de un impresionante, drástico y radical cambio de vida, ya que no estamos hablando de un resfriado ni de cambios de hábitos sencillos, pero pudiera ser más complicado en realidad vivir enfermo.

Fervientemente creo que hay enfermedades reversibles y me atrevo a decir que, en mi opinión, la diabetes y la hipertensión lo son.

---

86 La enfermedad celíaca es una condición del sistema inmune en la que las personas no pueden consumir gluten porque daña su intestino delgado. El gluten es una proteína presente en el trigo, cebada y centeno. También puede encontrarse en otros productos como medicinas, vitaminas, suplementos, bálsamos labiales e incluso en el pegamento de las estampillas y los sobres. La enfermedad celíaca afecta a cada persona de manera diferente. Los síntomas pueden ocurrir en el sistema digestivo o en otras partes del cuerpo. Una persona puede tener diarrea y dolor abdominal, mientras que otra puede sentirse irritable o deprimida. La irritabilidad es uno de los síntomas más comunes en los niños. Algunas personas no tienen síntomas. La enfermedad celíaca es genética. Los análisis de sangre pueden ayudar al médico a diagnosticarla. Su médico también podría examinar una pequeña muestra de tejido del intestino delgado. El tratamiento es una dieta sin gluten. https://medlineplus.gov/spanish/celiacdisease.html

No obstante, mi misión como *Health Coach* es la de promover un estilo de vida preventivo, no en sólo la dieta, y precisamente este capítulo busca darte una buena guía para que no caigas en enfermedades y para que tengas una vida plena de salud, energía, bienestar y equilibrio.

Creo que estarás de acuerdo con que la mejor forma para prevenir el cáncer de pulmón es no fumar y que la manera óptima de evitar la diabetes es tener una vida activa, hacer ejercicio y no abusar de los azúcares refinados. Igualmente, no puedo pensar en un modo más adecuado para tratar la hipertensión que una dieta controlada en grasas saturadas y sales y mantener un peso corporal saludable.

Claro, nadie está totalmente "a salvo" de posibles perturbaciones, achaques y padecimientos ni podemos asegurar que si nos "comportamos de forma perfecta", ninguna enfermedad va a manifestarse en nosotros. Somos seres vivientes y la salud puede llegar a ser frágil, pero sí considero que no hay mejor manera de vivir que adoptar métodos preventivos, porque un cuerpo que está bien alimentado, cuidado, que mantiene un equilibrio entre actividad y descanso, podría tener muchísimas más oportunidades de prevenir, rechazar o sobrevivir a una enfermedad que el de una persona que fuma una cajetilla de cigarros al día, que no se come una ensalada ni en defensa propia y que abusa de la cafeína y del alcohol.

Como es lógico, un cuerpo así de maltratado tendrá menos posibilidades y recursos para sobrevivir a una enfermedad. Así que te recomiendo que vuelvas a leer las indicaciones que he dado en este capítulo pensando en tener un estilo de vida preventivo y encontrarás un sentido propio y particular, lleno de información para ti. Tal vez, en cada ocasión que releas el capítulo, podrás ir tomando pequeñas o grandes decisiones de amor por tu persona que te conduzcan a una larga vida en las mejores condiciones.

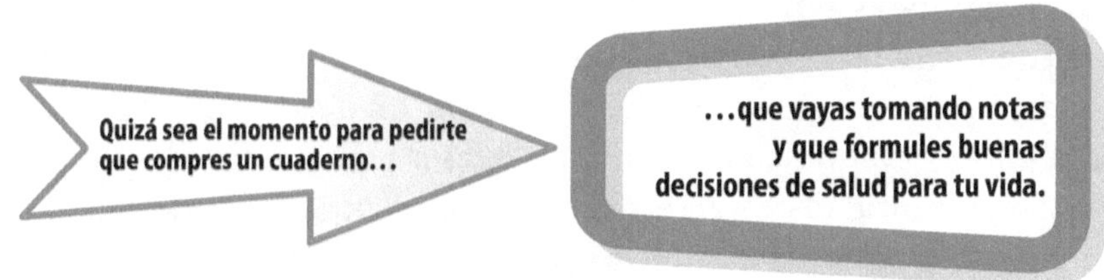

CONSIDERACIONES SOBRE EL GLUTEN

Por lo general, muchas de las personas que acuden a mí me preguntan si el gluten engorda y si tienen que dejarlo por ese motivo. Otra pregunta que me hacen muy frecuentemente es: ¿los productos sin gluten adelgazan?

La respuesta es un NO tajante. Los productos sin gluten están muy lejos de adelgazar.

Vamos a definir qué es el gluten. Se trata de una proteína del trigo y se encuentra en otros cereales como la cebada o el centeno. Entonces, podrías decirme: "Si el gluten es una proteína, por qué tanta alarma alrededor de él". Pues, como te dije con anterioridad, existe algo que se llama enfermedad celíaca, que es una alergia o intolerancia severa y permanente al gluten, y que es permanente porque no se cura, es decir, la enfermedad celíaca no tiene cura, solo se controla.

Se presenta en personas genéticamente predispuestas o sobreexpuestas a esta proteína. En este último caso sucede a quien desayuna, come y cena con gluten lo que a la corta o a la larga resulta demasiado para su organismo que se predispone a reaccionar. Esta alergia o intolerancia se caracteriza por una situación inflamatoria en la mucosa del intestino delgado que, entre otras cosas, dificulta la absorción de cualquier otro nutriente en la dieta. El 75% de los celíacos están sin diagnosticar debido a que la gente atribuye sus síntomas a colitis, gastritis, infección estomacal, a otras manifestaciones del sistema digestivo o inmunológico muy importantes o a problemas que no se consideran producto de la celiaquía, como es el caso de la psoriasis.

¿Por qué podemos estar expuestos o sobreexpuestos al gluten si en teoría está sólo en el trigo, la cebada y el centeno? El gluten es un magnífico estabilizador del PH, lo que significa que le da vida y estabilidad al producto en anaquel. ¿Qué significa esto? Que evita que los productos se enmohezcan, se acidifiquen y, en general, que caduquen. Entonces, comercialmente, esto hace que a un artículo el que por su origen no tendría por qué contener gluten, se le añada para alargar su vida en anaquel entre seis meses o año y medio

Te preguntarás a qué productos se lo agregan, pues bien, a los que tienen naturalmente trigo, como el pan, las galletas, las pastas y los pasteles. Se lo ponen también al jamón, al chorizo, a la mortadela y a los embutidos en general para evitar que se enlamen; a los quesos para fundir, a las sopas enlatada y a gran cantidad de aderezos envasados incluyendo la mayonesa. Y te sorprendería la cantidad de alimentos procesados que puedes encontrar en el súper que han adicionado con gluten.

¿Qué síntomas produce el consumo de gluten? Son varios y diferentes en diversas personas: mala absorción, fuertes dolores estomacales, diarrea, retortijones abdominales muy dolorosos, hinchazón abdominal, colitis y una dramática pérdida de peso sin motivo aparente, enfermedad hepática, dermatitis, acné, problemas de tipo inmune e infertilidad. En los niños produce inhibición del crecimiento, anemia y falta de densidad ósea. Asimismo se ha comprobado desde hace 50 años que niños con autismo y epilepsia, aunque su enfermedad principal no sea la celiaquía, empeoran con un consumo elevado y frecuente de gluten.

En México hay un porcentaje menor al 4.3% de personas que padecen enfermedad celíaca, aunque existen gran cantidad de individuos y, entre ellas de niños, no diagnosticados adecuadamente. Si tus síntomas o los de tu hijo no te resultan claros, hay pruebas de sangre para confirmar el padecimiento. Te invito a que no eches en saco roto hacer la comprobación en caso necesario.

A la mayoría de las personas que acuden a mí para resolver problemas de alimentación, les pido que dejen de consumir gluten y hago lo mismo contigo. Quizá te estés preguntando "¿si no soy celíaca por qué tendría que evitar el gluten? La principal razón es que cuando alguien suspende la ingesta de gluten de su dieta, necesariamente estaría disminuyendo el 80% de comida procesada de su ingesta diaria y esto conduce a un gran beneficio y a ingerir mucha más cantidad y calidad de alimentos naturales, pues ni las manzanas, los plátanos, el arroz, los frijoles y las hortalizas lo contienen. Así que cuando alguien decide suspender o minimizar su consumo de gluten está forzosamente disminuyendo al instante su ingesta de alimentos procesados, cosa que resulta maravillosa, pues mientras más sanamente coma la persona, más sana va a estar.

Ahora bien, el hecho de comer sin gluten no necesariamente lleva a bajar de peso si no se tiene cuidado con los alimentos que se eligen. Conocí a un señor que iba a una tienda naturista y compraba en gran cantidad alimentos sin gluten. ¿Qué alimentos? Galletas rellenas, pastas, pasteles y panes. Sí, estaba evitando el gluten, pero no otros ingredientes que, ingeridos diariamente, definitivamente engordan. Él pensaba, no obstante, que "estaba a dieta" por comer sin gluten y no sólo engordó, sino que engordó mucho. Cuando se me presentó la oportunidad de hablar con él al respecto le hice ver: "¿De qué crees que está hecho lo que no tiene gluten, cómo supones que sustituyen el trigo? Galletas y panes sin gluten tienen necesariamente algún tipo de harina, sea de arroz, de papa, de tapioca, de yuca, de almendra; también contienen fécula de papa y levadura, que son carbohidratos 100% refinados, así como grasa de palma o aceite de coco". Usemos la lógica, la frase "sin gluten" en una etiqueta sólo significa que el producto en cuestión no está hecho con trigo, cebada o centeno.

Toma en cuenta que los pasteles y los panes sin gluten pueden ser inclusive más engordadores, quizás hasta en un 30% más.

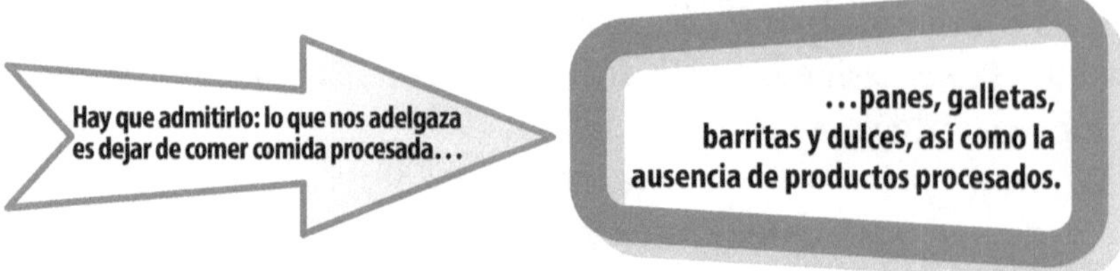

LA MARAVILLA DEL MAGNESIO

Uno de cada diez adultos tiene deficiencia de magnesio y también resulta muy difícil obtenerla solamente de la dieta, como sucede con la vitamina D. Quiero decirte que yo no soy partidaria de consumir vitaminas a lo loco ni tomar multivitamínicos como forma de vida. Te aseguro que si llevamos una dieta equilibrada no tendría que haber deficiencia de vitaminas. Las que sí considero importante adicionar son la vitamina D (a través de la toma de Sol) y el magnesio.

Es tan alta la deficiencia de este mineral y son tan buenos sus aportes que sí considero oportuno suplementar la dieta con magnesio. El magnesio resulta necesario para muchas funciones del cuerpo; por ejemplo, permite la correcta regeneración celular, evita que aparezcan mutaciones y células cancerígenas en que las células se reproduzcan sin control; interviene en la producción de ATP,[87] regula los procesos metabólicos, tiene una relación directa con el metabolismo en la absorción del calcio, también participa en la producción de neuromoduladores y neurotransmisores. Permite la relajación muscular, es importantísimo en el mantenimiento del ritmo adecuado de los latidos del ritmo del corazón y actúa sobre el sistema nervioso produciendo su relajación.

¿En qué alimentos se halla el magnesio y por qué no es suficiente en la dieta? Se puede encontrar en productos como almendras, aguacate, cacao, yogur, kéfir, frijoles, nueces de la India o de Macadamia), que serían las mejores fuentes. Pero, ¿cuánto aguacate, nueces o semillas vamos a tener que ingerir para cumplir con la ingesta de magnesio al día?

Tu médico podrá indicarte cuánto sería necesario consumir en tu caso, pues de ninguna manera soy partidaria de vitaminarse sin que un médico lo recomiende, ya que la vitaminosis puede ser tan inadecuada como la avitaminosis; él o ella te indicarán la cantidad de comprimidos que puedes to-

---

87 El trifosfato de adenosina (adenosín trifosfato, del inglés adenosine triphosphate o **ATP**) es un nucleótido fundamental en la obtención de energía celular. htps://www.google.com.mx/?gfe_rd=cr&ei=L19yWaX2HcedXpeKkrAN&gws_rd=ssl#q=atp+biologia

marte en la noche para un buen dormir, pero desde ahora puedo asegurarte que, de cada 10 adultos, nueve tienen deficiencia de magnesio. Especialmente lo recomendaría para personas con insomnio o tics nerviosos y para niños hiperactivos. No es un antiansiolítico ni un relajante como tal. Es un mineral que, aunque se puede tomar en cápsulas o pastillas, se absorbe muchísimo más de forma tópica en geles, aceites, hojuelas para tinas y baños de magnesio. En el caso de los deportistas resulta óptimo para relajar tensiones y problemas musculares. ¡Siempre bajo indicación médica! Busca un especialista en el tema y no te mediques sin tener conocimiento de causa.

Te lo digo por experiencia, pues en un momento de mi vida, antes de contar con los estudios y la experiencia que tengo ahora, tuve una gastritis de muerte, de tal intensidad que pensé que estaba presentando una peritonitis, y fue por un consumo inadecuado de calcio en pastillas, ya que éste es capaz de generar una úlcera tomado sin ton ni son. Por indicación médica dejé el calcio y en dos días estaba como nueva.

Si tu dieta está balanceada no es necesario andar tomando vitaminas indiscriminadamente como si fueran dulces. Sin embargo, quiero aclararte que tomar vitaminas no es malo, sino hacerlo sin supervisión. Tampoco es correcto tratar de obtener todos los nutrientes que requieres de puras pastillas, pues si tu forma de comer es equilibrada, lo más adecuado es ingerirlos precisamente de los alimentos.

Habrá que tomar en cuenta ciertos requerimientos. Por ejemplo, los vegetarianos y veganos tienen que suplementar la B12 y B9, pues sus fuentes provienen de los animales y no de las plantas. Las deficiencias de vitamina B12 pueden resultar en sintomatologías fuertes una de ellas son los "tic nerviosos" que en mi caso se manifestaron como un gracioso ¡temblor de nariz! De igual modo, el colágeno es necesario para las articulaciones y conservar la columna vertebral y las rodillas en buen estado, y es en gran medida de carácter animal, así que si decides beneficiarte de un régimen de este tipo, puedes informarlo a tu médico para que te indique los suplementos adecuados.

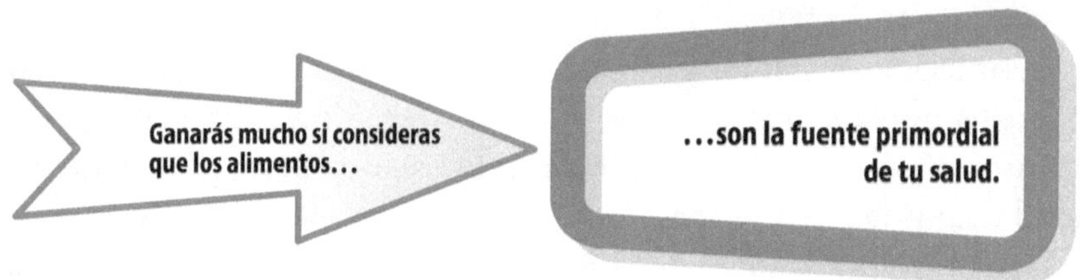

LAS HORAS DE SUEÑO Y EL HORARIO CONVENIENTE PARA DORMIR

Ya he tratado este tema en distintas ocasiones, pero es de tal importancia que voy a insistir en él.

Resulta increíble la cantidad de personas que no duermen suficientes horas. Muchas de quienes acuden al consultorio lo hacen cuatro horas solamente.

Y para recuperar la salud y tener el cuerpo que queremos, dormir viene a ser tan importante como comer adecuadamente y tomar agua. De entrada te digo que nunca va a ser igual dormir de noche que de día o suplir con siestas las horas que no dormiste en la noche. También es recomendable dormir en la oscuridad, pues esto garantiza una mejor producción de la melatonina.

Según el artículo "La importancia de dormir bien"[88] un sueño adecuado hace que las células se regeneren, nuestra piel descanse, los ojos se recuperen del esfuerzo realizado durante el día, favorece el control de enfermedades como hipertensión y diabetes, protege el corazón, pues disminuye la frecuencia cardiaca y mejora la capacidad intelectual y la agilidad psicomotriz diurnas.

Cuando la luz nos da en la piel, que tiene receptores para captarla, la melatonina baja y sube en la noche siempre que no tengas la luz, la televisión o la computadora prendidas. Aun cuando mantengas los ojos cerrados, si hay luz, tu piel "cree" que es de día y reduce los niveles de melatonina, lo que produce falta de sueño. Por muchos motivos necesitamos dormir bien en la noche.

Permíteme contarte el siguiente caso, un joven cliente, quería desarrollar masa muscular y se levantaba a las cuatro de la mañana para ir al gimnasio; sin embargo, no obstante su deseo y sus esfuerzos, no logró conseguirlo hasta que se dio las horas de la noche para dormir y fue al gimnasio de día. Además, puedo añadir que dormir suficiente por la noche es un hábito de gente longeva. Si queremos vivir buen tiempo con una mente lúcida y un cuerpo lleno de energía necesitamos dormir suficientemente a las horas correctas.

Dormir poco y con luz genera, además, muchísima hambre, y no precisamente hambre de brócoli o ensalada, sino de harinas, pizza, dulces y hasta sopa instantánea, así que si estás buscando bajar de peso, pon atención a la calidad y cantidad de tu sueño.

Algo muy importante para lograr el cuerpo que quieres es darte cuenta de que un buen sueño es indispensable para mantener un peso equilibrado,

---

88 http://www.achs.cl/portalqa/centro-de-articulos/Paginas/La-importancia-de-dormir-bien.aspx#.WWaX_7aQxdg

pues cuando dormimos poco producimos mayor cantidad de otra hormona llamada ghrelina,[89] que estimula el deseo de ingerir alimentos.

De manera que si tienes problemas de sueño, haz un plan para resolverlos, acuéstate a una hora razonable, no te desveles como norma diaria, lee artículos en la red sobre la forma óptima de dormir, consulta a tu médico o a tu *Health Coach* al respecto, no te entregues a la ingesta de medicamentos para dormir que a la larga resultan contraproducentes, sigue las recomendaciones que te he dado con anterioridad, y verás que recuperarás lo mejor de ti cuando duermas bien y adecuadamente.

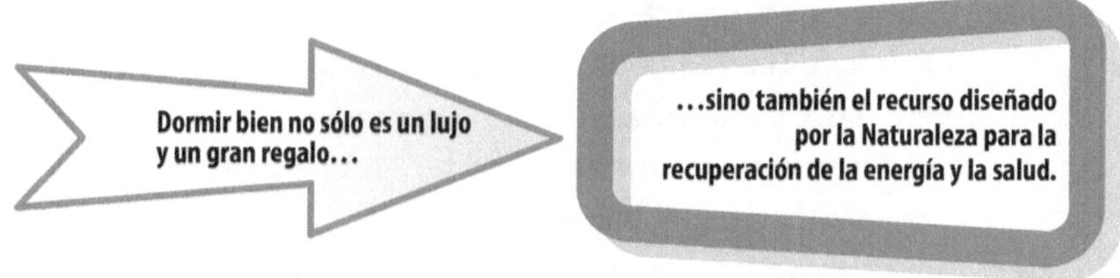

CONCIENCIA Y CREATIVIDAD AL COMPRAR, AL COCINAR Y AL COMER

Y ahora que estamos llegando al fin de este capítulo donde te he dado tantos tips y lineamientos importantes para hacer las paces contigo y con tu cuerpo, te invito a que lo hagas con la mayor creatividad y con un buen grado de conciencia y de información.

Como en los contratos, querida lectora, acostúmbrate a leer la letra chiquita, pues ahí te enterarás de muchos ingredientes y aditivos que por nada quisieras introducir en tu amado cuerpo.

Tengo un colega que "adoraba" los brócolis deshidratados y le parecían tanto una golosina como un producto maravilla, Yo sabía que se trataba de brócolis no sólo deshidratados, sino fritos en aceite de palma y que a la hora de consumirse podían considerarse transgénicos, así que le sugerí que leyera bien la etiqueta que indicaba lo que contenía este "producto maravilloso" y, con la mera lectura, dejó de incluirlos en su dieta. ¡Bien hecho! Como consumidores tenemos la responsabilidad de indagar los ingredientes de que están compuestos los alimentos a la hora de decidir lo que vamos a comprar.

---

89 La ghrelina, según se afirma en http://ghrelinaveterosudec.blogspot.mx/ es una hormona sintetizada principalmente por el estómago, cuya función es informar al cerebro de que el cuerpo debe alimentarse. Así, su nivel aumenta antes de comer y disminuye después de la alimentación. Hasta ahora se sabía que era importante en desarrollo de la obesidad, pues, al estimular el apetito, favorece el aumento el peso corporal (...) se ha observado que la administración de ghrelina en roedores incrementaba su apetito, dando lugar a un aumento del peso corporal y la adiposidad, ya que esta hormona estimula ciertas neuronas hipotalámicas provocando un aumento del apetito. Además de estimular el hipotálamo para generar el apetito, la ghrelina actúa sobre la grasa. Se ha visto que esta hormona favorece la acumulación de lípidos en la grasa visceral. En concreto, provoca la sobreexpresión de los genes de la grasa que participan en la retención de lípidos.

Puedo suponer que no vas a la farmacia y compras lo que dice "veneno", así que ¿por qué hacerlo en el mercado y en el super? Puedo asegurarte algo; mientras más cosas naturales compres, menos letritas tendrás que leer. Y toma una regla por medida: si tiene más de cinco ingredientes, tache no lo adquieras, no es un producto sano.

Es tiempo de comprar "de otro modo" y de ser compradoras inteligentes y creativas. Busca ingredientes que sean raros para ti, como algunos vegetales o fruta que no acostumbres comer y piensa la forma en que podrías cocinarlos e incorporarlos a tus platillos. Prueba comprar unas coles de Bruselas, si no las acostumbras, e investiga una buena receta en internet; pueden resultar deliciosas. No cocines siempre lo mismo y de igual forma. Tu cuerpo, tu paladar y tu familia te lo agradecerán.

Yo tuve la experiencia de conocer la ocra[90] durante un viaje a la India; al regresar me di cuenta de que siempre la ha habido en el súper y que ni siquiera la había considerado. Se pueden preparar con tofu y con curry al vapor. Ahora las preparo, las llevo a fiestas y comidas y a muchas personas ¡les encantan! También sabe rica en una sopa de verduras. Así que no te limites. Si comes todo el tiempo lo mismo es lógico que te hartes, pero si estás dispuesta a experimentar, a veces podrás comprar peras rojas y otras amarillas y si varías entre añadir a tus ensaladas lechugas distintas: rizada, italiana, francesa u orejona, vas a estar siendo creativa y a querer probarlas con entusiasmo para establecer diferencias.

Las proteínas, por ejemplo, no tienen que provenir a fuerzas de la carne; yo las encuentro en los frijoles, la quinoa, las lentejas, el arroz integral y los champiñones ¡y me encanta comerlos! ¡Me he vuelto una chef muy creativa y no sabes cómo lo disfruto! Pienso que los que están alrededor de mí también lo hacen y me fascina cuando me dicen con sorpresa: "¡Pero qué bien sabe esto!" al probar una lasaña vegana hecha con cebada y queso de nuez de la India.

¡Haz cosas distintas!, atrévete a comer con la mano izquierda si eres diestra, incorpora texturas, sabores y colores. Por ejemplo, seguramente sabes que ingerir frutas de diferentes colores aporta diferentes tipos de vitaminas y fitonutrientes.

¡Prueba, varía, inventa, también al hacer ejercicio: si has hecho gimnasia toda la vida, experimenta con yoga, baile o zumba; no te limites! ¡Conviértete en tu propia y dichosa creación!

---

90 Es una verdura llamada también quimbombó en Centroamérica, muy baja en calorías y gran fuente de fibra y minerales como calcio, magnesio, hierro y zinc. Es alta también en vitaminas A, C, B6 B9 y K.

Capítulo 9

Guía de sobrevivencia para tu nuevo estilo de vida

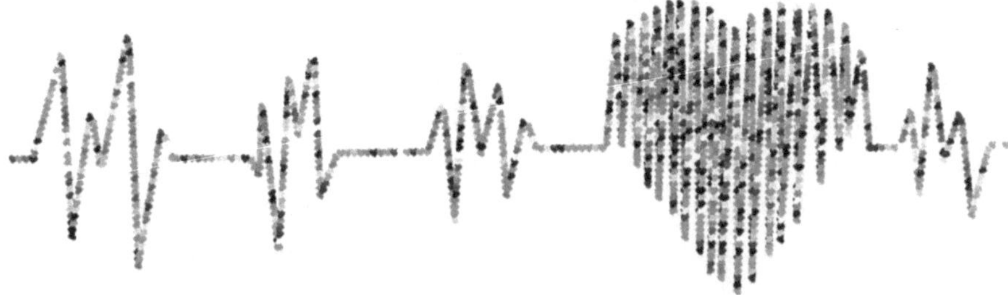

Ahora que has hecho las paces contigo y te das la gran oportunidad de inaugurar un estilo de vida diferente, seguramente te estarás preguntando cómo vas a organizarte para tener éxito y quizá te preocupa de qué manera conducirte cuando comas fuera de casa, ya sea por gusto u obligadamente por causa de tu trabajo y cómo te las arreglarás para viajar y hacer todo lo que necesitas mientras cuidas al mismo tiempo tu alimentación y tus hábitos en general.

Y haces bien en preguntártelo porque de alguna forma acabas de volver a nacer, ¡qué dichoso acontecimiento!, y las cosas están a punto de cambiar de verdad de la A a la Z.

Si necesitas releer alguno de los capítulos anteriores, como lo relacionado con la nueva alimentación, el autosabotaje y otros temas relevantes para ti, no dudes en hacerlo. Este libro no está escrito para leerlo una sola vez y te garantizo que cada vez que lo hagas y lo consultes, se abrirán nuevas puertas para ti, pues en la vida no todo se aprende a la primera y un aprendizaje conduce a otros y una comprensión lleva a diversos niveles de entendimiento.

Precisamente porque estás iniciando un estilo de vida diferente, quiero también darte unos *tips* para que te resulte más fácil. Están ampliamente probados y me han servido a mí y a muchas personas que he tenido el gusto y el honor de asesorar para que sus vidas se volvieran mejores y más felices. Estas recomendaciones y vías de acción son justamente para ayudar a que te organices y para prevenir el traicionero autosabotaje, al que todos podemos estar expuestos.

Acuérdate, estás tomando una decisión para toda la vida y no para una dieta matadora de dos meses, así que vale la pena conducirte con sabiduría, inteligencia y estrategia. Si decides sacrificarte dos meses y no comer nunca fuera de casa ni viajar ni irte de vacaciones, como quiera que sea, podrás sobrevivir, pero cuando "te levantes el castigo" ya sabes lo que pasará, la primera vez que vayas a un restaurante después de esta etapa de maltrato te comerás dos pasteles y en el primer viaje en el que sientas que te mereces "echar una cana al aire", podrías traerte de *souvenir* algunos kilos.

No se trata de eso, sino de admitir que ahora tu forma de conducirte contigo es distinta y que puedes hacer todo lo que necesites: comer fuera, ir a fiestas, aceptar invitaciones, recibir invitados y visitar otras ciudades, amándote a ti y a tu cuerpo sin violentar tus decisiones en lo que se refiere a la alimentación. Se trata de aprender a vivir de una manera gozosa, inteligente y empoderada, en la cual el *embodiment* y el "enreinamiento", ocupan un lugar relevante. ¡A divertirte siendo tu misma se ha dicho! ¡Tú puedes más que los malos hábitos y las amenazas alimenticias del ambiente!

Así, que ahí vamos, entremos con pie firme y amoroso a vivir en el mundo de la buena alimentación y del amor propio.

GUÍA PARA SOBREVIVIR EN CASA

Primeramente, claro, vamos a referirnos al sitio en el que vives. La casa tiene que ser un lugar seguro, un área en la que te sientas cómoda y que resulte un remanso de paz en cuanto a oportunidades de caer en tentaciones se refiere.

Así que la primera indicación que les doy es: ¡¡¡CHICAS, LIMPIEN SU ALACENA!!! En lo que a ti se refiere, hazlo cuando termines de leer este libro o en este preciso instante. ¡Cuánto antes mejor!

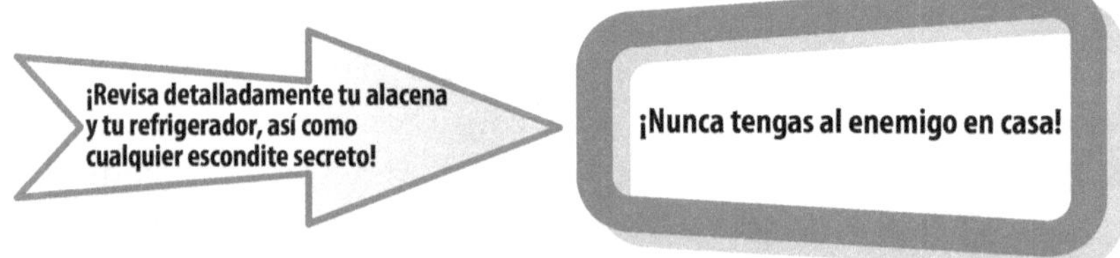

Saca de tu alacena todo lo que no tienes que comerte: todo lo que es procesado y todo lo que tiene azúcar refinada: pastelitos, chocolates, galletas, comida de microondas, papas fritas, dulces, azúcares diversas, "dulces para los niños" y "botana para las visitas".

Yo siempre digo a mis amigos, a mis clientes, en consulta, en redes sociales, y me moriré diciéndolo: ¡comida procesada no, no y no! Y aquí hay algo muy importante a tomar en cuenta: si en el súper te dices: "no es para mí, voy a llevarlo para cuando tenga visitas, acabarás comiendo porquerías con ellas (o antes que ellas si en un momento de flaqueza caes en la tentación). Además, ¿por qué darle alimentos dañinos a nuestras queridas visitas? No son tus enemigos, ¿verdad? Cuando vayan a tu casa personas amadas por ti, ofréceles alimentos y golosinas deliciosas y saludables, de esas que las harán decir: "no me imaginaba que esto pudiera saber tan rico, dame la receta".

Igual opera para los niños: no tengas en casa un apartado lleno de pastelitos procesados y galletas rellenas de colorantes, azúcares y sodio; no fomentes malos hábitos para el futuro.

Hace unos días mis dos sobrinas de siete y once años se quedaron en casa mientras sus papás salieron de viaje y estuvieron fascinadas con la comida creativa que probaron. Por supuesto que no las tuve a dieta; se divirtieron de lo lindo preparando conmigo sanísimas y nada procesadas galletas y volvieron entusiasmadas por haber horneado hasta *pancakes* de *matcha* en casa de sus tíos; una de ellas hasta me pidió probar mi *smoothie* verde.[91] De tal modo que si para nadie aplica tener guardados alimentos procesados y dañinos, los niños menos, pues les estamos enseñando su futura forma de comer desde un presente que puede resultar adictivo o liberador.

Y déjame decirte algo, todo lo que aplica para tu casa se extiende a la oficina y el coche. Es increíble la cantidad de gente que carga comida en el auto y no precisamente ensalada o frutas, sino lo peor de lo peor, como si lo que se comiera allí, más o menos a escondidas, no contara o quedara consignado en la "tierra de nadie" como un "portal entre este mundo y otro". No, querida, igualmente se va a las caderas o a las arterias.

En cuanto a la oficina, te sorprendería ver la cantidad de venenos que se guardan en los cajones. Son "bodegas" que las mismas personas compran "para momentos de desesperación" o que alguien más les ofrece. Conocí a una muchacha que trabajaba en una oficina extremadamente opresiva en lo que a horarios y demandas de trabajo se refiere. Ella tenía, no uno, sino dos cajones "llenos de alimentos chatarra y se los vendía a sus compañeros a lo largo de la jornada de trabajo, con lo que ganaba más dinero que el sueldo que tenía.

De más está decirte que si necesitas alimentarte en tu oficina por alguna situación específica o extraordinario (aunque no sea lo ideal), llévate preparados deliciosos y nutritivos *snaks* completamente saludables, por ejemplo una manzana, nueces, palitos de apio o zanahoria, incluso galletas caseras, ¡pero no consideres la maquina dispensadora del pasillo una fuente de alimento!

---

91 Matcha es un té verde muy rico en antioxidantes que previene el envejecimiento y reduce la inflamación. Contribuye a la pérdida de peso y nos da energía.

Volviendo a la casa, quiero decirte que un recurso muy exitoso tanto para mí como para las personas que me consultan, es que en casa siempre tiene que haber algo listo y a la mano para cuando tengamos hambre; en mi casa por ejemplo no falta nunca la sopita de vegetales o ingredientes para armar una ensalada. De modo que si llegas cansada, no pudiste ir al supermercado y deseas algo que te llene, o si tienes una pesadilla, o necesitas algo caliente porque tienes frío, la pones al fuego, la colocas en un plato bonito ¡y ya está! Claro, no estoy hablando sopa instantánea, ni tampoco de lasaña de vegetales para microondas.

En mi refrigerador nunca jamás faltan frijoles negros, quinoa, lentejas y otras delicias; cuando las cocino hago de más y congelo algunas porciones y así siempre tengo algo para comer a la mano.

Cuidado también con lo que "pides" para que te lo entreguen en tu puerta: pizza, comida china (llena de grasa si no la preparas tú o alguien que cuide la salud), *baguettes* de lo habido y por haber, banderillas con salsa dulce, tortas, sopes, pastas preparadas con todas las grasas saturadas del mundo, pasteles y todo lo que ya tú sabes.

Sé que te lo he dicho con anterioridad, pero te lo repito (además, me imagino que a estas alturas ya te has dado cuenta por ti misma): si tu estilo de vida va a cambiar tienes que hacer las paces con la cocina desde un sitio muy gozoso, pues no se trata de decir: "tengo el penoso deber de cocinar para bajar de peso", sino desde un lugar interior lleno de creatividad, entusiasmo y deseo de descubrir nuevas cosas más ricas, más fáciles e, inclusive, de menor precio. Tu economía también se verá beneficiada. Puedo asegurarte que la mitad del éxito de comer de una forma diferente estriba en llevarte bien con la cocina.

UN SÚPER MANDAMIENTO: DESHAZTE DE LA TENTACIÓN

Hazme caso, **no permitas la tentación en casa.** No la lleves tú y sácala pronto si te la mandan o te la regalan.

Tengo la suerte de tener muchos amigos en diferentes ámbitos y no todos conocen mis hábitos alimenticios o, si los conocen, no están obligados a tenerlos en cuenta necesariamente. Así que si Fulanita me manda un pastel, una canasta de productos procesados, una caja de chocolates y otra de galletas, los recibo, se los agradezco de corazón y se los regalo a alguien de inmediato. Ese mismo día se tiene que ir de la casa, porque, si bien soy disciplinada, no soy de palo y alguno de esos productos puede terminar haciéndome ojitos.

Es una oportunidad para compartir esos regalos con otras personas que no sienten la necesidad de cuidar su alimentación de la forma en que yo lo hago.

Te pongo otro ejemplo: hace unos días fue el cumpleaños de mi esposo y lo celebramos con los amigos. En mi casa siempre hay alimentos saludables para quien quiere comer así, pero no puedo ni tengo por qué forzar a los demás a que tengan una fiesta vegana. En principio me quedó muchísimo pastel y mucha carne. Al día siguiente, antes de salir, dejé organizado todo para que a mi regreso la comida no estuviera en casa. No se preocupen, no la tiré a la basura, la distribuí entre personas que la necesitaban por uno u otro motivo.

Siempre se lo digo a mis clientes y te pido que lo tomes en cuenta: **"cero tolerancia en casa con respecto a los alimentos que nos produzcan tentación".** El sistema industrial alimenticio nos ofrece tentaciones por todas partes: en el mercado, en los restoranes, en las casas de otros... como mínimo no las tengas en tu casa.

Otro *tip* que te doy es que siempre tengas preparado algo frío para beber: agua de limón o té casero de manzanilla (hecho por ti, pues el té de frasco tiene una gran cantidad de azúcar) y si vas a preparar agua de frutas, ten cuidado con las características de la fruta que vas a agregar al agua, pues no es lo mismo tomarse un agua infusionada con dos fresas y un tallito de menta que otra elaborada con tres mangos por vaso, por ejemplo. Haz tu propio té frío. Yo dejo en el agua mientras se enfría tres bolsitas de manzanilla, le añado algunas rebanadas de naranja y de fresas, y queda delicioso.

Toma en cuenta, también, que hay muchas personas sensibles a la fructosa,[92] así que te invito a reconsiderar lo deliciosa que resulta el agua simple. Muchas personas tienen hasta prejuicios al respecto: una clienta mía llegó a decirme que beber agua le parecía una costumbre de familias pobres. No te sugiero acompañar todas las comidas con agua elaborada con frutas, azúcar o edulcorantes artificiales. ¿Cuántos sobres de azúcar artificial vas a ingerir a lo largo de tu existencia? Estos últimos no tendrán calorías, pero sí están elaborados en su mayor parte químicamente. De vez en cuando, se vale, ¿pero siempre?

Comer fruta o agua preparada con ella en adecuadas cantidades es muy sano. Una manzana, pongamos por caso, contiene poca cantidad de fructosa, pero si ingerimos exceso de manzanas a lo largo del día toda esa fibra soluble hará que el estómago se distienda, y en ningún momento estoy sugiriendo que las manzanas sean malas, sino que todo tipo de exceso resulta

---

92 La fructosa o levulosa, es una forma de azúcar encontrada en los vegetales, las frutas y la miel. Es un monosacárido con la misma fórmula empírica que la glucosa, pero con diferente estructura, aporta 4cuatro kilocalorías por cada gramo.

dañino. Toma en cuenta lo anterior al planear tu menú: si vas a poner sopa, guisado, carbohidratos, verduras y además fruta licuada, veo claramente que habrá problemas de digestión.

En trofología, de la cual ya te he hablado, se insiste en no mezclar frutas cítricas con dulces y, en general, no revolver ni mezclar frutas.

Otra recomendación que te hago cuando comas en casa y que no me cansaré de repetirte, es: "siéntate a comer en un lugar limpio, organizado y que te resulte grato.

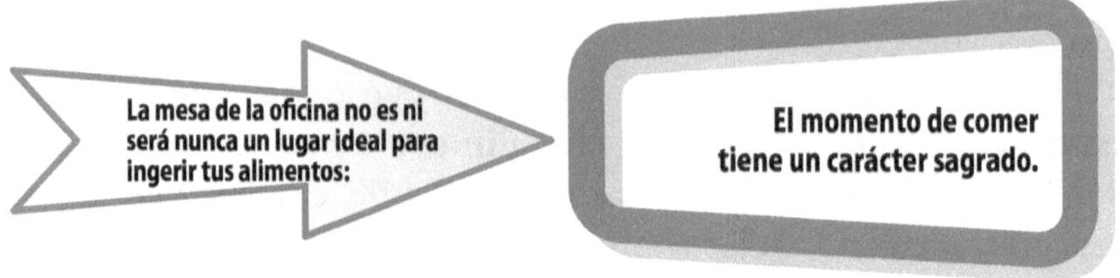

GUÍA PARA SOBREVIVIR EN EL SUPERMERCADO

Un autor norteamericano, Joshua Rosenthal, Director del Instituto de Nutrición de Nueva York, dijo algo me hizo todo el sentido del mundo: compra de la periferia del súper, pues lo más fresco está en las orillas: vegetales, carnes, lácteos. Y no te comas lo que se ubica en los pasillos centrales porque o estará enlatado, congelado o tendrá conservadores, secantes y estabilizadores del PH: me refiero, desde luego, a latas, cereales, galletas, pastas, refrescos, verduras congeladas y panes envasados; observa que hasta la panadería "de pan fresco" podrá encontrarse en la periferia.

Otro *tip* verdaderamente estratégico es que no vayas a hacer el súper cuando te sientes muerta de hambre, sino después de comer, cuando tienes el estómago lleno, pues si andamos hambrientas todo se nos antoja y resultará más fácil caer en la tentación, ya sea de comprar alimentos peligrosos, como de ir probando "vinito, pastelitos, juguitos, quesitos o lo que sea por aquí y por allá.

Esto me lleva a recordarte una vez más: **"cero comida procesada"**; por el contrario, compra y consume comida fresca que no tenga etiquetas.

Ahora, vamos a suponer que por cualquier motivo tienes que comprar un alimento procesado que tiene una etiqueta. Entonces, por el amor de Dios, lee dicha etiqueta.

Por ley, en todos los países del mundo, en cualquier idioma, las empresas están obligadas a consignar de mayor a menor los ingredientes. Es decir, el primero que aparezca en la lista corresponderá a mayor cantidad en el contenido.

Estarás de acuerdo en que si vas a comprar un jugo de manzana, lo ideal es que el primer ingrediente enumerado sea manzana. Pero esto no ocurre así en realidad y, si te pones a leer la etiqueta, te darás cuenta de que, si tienes suerte, el primer ingrediente será agua, pero si no lo tienes, quizá sea azúcar o derivado de la misma y tal vez y sólo tal vez, al final se añada algo de la fruta en cuestión.

Y por favor, no te confíes en las etiquetas que anuncian "¡sin azúcar añadida!". Pueden poner esa advertencia porque le han cambiado el nombre al producto que ocupan para endulzar y en vez de contener azúcar propiamente dicha, puede tener fructosa, dextrina o jarabe de arroz.

En lo particular, yo personalmente no compraría bajo ninguna circunstancia un producto que dentro de su listado de ingredientes tuviera la palabra "hidrogenado",[93] porque todos son proclives a desarrollar cáncer: el proceso de hidrogenación se refiere a grasas o sustancias que el hombre diseñó y que están creadas en laboratorio. Nada en la Naturaleza está hidrogenado. Algunos alimentos que contienen ingredientes hidrogenados podrían ser, por ejemplo, margarinas, bollería industrial, fritos envasados y alimentos pre cocidos. Es cuestión simplemente de que revises la etiqueta y tomes una decisión.

Igualmente, si das con una etiqueta que dice: amarillo 6, rojo 30, almidón, colorantes, almidón "modificado", ponte alerta, porque pueden resultar dañinos. Además, no compres algo que tenga más de cinco gramos de azúcar añadida. Ya sabes que no soy muy partidaria de andar contando calorías sin parar, pero la inteligencia y el sentido común me indican que si en 30 gramos del alimento en cuestión hay cinco de azúcar, una rebanada contendría 600 calorías y, además, habría que tomar en cuenta el origen de esas calorías.

Y no caigas en la trampa. Las etiquetas pueden llevarnos a minimizar el contenido no deseado, pues, cuantifican 100 calorías por porción, y se nos olvida ver de cuánto es la porción, quizá de una cucharadita o de un cuarto de taza, ¿y quién se come realmente esas cantidades? Son argumentos "truqueados" para que tú digas: "¡Ah, sí, 90 calorías!, está bien, es poquito", y estarás ingiriendo en verdad 450 calorías.

SINÓNIMOS DE AZÚCAR

Para que estés informada, aquí te enumero una serie de palabras clave que son sinónimos de azúcar: agave (que aunque es verdad que tiene índice glicémico medio, sí contiene azúcar de agave), azúcar morena, azúcar de maíz,

---

93 En la industria de los aceites vegetales, la hidrogenación es un proceso químico mediante el cual los aceites se transforman en grasas sólidas mediante la adición de hidrógeno a altas presiones y temperaturas, y en presencia de un catalizador. Desde principios del siglo XX, y aún en la actualidad, es el método más utilizado para aumentar el punto de fusión a grasas alimentarias. https://es.wikipedia.org/wiki/Hidrogenaci%C3%B3n_(aceites)

azúcar invertida (que es miel de caña), azúcar turbinada, acesulfame-k (se comercializa principalmente como edulcorante sin calorías), acesulfame de potasio (misma situación), edulcorante artificial, aspartame, concentrado de jugo de fruta, dextrina, dextrosa, extracto del malta de cebada, e950 (forma técnica de llamar al acesulfame-k), fructosa, glucosa, jarabe de arroz, jarabe de arroz integral, jarabe de maíz, jugo de caña deshidratada, jugo de caña evaporada, jarabe de caña, jarabe de acre, jarabe de maíz de alta fructosa, jarabe de miel, jarabe de sorgo, jarabe de melaza, néctar de agave, lactosa, maltodextrina, maltosa, manitol (se usa mucho en productos para diabéticos y causa importantes desórdenes digestivos, retortijones y gases; a muchas personas les gusta porque tiene tres calorías, pero las consecuencias de ingerirlo son graves y te puedo garantizar que he aliviado a muchas personas retirándoles los productos que lo contienen), melaza, neotame, sacarina, sacarosa, sucralosa, sorbitol, sólidos de jarabe de maíz (fructosa cristalina) y, por último, xilosa. ¿Qué te parece?

Otro componente que no recomiendo para nada es el tan conocido glutamato monosódico. Se ha comprobado que es completamente tóxico y adictivo, además de que despierta un apetito voraz. Sus sinónimos son: ácido glutámico, proteínas hidrolizadas, glutamato mono potásico, proteínas modificadas, glutamato, concentrado de proteínas de suero de leche, levadura autolizada o hidrolizada, ácido cítrico y, técnicamente, e-621.

Si este ingrediente se encuentra entre los primeros tres o cuatro del listado, por el amor de Dios, no lo compres, pues el "alimento" en cuestión es completamente químico. Te aseguro que si vas con tu abuela y le pides una deliciosa receta de tu infancia, nunca va a dictarte un ingrediente que se llame e-621.

En cambio, en la industria alimentaria, para homologar productos que hacen por miles o por millones de tal manera que siempre sepan igual, los ingenieros químicos en alimentos introducen en ellos ingredientes numéricos, para que nunca les falle el sabor, la consistencia y el olor.

¿ERES SENSIBLE AL GLUTEN?, ¡CUIDADO CON SUS SINÓNIMOS!

Si la ingesta de gluten te hace daño, también tengo para ti un listado de palabras equivalentes, de manera que nadie "te lleve al baile" sin que te des cuenta. Aquí los tienes y te aseguro de que te vas a sorprender: almidón modificado, ciclodextrina, color caramelo, complejo amino-péptido, dextrina, extracto de fitofingosina, extracto de grano fermentado, extracto de levadura, extracto de malta hidrolizada, hidrolizato, hordeum distichon, hordeum vulgaren, jarabe de arroz integral, proteína de soya, proteína vegetal, proteína vegetal hidrolizada, secale cereale, priticum aestivum, priticum vulgare. ¿Qué tal, eh?, lo que no se hace para inducir el consumo de determinados alimentos.

Con todo lo anterior, espero haberte convencido de que no puedes comprar productos que tengan etiquetas sin leerlas.

Además, por principio, si encuentras que dicha etiqueta enuncia 25 ó 35 ingredientes, malo, malo. El máximo para garantizar algo razonablemente saludable debe ser de cinco. Y aunque siempre defenderé la importancia de consumir fruta fresca, si por algún motivo vas a comprar fresas congeladas, el contenido debe incluir dichas fresas y algo más, como mucho. Asimismo, si has decidido comprar queso, adquiere al menos uno que no contenga cal.

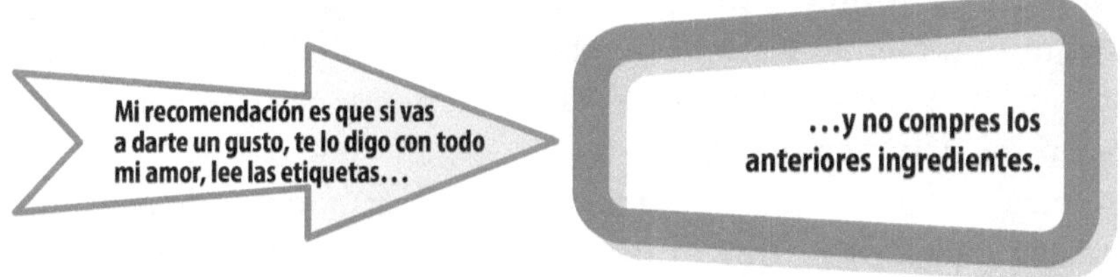

A la corta o a la larga me lo agradecerás; al menos, tu salud lo hará por ti.

¿PÁNICO ALIMENTICIO?

Algunas personas al escuchar o leer la primera vez todo lo anterior, me dicen: "Pero, ¿no voy a poder comer nada, todo está prohibido?" Bueno, en principio, son datos que te estoy proporcionando para que tomes tus decisiones con libertad, porque estoy segura de que quieres interesarte por tu salud y que no "te den gato por liebre". De ninguna manera pretendo sembrar pánico y dar la impresión de que no puedes gozar la comida, ¡yo que la disfruto tanto! Lo que deseo es darte información. Acuérdate de que la información es poder y una reina empoderada no soñaría ni por casualidad en renunciar a ella.

Tampoco me inclino en absoluto a promover la ortorexia que, como ya te he dicho, es una obsesión enfermiza por comer alimentos saludables. Yo misma, que estoy tan interesada por la sana alimentación, me cuido mucho de no obsesionarme con este tipo de preocupaciones, aunque, al mismo tiempo, no me inclino por comida procesada y mucho menos comida procesada de dudosa procedencia.

¡Lo natural es siempre lo mejor!

Las comidas procesadas afectan la palatabilidad de los alimentos y alteran nuestro sentido del gusto propositivamente, porque están químicamente diseñadas para que nos agraden a como dé lugar aunque no nos convengan. No sé si te habrás fijado en que si alguien empieza con la costumbre de comerse una dona por las mañanas, al poco tiempo irá aumentando el número hasta que un día comprará una caja y se las comerá todas. No se trata solamente de que la persona se vuelva adicta, sino que conviene plantear una pregunta muy importante ¿por qué se vuelve adicta? Esto se debe a un propositivo diseño de carácter químico, y yo no soy partidaria de que seamos conducidos a caer en la tentación en contra de nuestro bienestar, pues en toda circunstancia ser libre de elegir es algo que nos dignifica.

Es cuestión de que vayas entrenando tu paladar para que se libere del gusto por ciertos productos que contienen añadidos para hacerte comer más al mismo tiempo que te producen la sensación de que no puedes saciarte nunca y vayas construyendo placenteramente el agrado por la comida más natural, neutral o simple.

Quizá después de una época en que te has atiborrado de pastelitos industriales, papas fritas, que ni papas son, o crujientes bocadillos en cuya elaboración se usa hasta petróleo, pensar en ingerir una manzana te parezca totalmente indeseable, pues tu gusto ha sido viciado, pero también sucede al revés: tras un tiempo de entrenar tu paladar comiendo productos naturales, aprecias y disfrutas considerablemente lo deleitable, saludable y fresco de comerte una simple manzana.

No tienes que caer en la ortodoxia de sembrar tus propios jitomates y cosechar tus lechugas. Suelo decirle a mis clientes que busquen ingerir el 80 ó 90% de alimentos no procesados, y no te mortifiques por el 10 ó 20% restante, pues no te va a matar; así que si un sábado vas al cumpleaños de una amiga y te ofrece una rebanada de pastel, acéptala, y no le pidas que saque de la basura el envase para leer la etiqueta.

Otra cosa sería si el 80 ó 90 % de lo que ingieres es procesado, ¿verdad?, pues estarías afectando tus riñones, tu hígado y otros órganos y sistemas, ya que el ser humano no está diseñado para recibir tal cantidad de químicos, y ello puede producir enfermedades en sus diversas manifestaciones. Es un tema de equilibrio, salud y longevidad, no sólo de bajar de peso o tener el vientre plano. Relee cuantas veces lo necesites el capítulo anterior y reflexiona en el valor de volver a comer como lo hacíamos hace 50 ó 100 años, cuando los alimentos no eran procesados, congelados, envasados ni enlatados.

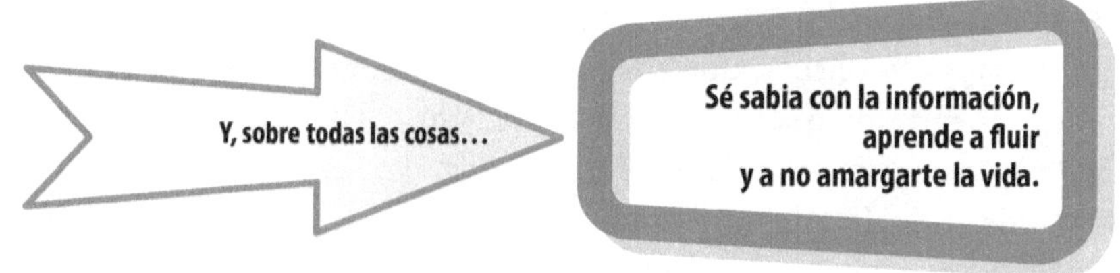

NO LLEVES A LOS NIÑOS AL SUPER

La mejor recomendación que puedo hacerte con respecto a los niños, en especial si son muy pequeños, es que procures no llevarlos al súper. Piénsalo, será mucho mejor ofrecerles en casa o ponerle en sus *lunchs* comida de la mejor calidad, pues se habituarán a ella y les gustará tanto en el presente como en el futuro. Estarán recibiendo amorosamente, de manos de mamá, el mejor entrenamiento que puedan tener. Tú también tendrás más independencia para elegir, leer etiquetas y dirigir tu atención a la sana alimentación tuya y de tu familia.

Sin embargo, si por algún motivo tienes que llevarlos, toma en cuenta de que estarán expuestos a un literal bombardeo de tentaciones industriales, y atender esta situación no deja de ser un tema complicado.

Te sugiero que no des por hecho que tu hija de cinco años no va a pedirte algo que resulte inadecuado, pues seguramente lo hará, ya que el *marketing* no falla. Ve preparada. ¿Qué vas a hacer si agarra un dulce que acaba de ver anunciado en los comerciales de la televisión o si exige, tal vez con lloros y súplicas que conmueven el corazón, un producto que tienes identificado como dañino?

No vas a sembrar pánico a tu hija y a decirle: "¡esto es veneno puro!, lo han diseñado para hacerte daño, está hecho de puros químicos, no puedo permitir que te lo comas", porque crear miedo no es nunca bueno; además, recuerda que lo prohibido suele llamar mucho la atención y también puedes confundirla, pues podrá preguntarse: "¿y por qué a mi amiguito su mamá se lo pone todos los días para que se lo lleve a la escuela?".

Es un tema pedagógico fuerte. O se lo compras sabiendo que es inadecuado y que la estás entrenando a comer de determinada manera, o llevas preparada tu estrategia y le dices: "¿Qué te parece si mejor te compro unas pasas o llevamos unas fresas, las congelamos y hacemos un helado de fresa?" o "¿Qué tal si horneamos nuestras propias galletas en casa?". Dale opciones que le gusten, le hagan bien y sean creativas; así irás diseñando su paladar.

Invítala a elegir el mango que más le guste para que se lo lleve en cuadritos en su *topper,* o dátiles, que tienen tantos minerales y llenan de energía, en ver de lanzarte media hora a satanizar el chocolate con leche, con lo que conseguirás convertirla en una niña atemorizada o confundida.

O podrías explicarle también que determinadas golosinas son para una piñata de vez en cuando. El asunto es irle inculcando el gusto por ciertos alimentos. Las mamás tienen el poder de diseñar y controlar lo que los niños van a comer, y es un poder maravilloso. Los primeros años son buenos para entrenar el paladar del niño y para fomentar ciertos hábitos.

Así que si no puedes hacer caso a mi recomendación e ir al súper sin ellos, ve positiva y totalmente preparada.

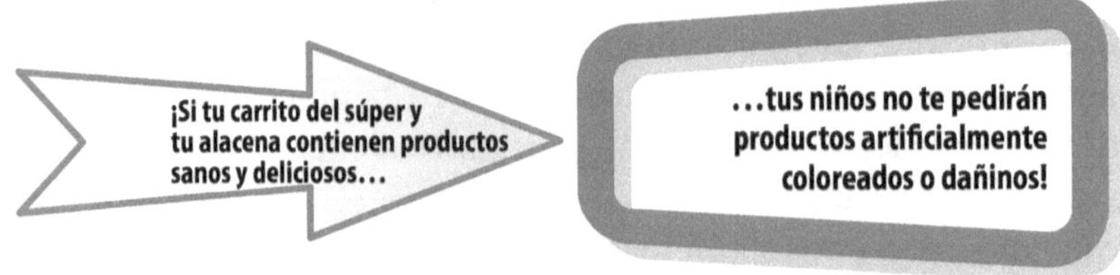

GUÍA PARA SOBREVIVIR EN EVENTOS SOCIALES

¡Este sí que es un tema! Y te lo digo por experiencia; al principio, cuando uno está encontrándole el gusto a comer sanamente, puede sentirse tremendamente saboteada por los eventos sociales y decidir no asistir a ninguno, como me sucedió a mí en una época de mi vida, hasta que reflexioné en que los demás pueden ofrecer lo que sea, seguramente con la mejor buena voluntad, y que el hecho de saber cómo manejarse ante esas posibles "tentaciones" es un tema mío y no de ellos.

Ni modo que te encierres en tu recámara y no convivas con tu familia y tus amigos, y que renuncies al placer de la comunicación humana, a ir a los lugares, a disfrutar del entorno. No tienes por qué perder a tus amistades. Tampoco se trata de lanzar una campaña incómoda para "convertir a los demás, como una conocida, que cuando iba a comer a un restaurante con otras personas se dedicaba a explicarle los riesgos e inconveniencias del platillo que habían pedido y que se estaban llevando a la boca.

En cambio, otra amiga, vegetariana desde hace muchos años, acostumbra a hacerle la vida fácil a sus amistades cuando le dicen: "¿A dónde vamos a ir para que puedas encontrar algo que puedas comer tú?". Ella les responde: "A donde quieran, en todos los restoranes hay algo que yo puedo elegir". Y es verdad, es cuestión de lo que uno elige y esa libertad de elección constituye una fortaleza personal que, cuando aprendes a manejarla, te hace sentir perfectamente bien y para nada amenazada por los otros.

En este libro he venido hablado de disfrutar la existencia, ser auténtica, ejercer el poder, tomar decisiones, en la comida como en todo. Ni modo que no vayas a trabajar porque tienes una compañera que toma malas decisiones, como si te fueras a contagiar. Tú siempre eres libre de tomar las decisiones que te convienen en el trabajo y en cualquier parte. Lo mismo sucede a la hora de elegir tus alimentos.

Es bueno que encuentres un equilibrio entre tener una vida plena y sana, y convivir con los seres que quieres. No se trata de que en Navidad llegues con tu *topper* lleno de lechuga, eso no es disfrutar la vida; debes saber cuándo y cómo darte los permisos. No quiere decir que el día de tu cumpleaños no puedas soplar las velitas y comer pastel o que saltes de ahí a tener una orgía al estilo romano en que tienes que vomitar para seguir comiendo. Con respecto a este tema, la clave es el equilibrio, **TU** equilibrio, no el de los demás.

Pero sí hay algunas recomendaciones que puedo darte para esos días de eventos sociales. Y uno de mis grandes *tips* es no pasar hambre en día de fiesta. Nada de planear: "Como vamos a ir a casa de Fulano, no voy a desayunar" o "como es Navidad, no voy a comer en todo el día". Porque la verdad, te estarías programando inconscientemente para llegar al susodicho evento y comer como termita. Resulta lógico, si no has ingerido alimento en ocho horas, llegar a atragantarte y comerte hasta la servilleta, porque vas a un lugar en el que sabes que va a haber comida tentadora, bufete de dulces, etcétera. Es como si tramposamente le estuvieras diciendo a tu inconsciente: "Estoy haciendo espacio porque va a haber mucho para comer." Y desde luego, no vas a llegar a pensar si algo tiene fibra, si es saludable o si está servido en la porción correcta. Claro que no, corres el peligro de llegar y atragantarte.

Yo le digo a mis clientes: "se casa tu hermana, come normal como cualquier otro día, de tal manera que te sientas satisfecha y si en la fiesta algo en especial se te antoja, pues disfrútalo, pero como estarás alimentada y no pasaste ocho horas de ayuno, podrás hacerlo por gusto, sin ansiedad". Por supuesto que nunca, jamás, de ninguna manera, les pido: "No vayas a la boda de tu hermana para que no vayas a romper la dieta". ¡Por Dios! Tampoco se trata de que vas a ir a un restorán con tu familia y que cenes antes para, posteriormente, delante de todos, pedir dos bastoncitos de zanahoria con cara de víctima. ¡Eso no es sano! Puedes comerte un *snack* antes, una manzana, para no tener un apetito desbordante, pero se trata de disfrutar con los tuyos una salida especia y siempre habrá una indulgencia que puedes darte.

La clave para evitar caer en una cadena de tentaciones es no llegar con el estómago vacío y en una situación de carencia alimenticia y de baja de azúcar. Aguantarse el hambre para llegar a comer en vulnerabilidad extrema es siempre una mala idea. Y esto aplica para bautizos, bodas, cumpleaños y todo lo demás.

Otro *tip, **in-fa-li-ble*** es ofrecerte a llevar algo. En mi caso, doy por hecho que, siendo yo vegana, tal vez haya pocas opciones para mí, así que si llevo un delicioso platillo vegano, mato dos pájaros de un tiro: quedo bien, porque siempre es bonito y de estilo llevar algo para responder a una invitación, y me aseguro de que habrá algo apetitoso y delicioso para mí. Ayer, por ejemplo, llevé a una fiesta "muy carnívora" una deliciosa ensalada hecha con indulgencia, pues le puse pasas, nueces, manzanas y otras *delicatesen*. ¡A todo el mundo le encantó... y a mí también!" Eso sí, asegúrate de llevar una cantidad gigantesca, porque a todos se les antoja la comida rica, aunque estén comiendo tacos de chorizo, y si no llevas una porción generosa para compartir con los demás, en cuando te descuidas, podrían dejar para ti sólo tres hojas de lechuga.

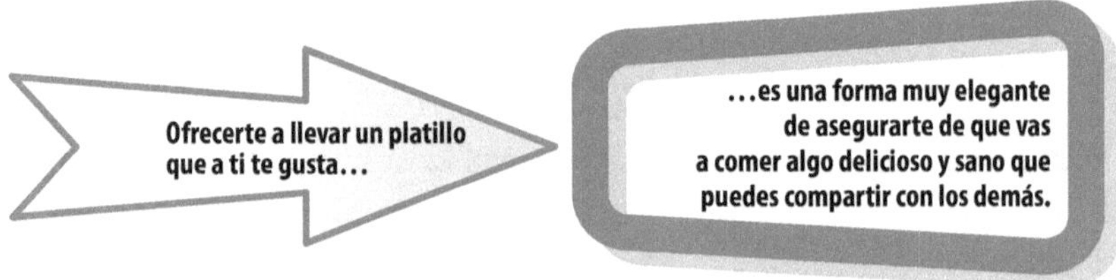

Por supuesto, si en la fiesta hay frijolitos de la olla, verdura picada o algo que a mí en realidad me apetece, también me lo como alegremente, mientras comparto la ocasión con mis amigos.

Mi siguiente consejo para Navidad, Año Nuevo o cualquier bufete en que haya muchos platillos disponibles es: **No te lo tienes que comer todo, no estás obligada, sé selectiva.** Hay personas que sienten la obligación de desquitar el costo del bufete y seguramente todos hemos oído esa frase de "lo desquité" en alguien que se sirvió tres platos hasta el tope lleno de alimentos que ni siquiera combinan.

Cuando estés ante la mesa, lista para servirte, pregúntate lo siguiente: ¿de todo lo que hay qué es lo que más te apetece?, elígelo conscientemente y degústalo. Incluso si por cualquier motivo eliges la peor opción, no importa, es una ocasión especial y puedes permitirte la indulgencia, pero no es castigo ni manda comerte todo lo que han servido aunque ni siquiera te agrade para después sentirte mal, tener que irte de la fiesta porque no aguantas las agruras y no poder dormir. Eso no es tener amor por ti ni contribuye a disfrutar la ocasión.

Si elegiste espagueti con crema, cómelo sin juicio, culpa ni miserabilidad, pero piénsalo bien antes de añadirle carne enchilada, cuatro quesadillas, un montón de totopos y tortilla a la española. Tal vez puedas combinar espléndidamente tu pasta con una buena cantidad de ensalada. No firmaste un contrato que te obligue a comer todo lo que hay. Y si alguien te insiste en por qué no repetiste o comiste más, aprovecha para agradecer la ocasión y ser muy amable: "estuvo buenísimo, cómo lo disfruté, hacía tiempo que no lo comía, qué buena idea fue venir aquí, estoy más que satisfecha".

DI NO AL "ITACATE" O AL *TOPPER*

Cuidado con lo que te llevas a tu casa, pues ya fuiste a la comilona, te manejaste estratégicamente, tal vez repetiste plato como una ocasión especial y ¡además!, te preparan una bomba para que la pongas en tu propio refrigerador y le hagas honores varios días al recalentado. Nunca te lleves comida para dos o tres días, y si te ves obligada a hacerlo, agradécela graciosamente y regálala o compártela de inmediato.

Acostúmbrate a decirte a ti misma: "Disfruté de la música, pude ver al tío Perengano, me la pasé bomba y mañana vuelvo a lo normal, a mis *smoothies,* a la ensalada, a la comida saludable que me gusta".

Y lo de conservar los sobrantes de la fiesta (que a veces son muchos), aplica también si tú eres la anfitriona. Trata de que no quede en tu casa comida que no es apropiada y saludable para ti o para la familia, pues una cosa es consumirla de vez en cuando en una fiesta que comerla durante toda una semana. Si tus amigos son muy listos y no admiten llevarse itacates, siempre habrá personas a quien puedas regalársela y que la podrán apreciar o necesitar.

Los eventos especiales y los días de indulgencia se valen, son necesarios, es importante que ocurran, porque nos alimentan el alma; hormonalmente nos hace bien consumir a veces una comida más vasta, pero una comida, no cinco o seis a lo largo de tres días mañana, tarde y noche. Hay que saber agradecer y saber declinar. Sé inteligente, elegante, estratégica, amable, compartida, ¡reina!

Los días que en que yo tengo eventos sociales, trato de no faltar a mis sesiones de ejercicio, pero no para castigarme, sino para acogerme sabia y gratamente a mi estilo de vida. Tomo agua, me preparo un *smoothie* verde, elijo mis *snacks*. No necesitamos convertirnos en haraganes comelones todo el fin de semana porque el viernes fuimos a una fiesta.

GUÍA PARA SOBREVIVIR EN RESTAURANTES O DE VIAJE

Como mi lectora que eres, te invito a disfrutar tanto en un restaurante como si andas de viaje. No te angusties antes de irte de vacaciones ni empieces a decirte a ti misma que vas a engordar como si fuera una obligación comerse toda la comida chatarra que encuentres en los diferentes lugares a los que acudas. Hemos hablado de esto durante todo el libro.

Si tienes la oportunidad de comer fuera de casa en un lugar que te agrada o la bendición de poder descansar e irte de vacaciones, disfruta el viaje, la novedad, el clima, los lugares. No estás obligada a comer como si nunca hubieras visto un platillo. No está prohibido comer ni disfrutar los platos típicos del lugar, pero no tienes que entrarle a todo ni comer helado desde el desayuno hasta la cena.

Tal vez si tu viaje dura más de 10 días o un par de semanas, podrás apreciar en tu ropa que tu talla va cambiando o que te sientes hinchada y retienes más líquido, pues es muy posible que, además de darte algunos gustos especiales, estés comiendo porciones más grandes, como suelen servirse en los restaurantes. Lo que yo hago en esos casos es que desde que abro el menú, me voy directamente a la sección de ensaladas en vez de a la de chapatas o ravioles y lo hago varias veces hasta que recupero mi equilibrio. Asimismo, cuando estoy de viaje trato de que el desayuno sea un poco más ligero y busco la manera de mantenerme activa y de conocer los lugares caminando. Siempre bebo agua y no refresco, pues no porque esté uno de viaje todo lo que hemos propuesto en este libro tiene que dejar de existir. Puedo comerme un postre, sí, posiblemente compartido con mis compañeros de viaje, pero no dos postres.

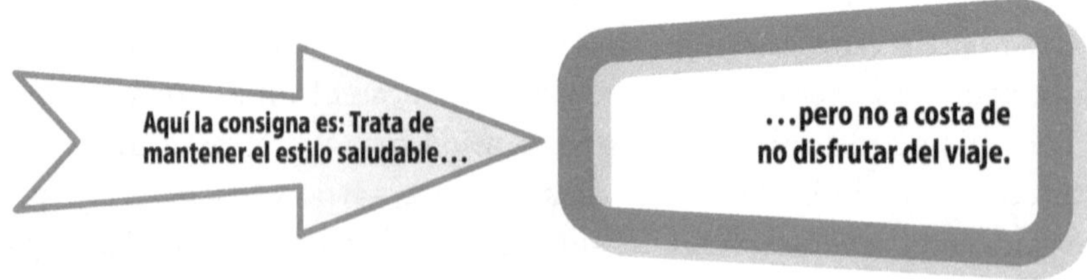

Porque al final el viaje terminará, volverás a casa y recuperarás el camino. Recuerda, lo que cuenta es lo que hacemos más de una vez y durante un lapso importante; una sola hamburguesa no te va a engordar, como una sola ensalada no te va a adelgazar. Es lo que he venido recomendándote acerca de los hábitos. Si estamos convencidas de amar y respetar a nuestra propia persona e instalamos buenos hábitos para hacerlo, seremos capaces de volver rápidamente a nuestro punto personal de equilibrio sin necesidad de caer y permanecer en los excesos. No queremos ni ortoflexia ni "deschongue".[94]

Te hago dos amorosas recomendaciones, tanto para salir a comer fuera como durante los viajes: 1) Escoge los restaurantes donde vas a encontrar opciones saludables, y 2) No mortifiques a otros con tus preferencias. Es una comida, no una clase ni una consulta, no tienes por qué impedir a los demás que coman como quieran. No puedes pretender que la gente en el mundo siga tus mismos parámetros. Si no quieres comer pan, aléjalo de ti en la mesa, pero no le pidas al mesero que lo retire, mientras tu familia o tus amigos miran cómo se lo llevan con cara de corderitos degollados.

También te sugiero lo siguiente: puedes mejorar cualquier platillo del menú y pedir que no le pongan aderezo a la ensalada o que te lo sirvan aparte para que tú puedas medir la cantidad que le vas a echar. Yo siempre le pongo aceite de oliva y vinagre balsámico y así evito ingredientes ocultos. También omito todo lo frito, incluyendo las papas a la francesa, que muchas veces están hechas en realidad de harina. Algo que escurre aceite no me provoca plenitud, no me parece apetitoso, al contrario, me desagrada y sé lo que puede hacerle a mi cuerpo, así que no le veo el sentido.

De igual manera, yo no como sopa en restaurantes, pues casi todas tienen consomé de pollo en polvo con glutamato monosódico. Además, muchas cremas están espesadas con harina, contienen tocino, crema, queso crema (80% de grasa saturada, de la que tapa las arterias) y me caen como una bomba; ni te cuento lo que es eso para el cuerpo.

Pero puedes estar segura de algo, siempre habrá una opción o tú la puedes construir explicándole amablemente al mesero: "no le pongan queso o tocino, o regálenme un poquito más de aguacate, o agréguenle a la ensalada una pera o una manzana". En la manera de pedir está el dar. En el 95% de los casos te va a decir que sí y si te dice que no puede hacer cambios porque es un platillo previamente armado y es una ocasión especial en tu vida, por favor, disfrútalo y no pongas cara de víctima enfurruñada durante todo el tiempo. Eso te hace más daño a ti que a los demás. No pasa nada por comer algo fuera de la norma alguna vez.

---

94 Expresión coloquial que significa "soltarse el pelo", es decir, desatarse.

Quienes elegimos una vida saludable, apreciamos la comida y nos manejamos sin azote ni látigo, porque aprendemos a amar lo que es bueno y también la mejor forma de consumir lo que amamos sin fastidiar a los demás.

GUIA PARA SOBREVIVIR EN EL GYM

Me refiero, claro, al gimnasio, pero también a una sala de baile, a un parque; es decir, a cualquier lugar que implique actividad física. Lo más importante: no tengas prisa por los resultados. Evita preguntarte: ¿En cuánto tiempo voy a... adelgazar, ser fuerte, verme como sultana, hacer lo que hace Zutanita? Piensa: ¿Durante cuánto tiempo te descuidaste o no hiciste ejercicio? Hay personas que me dicen "llevo 20 años sin hacer ejercicio", pues posiblemente tardes un poco más que alguien que lo haya abandonado hace uno o dos años. Pero lo fundamental es **que ya te encuentras en el buen camino.** Es algo para celebrar, no para amargarte la vida. Goza tu ejercicio, siéntelo como un tiempo para ti, como un apapacho para tu cuerpo, como una especie de limpieza interna.

Si ya decidiste que se va a convertir en un estilo de vida, el tema del tiempo no es relevante y sólo aporta ansiedad, desaprobación o angustia. La clave es que te regocijes con él, que lo hagas a tu ritmo, que descubras lo mucho que te sirve, te proporciona energía y te entusiasma.

Y toma lo siguiente como un mantra: nunca te compares con nadie más, sea una modelo, la chica que está en la caminadora de al lado, tu vecina o tu mejor amiga. Tú no eres ellas, eres nada menos que tú misma. Compararnos con otros nos puede llevar a sentirnos miserables o con una urgencia malsana que puede conducir al sabotaje. Comienza, diviértete, descubre cómo se siente tu persona haciendo ejercicio y un día, zas, verás tus metas logradas.

Hace poco me di cuenta de que muy cerca de mí, en el gimnasio, había una muchacha muy joven que estaba ejercitándose de una manera que sólo podría calificar de brutal. Me di cuenta de que se estaba comparando conmigo y la percibí muy angustiada. Tuve la oportunidad de hablar con ella al respecto y hacerle pensar en la importancia de no compararse con nadie. Claro, alguien puede inspirarte, pero lo fundamental es que seas amorosa contigo y que avances a tu propio ritmo. No todos tenemos el mismo entrenamiento, el tiempo de práctica, la misma anatomía, igual edad, no tiene sentido compararse con otros. Si ayer hiciste cinco lagartijas y hoy seis, de maravilla, cada quien tiene que saber la dimensión de su esfuerzo y lo que le resulta conveniente.

No le exigirías a tu hermanita o a tu hija estar ocho o nueve horas en el gimnasio para ganarle a no sé quién, aunque le duela el cuerpo horriblemente y se sienta miserable. Tampoco le exigirías ser perfecta desde la primera vez. La vinculación con el hecho de ejercitarse tiene que ver con el respeto por ti y el amor que te tienes. Tratar de ganarle a alguien que seguramente ni siquiera conoces, no es bueno para el alma, porque te aleja de tu Yo.

Quiero confesarte que me encanta ver a los principiantes en el gimnasio, ya se trate de adolescentes o de mujeres maduras que se están reencontrando, y siento una especie de nostalgia por ese tiempo tan bello cuando estaba llegando a mi propio *embodiment* y el cuerpo físico estaba haciendo *click* con el cuerpo emocional. Siempre que tengo oportunidad de hablar con una principiante la invito a que disfrute esa hermosa etapa y le echo porras, sea mi cliente o no.

INICIA TU VIAJE DE DESCUBRIMIENTO, GUÍA EN MANO

Estoy segura de que todos los *tips* y recomendaciones que te he dado en este capítulo te resultarán de gran valor, porque yo los he probado en mi propio viaje de autodescubrimiento y estoy segura de que funcionan.

Y sobre, todo, será para mí muy placentero, verte como una exploradora de tu vida y una creadora de tu cuerpo y de tus gustos. Serán para ti posesiones muy preciadas. Ámate y diviértete mientras avanzas hacia la meta. Me emociona saber que estás comenzando o reiniciando este camino.

CAPÍTULO 10

COMIENZA A REINAR

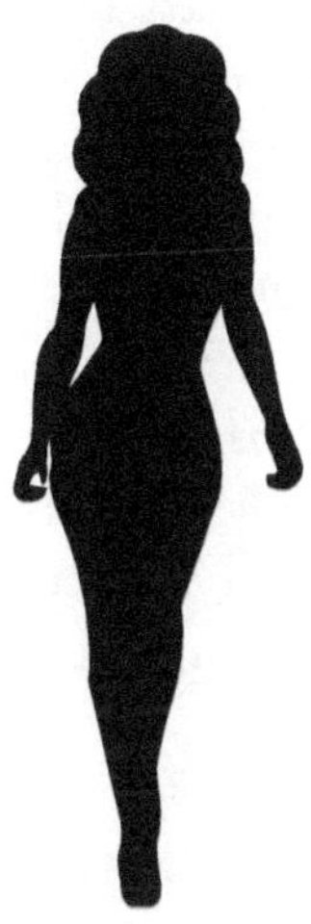

Con este libro, muy querida lectora, has recibido una invitación para reinar con pleno derecho en lo personal, lo familiar, lo profesional y lo emocional, y para hacerlo también en tu cuerpo, ese gran amigo a través del cual tienes la prerrogativa de existir, de amar, de disfrutar y de realizar todos tus planes y proyectos.

Cuidar tu cuerpo, como ya has ido descubriendo, no se refiere a hacer una dieta de unos meses, sino que constituye un estilo de vida que te conduce a reconocer quién eres verdaderamente de ahora en adelante, no para complacer a los otros, sino por ti, aunque alrededor tuyo las personas y los seres queridos se verán beneficiados.

¡Eres libre y soberana!, no tienes que bajar de peso porque a tu novio le gusten las flaquitas ni para algo que puede ser tan accidental como caber en un vestido o para llegar a lo que diga una tabla preestablecida de pesos y medidas.

Reinar es ejercer el *empowerment* en todo momento. Una reina no atraviesa por episodios en que durante algunos meses ejerce el reinado y el resto del tiempo renuncia a él a ver si al rato está de humor. Es libre de saber cómo cuidarse y, como es natural que todos tengamos vacaciones, decidirá cuándo comerse un postre para darse un gusto.

Atender al cuerpo no se trata sólo tener cuidado con un instrumento útil, sino amar a tu propia persona. Espero a estas alturas haberte convencido de que el amor y el auto respeto son totalmente tus derechos de nacimiento. ¡No se puede abdicar de ellos!, ¡no lo hagas nunca! Tu cuerpo es desde ahora y para siempre el templo en que tu vida se manifiesta y no un caparazón que habitar por temporadas, a veces para bien y a veces para mal. Cuidar de él tiene que ser un propósito que perdure durante toda la existencia y no una meta parcial concebida para algunas temporadas con el simple objetivo de "ponerlo en orden" antes de una boda o de unas vacaciones de verano.

Ten presente lo que te mereces y conviértelo dichosamente en un aprendizaje para toda tu existencia. No hagas las cosas por moda; más bien, origina cambios basados en tu sentir. Trata de llevar una vida en armonía, sin caer en las exageraciones ni en lo radical. Consulta tu sabiduría propia, tu intuición y ten la seguridad de que quien está en paz consigo podrá estarlo también con los demás. Claramente se nota una persona que ha logrado obtener equilibrio y bienestar, pues quien es feliz, vive y deja vivir.

REINAR POR DERECHO PROPIO

Cuando hablo de "enreinamiento" me refiero a experimentar amor incondicional por quien eres y por lo que te rodea, porque no puedo pensar en que alguien tenga una vida plena, sintiendo que odia a todos y mucho menos a sí misma. Puedes haber pasado dificultades, problemas serios o malos ratos, como nos sucede a las personas, pero en toda existencia se da la oportunidad de tomar la decisión de seguir adelante con lo mejor de nosotros; el momento de soltar el pasado y construir el presente y el futuro con nuestras mejores herramientas; de optar por vivir con la mayor plenitud y de darnos cuenta de que seguramente nos han llegado también una buena cantidad de bendiciones diferentes. Si no hubiera sido así, tal vez no habrías comprado y leído este libro en la búsqueda de un mayor conocimiento propio.

Espero haberte compartido mi profunda convicción de que el amor incondicional no tiene que ver con la talla, con el color del cabello, con que si tu esposo te dijo que bajaras o no de peso. Es precisamente **in-con-di-cio-nal,** para siempre, una decisión de vivir y actuar porque tú lo requieres para crecer y ser mejor. Esto se derramará hacia los demás.

ESTABLECE LOS ALCANCES DE TU REINO

Quiero decirte que poner límites no significa necesariamente sacar la espada y empezar a cortar cabezas. Cuando uno se encuentra en la plenitud de su reinado, sabe hacerlo de manera amable, estratégica y con toda la propiedad necesaria, porque no te sientes en una situación de debilidad; de tal modo que es importante que aprendas la manera de estar en paz con quienes te rodean y de mostrar consideraciones tanto hacia ti como hacia los otros. Estoy segura de que encontrarás la forma de hacerlo.

También te pido que tomes en cuenta que ahora, momento en que te sientes y estás empoderada, sería natural que quisieras esparcir este don a los demás a manera de ofrenda, especialmente a las personas que quieres, pero es bueno recordar que no todos están en el mismo tiempo de su desarrollo en lo que se refiere a cómo cuidarse y de qué manera comer. Tenemos que aprender a ser respetuosos con la vida de los otros.

Muchas veces cuando uno tiene fuerza personal, información y decisión, puede tender a predicar no con el ejemplo, sino a través de críticas inoportunas, y llegar a comportarse como la "mamá gallina" de la familia y de los amigos, una "metomentodo" que le dice a la gente, cuando se está llevando a la boca un pedazo de carne o un platillo empanizado: "eso te está matando, te va a subir el colesterol, te estás llevando a la boca pura harina con grasa, ¿así quieres bajar de peso?". O comportarte como una conocida, que le dijo a una amiga que estaba a punto de comerse un pescado: "es de granja, sabes lo malo que es eso, no puedes elegir esa clase de pescado, pide huachinango o salmón de Alaska", hasta que la otra, muy obediente, tuvo que dejarlo de lado y comerse solamente la ensalada con expresión de martirio, pues no fue lo suficientemente asertiva para decirle, "déjame comer tranquila y me lo explicas en otro momento".

Así que te sugiero que cuando estés a punto de comportarte de esta manera, te cuestiones con la siguiente frase: "¿Me lo preguntó?", y si no fue así, enfoca toda tu batería hacia ti, no hacia los demás. El tema es que hay que saber respetar. Yo misma como *Health Coach,* con todo lo que he estudiado y lo que sé, si voy a comer con mi familia y piden un *chesse cake,* o si salgo de paseo y no tienen ganas de caminar, me recuerdo que tengo todo el derecho de tomar la decisión sobre qué voy a comer yo o cómo me voy a ejercitar, pero, igualmente, los demás tienen el derecho de que no esté yo predicándoles o atormentándolos.

A veces la diferencia entre querer a los demás y dirigir sus vidas nos parece un hilo muy delgado, y tendemos a decidir por los otros "por su propio bien". No obstante, es preciso recordar que las personas tienen libre albedrío y poder de decisión. Y conviene darnos cuenta hasta dónde debe llegar el poder divino de la soberana y diferenciar entre lo que es ser reina y convertirse en una dictadora. Resulta muy distinto, ¿verdad?

Una cosa es predicar con el ejemplo y otra imponer. Es más fácil influir con los hechos que con las palabras; todos pueden notar lo bien que estamos y desearán emularnos, pero a nadie le gusta escuchar una cantaleta diaria sobre lo que es bueno y lo que es malo, como si fuéramos la sacerdotisa de lo que conviene a todo el mundo. Una cosa es inspirarlos y otra muy diferente fastidiarlos. Te lo garantizo: nadie agradece lo segundo, tampoco los niños, y lo mejor que lograrás leyéndoles la cartilla a lo largo del día es que coman todo lo prohibido a escondidas de ti, en lugar de ingerir contigo todo lo bueno.

DISFRUTAR TU VIDA, UN CAMBIO GENUINO

Y, aunque ya te lo he dicho, en estos momentos finales del libro que hemos compartido juntas, yo escribiendo y tú leyendo, quiero recordarte cuál es la manera de incorporar un verdadero plan de vida: sin prisa, pero sin pausa, disfrutando tanto la meta a lograr como el camino a recorrer, porque, después de todo, es lo mismo.

No te preocupes si hay tropiezos, acostúmbrate a verlos como algo natural y, lo que es más importante, como nuevas oportunidades de tomar impulso.

Cuídate mucho de trampas como esta: "Ya la regué el jueves, así que, ni modo, vuelvo a comenzar el lunes". "Es día 20 del mes y ya eché a perder la dieta", bueno, pues me voy a desmandar y ya comenzaré el próximo día primero". No, nada de eso, la forma de enfrentar tales situaciones es "enreinarte" y dialogar contigo de la siguiente manera: "Ayer exageré algo en el comer, pero la vida comienza hoy, así que me voy a desayunar con un delicioso *smoothie*". Recuerda que ni eres mala persona, ni me fallaste, ni me decepcionaste a mí, a tu esposo o a tus hijos. Ni siquiera pienso que porque estás de viaje, y te hayas dado ciertos permisos tenga que acabarse la vida.

Es más cuando yo estoy de vacaciones siento que me merezco algo que se me antoje. No tienes que martirizarte ni azotarte porque comiste algo de más. Como toda una reina, con la cabeza en alto, te paras, te sacudes y te pones en pie dispuesta a seguir adelante con graciosa majestad.

LA TOLERANCIA, PARTE DEL AMOR

He hablado antes de tolerar a los demás, pero déjame decirte que la primeras personas que merece nuestra tolerancia somos nosotras. Todos nos tropezamos; no seas extremista ni tiendas a ver las situaciones en blanco y negro, pues existen infinidad de matices de todos los colores. No se vale decir: "o me porto al mil por ciento o estoy perdida y no merezco nada bueno". ¡Por favor, busca un balance que será sin duda mucho más placentero y podrá durar todo el tiempo que quieres, tu existencia completa!

Como dice el refrán "ni tanto que queme al santo, ni tanto que no lo alumbre. Alguna persona me preguntaba: "¿Verdad que la Navidad es tiempo de portarse mal?". Yo diría que es tiempo de celebrar con los amigos y con la familia. No tienes que caer en los extremos: ni comerte los 10 platillos que se sirvieron en la mesa, ni ingerir solamente la ensalada. Tampoco tienes que empezar a comer el día de la primera posada en la cual tal vez te diste algunos gustos y cerrar con la Rosca de Reyes como si fuera manda. Decide qué te vas a permitir y cuándo quieres volver a tus nuevas decisiones con respecto a la comida y al ejercicio. Toda exageración resulta inconveniente y nada inspiradora, y pertenece al rango del fanatismo, no al del convencimiento.

Y deseo insistir en una gran recomendación: no tienes que sacrificarte ni llegar a extremos incómodos e innecesarios con tal de bajar de peso.

Para ilustrar lo anterior, déjame contarte el caso de una clienta que fue vegetariana por quince años y a quien un entrenador impuso una dieta ¡diaria! de pollo hervido con espinacas. Sólo eso estaba permitido, y suplementaba las deficiencias con "complementos" que le prescribía.

Cuando llegó conmigo me dijo: "Estoy harta de comer pollo hervido con espinacas. ¿Sabes qué quiero?, champiñones". ¡El individuo le había prohibido los champiñones, que no sólo son altos en proteínas y bajísimos en calorías, sino que también le gustaban mucho! Y esto fue durante más de un año. Había bajado algunos kilos, pero tenía acumulación de grasa en el abdomen de la que no había podido deshacerse. De más está decirte que vivía en un estado de penuria, carencia e incomodidad y tomaba, como ya te he dicho más de 3 ó 4 "suplementos nutricionales" todos los días. ¿Te imaginas?, todos luchando por tomar Omega 3 y 6 y alimentos o medicamentos antioxidantes, y ella introduciendo algo conocido como óxido nítrico en su sistema, que, como su nombre lo indica, tiene la función de **oxidar** ¿No resulta una incoherencia? Se sentía como una presa encarcelada, sin acceso a verduras, frutas ni a una dieta variada y que ella disfrutara.

Le diseñé una dieta vegetariana, como ella deseaba y, desde luego, le permití comer champiñones. "¿Seguro?", me preguntó. "Sí, le aseguré, todos los que quieras". "¿Y zanahorias?". "Hasta sentirte saciada". "¿Y no voy a engordar?". "Te garantizo que no". El primer mes comió lo que le prescribí, incluyendo aguacate. Cuando volvió a verme un mes después estaba tan feliz que antes de pesarse me dijo: "No me importa si engordé". Y ciertamente no engordó sino que bajó varios de kilo de grasa. No cabía en sí de gozo: "¡No puedo creer que haya bajado comiendo avena y plátanos!

Te recuerdo que como reina de ti misma, no únicamente vas a poder darte gusto, sino que también vas a saber oír no sólo a tu cuerpo, sino lo que tu esencia, tus instintos y tu naturaleza quieren. Las necesidades de la reina son prioridad, y con necesidades me refiero a todo lo que integra una vida plena: pareja, trabajo, tiempo libre, alimentación, descanso. Una reina sabe identificar lo que necesita.

A lo largo de este libro has ido entendiendo qué es empoderarse y sentirse una soberana en plena majestad, y espero que a estas alturas ya estés experimentando muchísimas ganas de ejecutar lo leído, de llevar a cabo estos cambios de vida.

Debo advertirte, sin embargo, que es posible que en algunos momentos este furor, entusiasmo y este empoderamiento, bajen; es natural, así que no te desanimes con algo que puede pasarle a todo el mundo cuando atraviesa por un proceso de cambio.

Una terapeuta me decía que nadie crece en una línea ascendente como la que puedes ver a continuación:

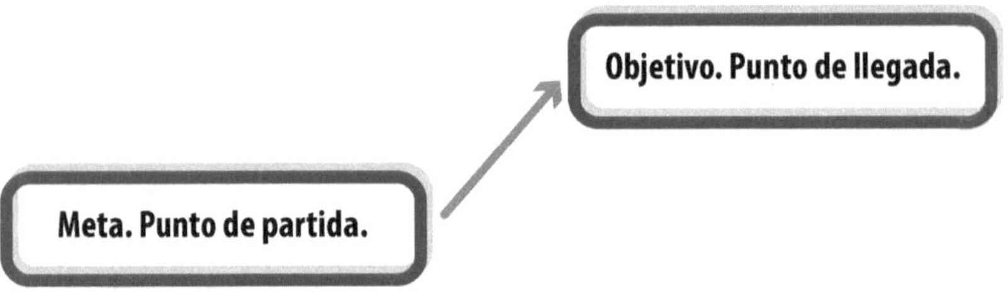

Más bien, puede suceder algo como lo siguiente:

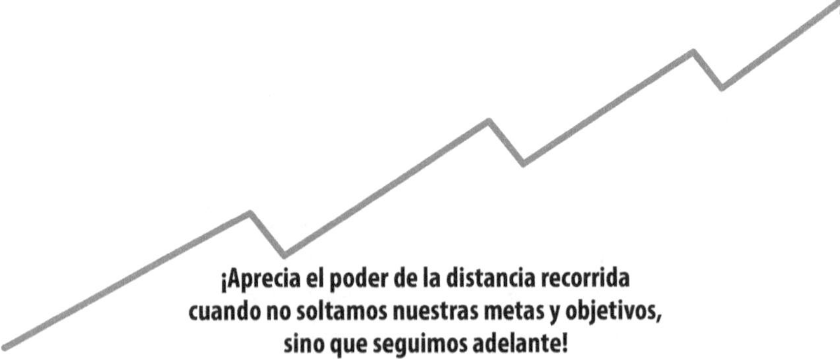

¡Esto es lo que necesitamos! Piensa que siempre tienes la opción de releer los capítulos que habrán de inspirarte para encontrar de nuevo esa fuerza y esas ganas, ese *embodiment* y *empowerment*. Date cuenta de que, de alguna manera, yo siempre estaré contigo, que todo lo que leíste, lo que te compartí, tanto propio como de clientes míos, habrá de acompañarte desde ahora y para siempre. Siente que estás muy lejos de estar sola, pues somos muchas las mujeres y las personas en general que nos encontramos en circunstancias parecidas y que deseamos conquistar un territorio maravilloso: el de nuestro propio cuerpo.

El sistema que te propongo me ha funcionado a mí y a mis clientas, así que va a funcionarte a ti también si te comprometes con ello. Recuerda, además, que siempre tienes la opción de buscar ayuda; puede ser de un terapeuta, o de hablar con alguien, especialmente con mujeres, amigas o hermanas. Evidentemente, contar con una red de apoyo funciona maravillosamente, pues es importante poder decirle a quienes te rodean, a una persona o a un grupo lo que estás buscando, lo que quieres lograr. Decirlo en voz alta es una especie de compromiso contigo y también compromete a los otros a apoyarte.

Reflexiona en que todas las personas cuyos casos te he contado en el libro, estuvieron en un momento en el mismo punto en que te encuentras tú ahora: el reto de convertirte en reina. Yo misma lo estuve, y todas hemos avanzado a nuestro propio ritmo, algunas más rápidamente que otras, pero eso no es lo que más importa, ya que no se trata de ganar una carrera sino de vivir la vida y de convertirla en una experiencia gozosa y significativa. Disfruta el proceso, aprende en el camino, emociónate, piensa, sé creativa. No es una lucha contra la báscula, es abrazarte a ti y recordar que tú eres en realidad el verdadero objetivo.

Muchas personas, cuando terminan su tratamiento conmigo, se preocupan, porque sienten que se quedarán solas.

Tenlo por seguro, nunca estarás sola si has hecho las paces contigo genuinamente; lo sé, estoy segura de ello, tú eres tu mejor motivadora y, te lo digo de corazón: tu mejor *coach*, alguien sabio, informado, que te ama, te conoce y que va a ver por ti toda la vida. Es el gran premio de lograr con tu propia persona una relación lo más armoniosa posible.

Cuando doy de alta a las personas que me han brindado la gran oportunidad de trabajar con ellas, siempre les digo: "Puedes volver a hablarme si necesitas algo, inténtalo seis meses sola y si no me necesitas, excelente; si quieres seguir en contacto, mándame un mensaje diciéndome que todo va bien". Y así suele suceder.

No todas, quiero decirte, han llegado a la talla imaginaria que pretendían lograr al principio, cuando la bruja maldita tenía el sartén por el mango, pero sí han arribado a ese punto de equilibrio del bienestar en que están satisfechas consigo y se sienten bien, pues en realidad el verdadero proceso no es estar en una talla dictada por la obsesividad, sino haber logrado estar donde tienen que estar con plenitud e independencia.

Afortunadamente, varias personas me han dicho cuando me las encuentro tiempo después de haber terminado su proceso conmigo: "Estoy haciendo las cosas bien". "Por primera vez me gusta la comida". "Como súper rico y no subo de peso, estoy muy contenta". "Me siento feliz sin tomar lácteos, ¡de aquí soy!". Desde luego, es un hermoso alimento para mi alma, pues compartir con otros la certeza de haber encontrado no sólo el camino correcto, sino el propio camino, y acompañar a los otros para que puedan experimentar la sensación de que han dado en el clavo y de que las cosas no volverán a ser iguales otra vez, produce una satisfacción extraordinaria.

Quiero que formes parte de esas mujeres que hemos llegado al punto en que nos sentimos plenas y contentas, dueñas del *empowerment,* el *embodiment* y en capacidad de reinar. Y esta certeza puede llegar antes o después de conseguir determinada talla o de resolver determinados *issues*[95] con relación a tu cuerpo. Lograr esto, te lo aseguro, contagia a otras mujeres, a sus esposos, a sus hijos, a su familia y amigos, pues la plenitud y la felicidad, la esperanza, la positividad y el entusiasmo suelen ser contagiosos. ¡Ahí quiero verte!

Puedo decirte que en este momento me siento plenamente feliz de haber tenido el privilegio de recorrer contigo el camino maravilloso que implica tu encuentro con la amplitud de tu majestad soberana, con tu bienestar y auto reconciliación. Sé que habrá de acompañarte toda la vida. Siempre estaré aquí para ti, entre estas páginas. Cuenta conmigo.

Bienvenida, una reina ha nacido.

---

95 Cuestiones.